DIE TEMPERATUR DES GEHIRNS.

UNTERSUCHUNGEN

VON

ANGELO MOSSO,

PROFESSOR DER PHYSIOLOGIE AN DER UNIVERSITÄT TURIN.

MIT EINEM TITELBILD, ZAHLREICHEN ABBILDUNGEN IM TEXT UND FÜNF TAFELN.

LEIPZIG,
VERLAG VON VEIT & COMP.
1894.

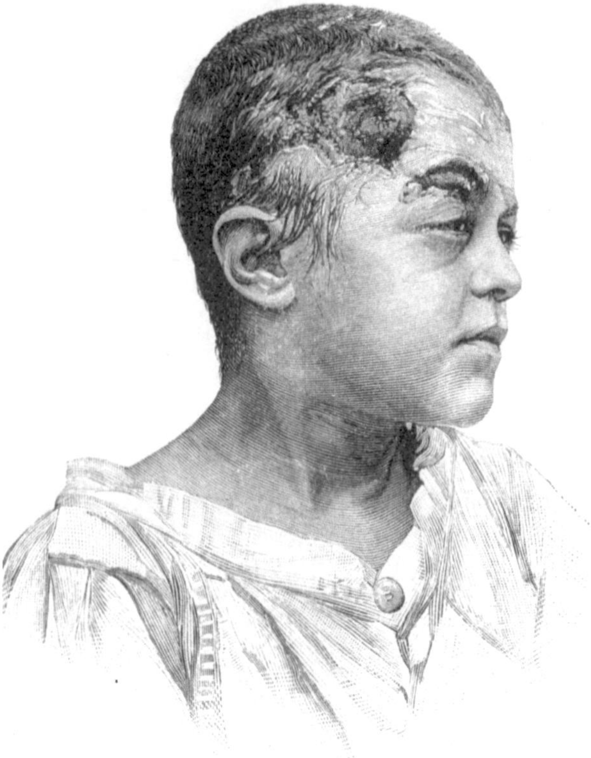

Delphina Parodi.

DIE TEMPERATUR DES GEHIRNS.

UNTERSUCHUNGEN

VON

ANGELO MOSSO,

PROFESSOR DER PHYSIOLOGIE AN DER UNIVERSITÄT TURIN.

MIT EINEM TITELBILD, ZAHLREICHEN ABBILDUNGEN IM TEXT UND FÜNF TAFELN.

LEIPZIG,

VERLAG VON VEIT & COMP.

1894.

Druck von Metzger & Wittig, Leipzig.

HERRN

HERMANN VON HELMHOLTZ

IN VEREHRUNG UND DANKBARKEIT

ZUGEEIGNET

Inhalt.

I. Messung der Gehirntemperatur.

An den Thermometern, die ich anwendete, kann man leicht mit freiem Auge den hundertsten Theil eines Grades ($0^{0},01$) ablesen, weil ein jeder Grad 34—35 mm lang ist; die Theilungen sind am Glase markirt und jeder Grad ist in 50 Theile getheilt. Der 50. Theil eines Grades ist somit nur um ein Geringes kleiner als 1 mm. Um so rasch als möglich den Wärmezustand der Organe messen zu können, liess ich die Thermometer mit einem Reservoir construiren, das nur etwa 4 g Quecksilber enthält. Es ist aber schwer, lange Grade zu erhalten, wenn die Quantität des Quecksilbers klein ist, und zwar wegen der Capillarität der Röhre und der Cohäsion des Quecksilbers. In einer zu feinen Röhre bewegt sich das Quecksilber nur sprungweise. Herr Baudin in Paris, an den ich mich wegen Construktion geeigneter Thermometer wendete, hat, wie ich meine, denjenigen Grad von Vollkommenheit in der Fabrikation derselben erreicht, der überhaupt heutzutage möglich ist. Die Theilung an denselben ist controllirt, bezw. dem Kaliber des Tubus angepasst. Da die Empfindlichkeit des Thermometers umgekehrt proportional dem Verhältniss des Volumens des Reservoirs zu seiner Oberfläche ist, habe ich lange und cylindrische Bulbi vorgezogen, wie am Thermometer *A* der Fig. 1 ersichtlich ist. Der Durchmesser des Reservoirs beträgt 4 mm, sodass das Instrument leicht in die Carotis eines einigermassen grossen Hundes und auch zwischen beide Hemisphären des Gehirns oder in die Substanz des Gehirns selbst eingeführt werden kann, ohne eine Pression hervorzurufen, die die Funktion desselben beeinträchtigen würde. In denjenigen Experimenten, in welchen ein Thermometer mit kürzerem Bulbus nothwendig war, wie z. B. bei den Untersuchungen über die Temperatur der motorischen Region des

Gehirns, verwendete ich Thermometer, wie Fig. *B* zeigt, die einen Behälter von 6 mm Durchmesser haben.[1]

In der Nähe des Bulbus befindet sich der Nullpunkt und einige benachbarte Theilstriche, welche dazu dienen, die Verschiebungen des Nullpunktes festzustellen. Daran stösst eine kleine ovale Erweiterung der inneren Lichtung, eine Ampulle, in der sich die Quecksilbersäule, je nach der Art des Thermometers, von 0°—33° oder von 0°—35° ansammelt. Erwähnte Ampulle war nothwendig, damit die Thermometer nicht zu lang und gebrechlich werden. Die Länge meiner Thermometer betrug 38 cm für den Typus *A*, der acht Grade und zwar von 34°—42° und 30 cm für den Typus *B*, der bloss sechs Grade und zwar von 35°—41° umfasste.[1]

Ich bestimmte den Beobachtungsfehler, der entstehen kann, wenn die Ampulle in Wasser von Körpertemperatur steht, oder wenn sie frei im Raume sich befindet, und fand, dass derselbe weniger als 0,07° beträgt. Für das Rectum, die Carotis und die Muskeln ist keine Correction nothwendig, weil die Thermometer bis über die Ampulle versenkt werden; für das Gehirn jedoch musste sie manchmal gemacht werden, weil die Ampulle bei der Messung der Temperatur des Gehirns ausserhalb der Schädelhöhle bleibt. Die Correction erreicht aber nicht den vollen oben angegebenen Werth, weil sich das Thermometer innerhalb einer Stahlröhre befindet, welche in den Schädel hineingeschraubt wird. Es genügt hier zu wissen, dass der Beobachtungsfehler weniger als 0,07° beträgt. Die Correction der hervorstehenden Quecksilbersäule wurde unterlassen. Falls die anfänglichen der Temperaturen in den verschiedenen Theilen des Körpers bekannt sind, kann die Stellung der Ampulle nicht die Ursache eines Beobachtungsfehlers abgeben, wenn man darauf achtet, dass die Stellung des Thermometers bis zum Ende des Experimentes unverändert bleibt.

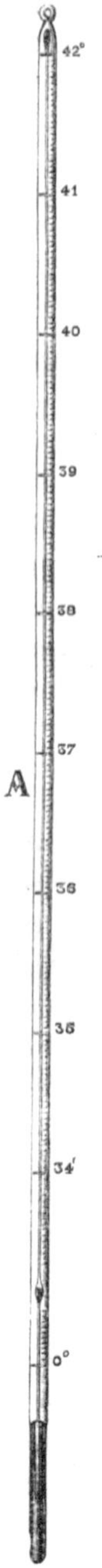

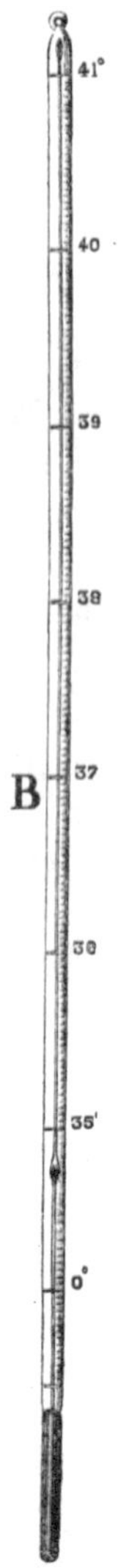

Fig. 1*A*. Fig. 1*B*.

[1] Der Typus *A* entspricht der Nr. 13 498 der Serie von Baudin; Typus *B* der Nr. 10 859. Baudin, Rue St. Jacques Nr. 276 Paris.

Bei Untersuchungen, die eine grössere Genauigkeit erfordern, benutzte ich eine Linse zur Ablesung der Grade am Thermometer, die an einem Blechschieber angebracht wird. Diese Vorrichtung erwies sich mir bequem, weil man mittelst derselben starke Vergrösserungen anwenden und die Grade auch dann ablesen kann, wenn das Thier mit dem Kopfe kleine Bewegungen macht. Gewöhnlich gebrauchte ich drei Linsen, die übereinander gelegt wurden; $^1/_{50}$ eines Grades erschien auf diese Weise so gross, dass es leicht in zehn Theile getheilt werden konnte, so dass man den $^1/_{500}$ Theil eines Grades abzulesen vermochte. Wenn die Quecksilbersäule in der Nähe eines Theilstriches steht, dann ist die Genauigkeit, mit der man arbeiten kann, noch beträchtlicher.

Mit grosser Genauigkeit konnte ich bei Thieren arbeiten, die nach Durchschneidung des Rückenmarkes, oder durch Curare oder mit Hilfe von anaesthetischen Mitteln unbeweglich gemacht wurden, und zwar, weil ich bei denselben zur Ablesung der Theilstriche des Thermometers das Mikroskop anwendete. Ich nahm nämlich einen Kathetometer und brachte an die Stelle des Fernrohres den Tubus eines Mikroskops; im Ocular befand sich ein Mikrometer. Zur Ablesung der Theilungen wurde Objectiv Nr. 3 Leitz verwendet. Um die gehörige Focaldistanz zu erhalten, wurde über das Objectiv ein durchbohrter Kork gesteckt. Zwei elastische Ringe, die durch Stecknadeln befestigt wurden, fixirten das Thermometer in einer Aushöhlung des Korkes. Das Ocularmikrometer theilte $^1/_{50}$ eines Grades des Thermometers in 49—50 Theile, so dass $^1/_{2500}$ eines Grades abgelesen werden konnte. Hierbei ist es nothwendig, jedesmal den Theilstrich zu notiren, da das Thermometer controllirt war und nicht alle Theilungen einander entsprachen. Die Correction ist jedoch leicht durchzuführen, indem man sich erst eine Tabelle construirt, welche den Werth jedes fünfzigsten Theiles eines Thermometergrades, bezogen auf die Theilungen des Mikroskopes, angiebt. — Ich muss jedoch bemerken, dass eine derartige Exactheit die Bedürfnisse der hier zu beschreibenden Experimente weit übertrifft.

Um die Sensibilität meiner Thermometer bezw. die Schnelligkeit zu ermitteln, mit welcher sie die Temperaturveränderungen anzeigen, machte ich folgende Versuche:

Ich nahm ein cylindrisches Gefäss (Fig. 2), das ungefähr 10 Liter Wasser enthält, welches auf 46°—48° erwärmt wird. Ein Arm des Stativs *C* trägt einen Balken *A*, *B*, welcher um den Arm drehbar ist.

An den beiden Enden des Balkens sind zwei gleiche Thermometer aufgehängt; bei verticaler Stellung des Balkens sind die Bulbi beider Thermometer 12 cm weit von einander entfernt. Der Bulbus und die Ampulle des oberen Thermometers bleiben im Wasser. Wenn die Temperatur des umgebenden Raumes ungefähr 20° beträgt und das Wasser nicht gemischt wird, dann gewahrt man eine Differenz von ungefähr einem halben Grade zwischen den beiden Thermometern. Ein jedes von diesen war einem Beobachter anvertraut, und die Temperaturen wurden 4 mal in der Minute, auf den Ruf eines Assistenten, der die Zahlen schrieb, dictirt. Statt einer langen Tabelle von Zahlen theile ich 2 Curven mit, welche das Ergebnis der Ablesungen graphisch darstellen. Fig. 3 ist ein Beispiel aus einer grossen Zahl derartiger Bestimmungen und umfasst die Ablesungen während der Dauer von 10′,

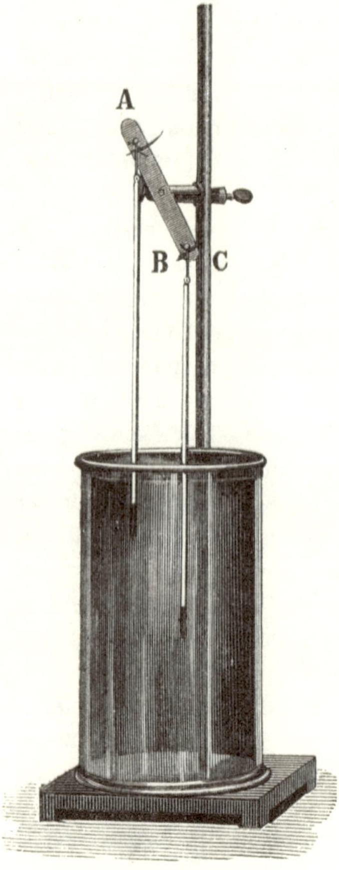

Fig. 2.

Fig. 3.

Die beiden Thermometer bleiben unverrückt in ihrer Lage und während das Wasser erkaltet, werden an den Thermometern *A* und *B* 10 Bestimmungen ausgeführt. Die Curve zeigt an, dass die Temperatur des Wassers in den oberen und unteren Schichten in gleichförmiger Weise und parallel abnimmt. Thermometer *A* zeigt in *f* 39°,07, Thermometer *B* in *g* 38°,63. Gleich darnach wird die Lage der Thermometer umgekehrt; durch Drehung des Balkens, an dem sie aufgehängt sind, geht *B* empor; *A* sinkt nach unten. Nach 15″ ergibt die Ablesung am Thermometer *B* in *h* 38°,97. Das heisst so viel, dass das Thermometer *B* die früher vom Thermometer *A* — das auf demselben Nieveau sich befand — angezeigte Temperatur noch nicht erreichen konnte. Damit die Temperaturcurve zum Punkte *l*, der sich in der Verlängerung der Linie *Af* befindet, gelangt, sind 1′. 45″ nothwendig. Das andere Thermometer kommt früher in einen Gleichgewichtszustand; nach 15″ zeigt es eine Temperatur an, die kaum um 0°,02 höher ist, als die früher vom anderen Thermometer angezeigte. Diese beträchtliche Differenz zwischen

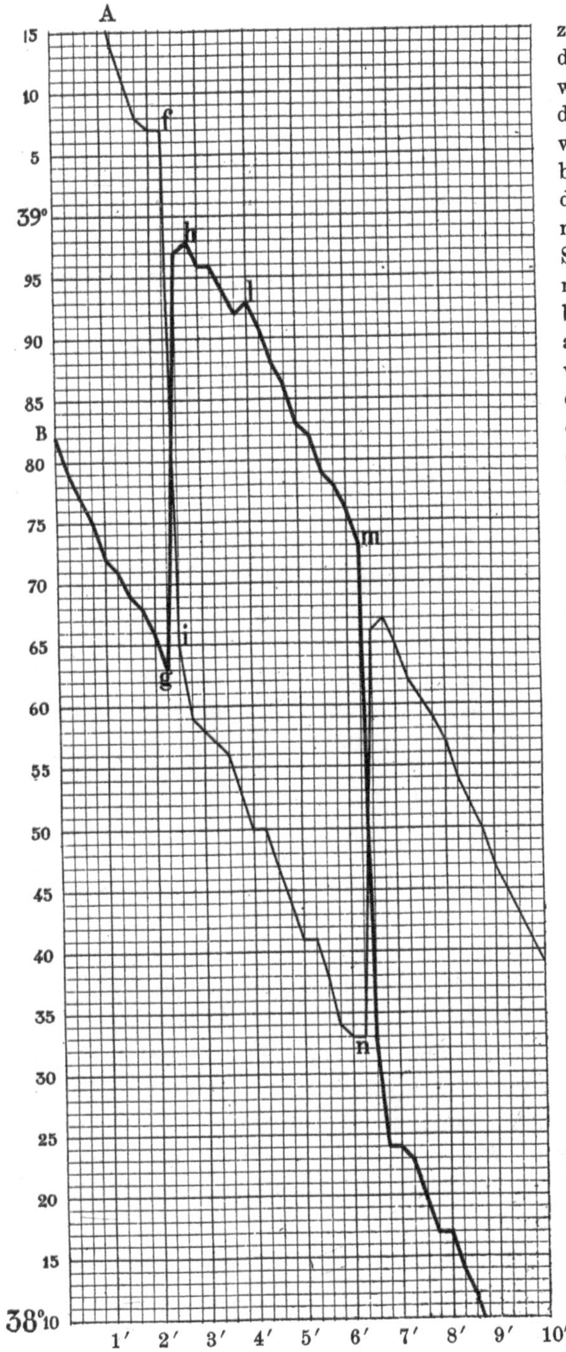

Fig. 3.

zwei Thermometern kann durch die Ströme erklärt werden, die sich im Wasser des Gefässes durch die Bewegung der Thermometer bilden. Andererseits bieten die ersten Bestimmungen nach der Umkehrung grosse Schwierigkeiten, weil sich nicht nur das Thermometer bewegt, sondern weil sich auch die Quecksilbersäule verschiebt. Diese ist so fein, dass sie sich bei Bewegung des Thermometers leicht dem Auge entzieht. Dies ist einer der Fälle, wo der Beobachtungsfehler grösser war; ich führte ihn an, weil dann zwei Umkehrungen folgten, die bessere Resultate ergaben. Es folgten zehn weitere Bestimmungen, um die Aufzeichnung *hm* und *in* bei ruhenden Thermometern zu machen; dann wurde eine andere Umkehrung ausgeführt, und nach 15″ zeigte Thermometer *B*, das früher 38° 73 angab, 38°33, während Thermometer *A* von 38° 33 auf 38° 66 steigt.

Die Mittelzahl von drei Reihen von Experimenten, die ungefähr 18 Umkehrungen umfassen, ergibt, dass die Trägheit an meinen Thermometern eine sehr geringe ist. Differenzen von 0°,40 und 0°,45 werden innerhalb 15″ angegeben, mit einem

Fehler, der nicht grösser als $^1/_{20}{}^0$ ist, und nach 45″ werden fast die wahren Werthe erreicht.

Es ist bekannt, dass bei den sehr feinen Thermometern die Capillarität zwischen der Quecksilbersäule und dem Glase ganz besondere Störungen verursacht, welche von den Physikern studirt wurden.[1] Drei Umstände bewirken, dass das Quecksilber in den Behälter zurückkehrt: die Capillarität, die Schwere und die Cohäsion des Quecksilbers.

Hierzu kommt noch ein vierter Umstand, der aus der Einführung einer kleinen Quantität von trockenem Stickstoff herrührt, welcher als Feder auf die Quecksilbersäule wirkt und die retrograde Bewegung derselben erleichtert. Diese Neuerung bezeichnet einen grossen Fortschritt in der Construktion der Thermometer und ich halte sie für nothwendig für diejenigen, bei denen ein Grad in 50 Theile getheilt ist und die nur vier oder fünf Gramm Quecksilber enthalten.

Wenn man die neueren Thermometer von Baudin, die ganz mit Stickstoff gefüllt sind, mit den anderen, welche keinen Stickstoff enthalten, vergleicht, dann sieht man, dass sie beim Erkalten viel regelmässiger functioniren. Bei den Thermometern ohne Stickstoff kann die Quecksilbersäule, wenn die Temperatur sehr langsam abnimmt, für einige Hundertstel Grade immobil bleiben. Es bedarf eines kleinen Stosses, damit die Quecksilbersäule wieder ins Gleichgewicht komme. Bei den neuen Thermometern mit Stickstoff ist dieser Fehler fast unmerkbar geworden.

Um das Thermometer im Schädel zu befestigen, benutzte ich eine Röhre *C* aus Stahl, wie sie Fig. 4 darstellt. Dieselbe besitzt an dem einen Ende ein Gewinde, an dem anderen einen Schlitz, wie ihn die Gewehre zur Aufpflanzung des Bajonets haben, um mittelst eines Griffes *AB* fest in die mit dem Trepan gemachte Oeffnung einzuschrauben.

Die Röhre *C* ist 30 mm lang und hat einen Durchmesser von 7 mm. Die Technik der Trepanation zu beschreiben, halte ich für überflüssig.

Bei den Affen ist es leicht, das Thermometer zwischen beide Hemisphären einzuführen, ohne das Gehirn zu verletzen oder die Blutcirkulation zu stören; dies betrachte ich als einen Fortschritt im Studium der Gehirntemperatur.

Die Physiologen, welche sich bis jetzt mit dieser Frage beschäf-

[1] Ch. Ed. Guillaume. Traité pratique de la thermométrie de précision, Paris 1889.

tigten, applicirten thermoelektrische Säulen auf die Oberfläche der Windungen. Allein dieses Verfahren kann die Ursache von schweren Beobachtungsfehlern werden. Dorta[1] bemerkt, dass in Folge von Bewegungen des Gehirns das Galvanometer Variationen der Temperatur anzeigen könne, welche im Gehirne nicht existiren. Ich stimme den Bedenken Dr. Dorta's bei, die er rücksichtlich der Versuche von Corso, Tanzi und Musso äusserte.

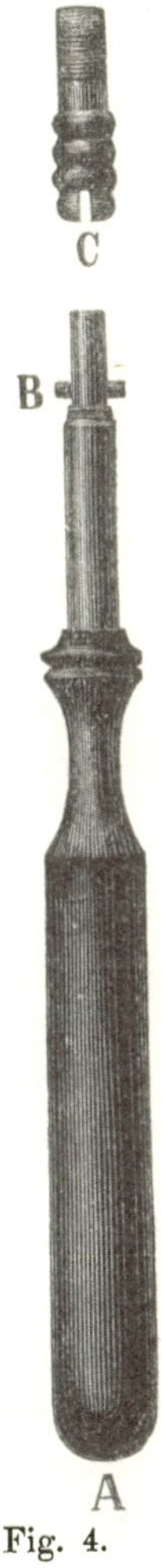

Fig. 4.

Um das Thermometer in die Spalte zwischen den Hemisphären und zwar parallel dem corpus callosum einzuführen, muss der Trepan am Scheitel der sutura lambdoidea angelegt werden, aber etwas seitlich, um den sinus longitudinalis nicht zu verletzen. Die Operation kann als gelungen angesehen werden, wenn nach Tödtung des Thieres (z. B. Affe) gar keine Spur der Stelle zu sehen ist, wo das Thermometer während der Beobachtungen lag. Auch bei Hunden kann dasselbe leicht zwischen den Hemisphären ohne Verletzung des Gehirns applicirt werden. Man dringt von vorne ein, indem die Stirnhöhlen mittelst eines grossen Trepans eröffnet werden; nach Blosslegung der hinteren Wand derselben macht man an letzterer noch eine Oeffnung mit einem kleinen Trepan. Nach Einführung des Thermometers in die Hemisphärenspalte muss dasselbe mit der Hand an Ort und Stelle festgehalten werden, da die Röhre von Stahl nicht immer gut genug in die tiefere Wand der sinus frontales eingeschraubt werden kann.

In den meisten Experimenten führte ich das Thermometer in der soeben beschriebenen Weise ein. In einer grossen Zahl von Fällen wurde absichtlich das Gehirn im Gyrus centralis posterior verletzt. Ich werde später die Gründe anführen, die mich hierzu veranlassten. Das Thermometer durchdrang den oberen Theil des Gehirns in transversaler Richtung, von Gyrus centralis posterior über das Corpus callosum verlaufend, und machte in der Windung Halt, die hinter dem sulcus cruciatus der entgegengesetzten Seite liegt.

Diese Verletzung alterirt nicht wesentlich die psychischen und motorischen Funktionen des Gehirns bei Hunden, und da die Ope-

[1] J. Dorta. Étude critique et expérimentale sur la temperature cérebrale. Genève 1889. pag. 33.

ration nicht sehr schmerzhaft ist, wenn auch die dura mater durchschnitten wurde, so können die Beobachtungen ohne Anwendung von narkotisirenden Mitteln ausgeführt werden. Mit Ausnahme derjenigen Fälle, in welchen es nothwendig war, die Temperatur des Gehirns unter Bedingungen zu untersuchen, welche den normalen ähnlich waren, habe ich in allen anderen die Trepanation an chloroformirten Thieren gemacht, und verwendete zur Abstumpfung der Sensibilität derselben während des Experimentes Laudanum oder Chloralhydrat.

Um den Austritt von Blut und Cerebrospinalflüssigkeit aus der Röhre zu verhüten, sind keine besonderen Vorsichtsmaassregeln nothwendig, da durch die Coagulation des aus dem Schädel herausfliessenden Blutes sehr bald der Raum zwischen dem Thermometer und den Wänden des Tubus ausgefüllt wird. Um die kleinen Schwankungen des Thermometers in der Röhre und die ebenfalls kleinen Bewegungen des Thermometers in der Gehirnsubstanz hintanzuhalten, legte ich ein keilförmig zugeschnittenes Zündhölzchen zwischen die Wände der Röhre und den Tubus des Thermometers.

Wenn in den folgenden Experimenten gesagt wird, dass das Thermometer in die Carotis eingeführt wurde, so soll darunter verstanden sein, dass ich dasselbe soweit vorschob, bis es in die Nähe der Semilunarklappen zu stehen kam. Bei der Autopsie wurde immer die Lage des Thermometers im Gehirne, in der Carotis und im Rectum verifizirt.

In einer Reihe von Untersuchungen habe ich die Resultate der thermometrischen und der thermoelektrischen Messungen, wie sie von M. Schiff[1], R. Heidenhain[2] und Cl. Bernard[3] durchgeführt wurden, mit einander verglichen, und mich davon überzeugt, dass die Thermometer sicherere und vollkommenere Resultate ergeben. Die thermoelektrischen Säulen messen bloss Differenzen der Temperatur und sind unzweckmässig, wenn man den reellen Werth der Variationen selbst bestimmen will. Ein thermoelektrisches Säulenpaar, dessen beide Löthungen sich an zwei verschiedenen Punkten des Körpers befinden, bleibt unempfindlich, wenn die Temperatur der beiden untersuchten

[1] M. Schiff. Recherches sur l'echauffement des nerfs et des centres nerveux. Archives de Physiologie normale et pathologique. 1869—1870.

[2] R. Heidenhain. Ueber bisher unbeachtete Einwirkungen des Nervensystems auf die Körpertemperatur und den Kreislauf. Pflüger's Archiv 3. p. 505.

[3] C. Bernard. Leçons sur la chaleur animale. Paris 1876. P. 72.

Punkte gleichzeitig und in gleicher Weise zu- oder abnimmt. Um die thermoelektrischen Säulen beim Studium der topographischen Wärmevertheilung verwenden zu können, müsste man so viele Galvanometer und Bäder von constanter Temperatur anwenden, als Theile da sind, deren Temperatur man kennen will. Da es oft vorkommt, dass die Temperaturdifferenz zwischen Gehirn und Blut oder Gehirn und Rectum grösser ist als ein Grad, so kann die Sensibilität der Galvanometer nicht sehr gross sein, und die Beobachtungen gestalten sich so complicirt, dass sie — nach meiner Erfahrung — unüberwindlich werden. Dieser Schwierigkeiten wegen stand HEIDENHAIN von seinen Untersuchungen über die Gehirntemperatur ab, und es sind schon mehr als 20 Jahre seit den berühmten Versuchen von SCHIFF und HEIDENHAIN verflossen, ohne dass eine Vervollkommnung der Methoden mittelst der thermoelektrischen Säulen erfolgt wäre.

Es ist bekannt, dass auch die Bestimmung der Temperatur im Rectum einigen Schwierigkeiten begegnet. Ich achtete bei meinen Versuchen immer darauf, dass das Rectum leer sei, denn wenn man den Bulbus des Thermometers in die Kothmassen eintaucht, dann können die raschen Variationen der Temperatur, welche im Darme Statt haben, nicht mehr erkannt werden. 1—2 Stunden vor dem Experimente wurden desshalb den Hunden mehrere Klystiere mit lauwarmem Wasser applizirt, und der grösseren Sicherheit wegen überzeugte ich mich, nachdem der Hund bereits gebunden war, durch Palpation der Bauchwände und durch Digitaluntersuchung des Rectums, von seiner Leerheit.

Es ist schwer, die Rectumtemperatur richtig zu deuten. Dieselbe ist das Resultat verschiedener Factoren. Die Temperaturen der Leber, der Milz und der Nieren haben das Hauptgewicht. Die Bewegungen der Muskulatur der Darmwände, die Secretionsthätigkeit der Drüsen in den Unterleibs- und Beckenorganen, die Zusammenziehung der Muskeln der Bauchwände tragen gewiss alle zur Modification der Rectum-Temperatur bei.

Jedes Thermometer, welches ich anwendete, hatte seine Correctionstabelle; die Verschiebung des Nullpunktes war bei einigen Thermometern, die seit sieben Jahren Verwendung fanden, minimal. Ich bewahre die Daten von allen Thermometern, die bei den Experimenten benutzt wurden, und vergleiche sie oft mit einem Etalon-Thermometer aus der Fabrik des Herrn BAUDIN. Die Curven dieser Abhandlung veranschaulichen die Zahlen, welche während eines jeden Experimentes abgelesen wurden, und welche, damit sie absolute Temperaturen darstellen, und wegen Elimination der Beobachtungsfehler, nothwendigerweise corrigirt werden mussten. Um genau die gleichzeitigen Variationen der Temperatur in den verschiedenen Theilen des Körpers zu kennen, wurde jedes Thermometer einem Assistenten anvertraut, und ich verdanke es dem Interesse meiner Freunde und Assistenten, dass ich so zahlreiche Experimente ausführen konnte.

Gern ergreife ich die Gelegenheit, um an dieser Stelle den Herren Professoren V. Aducco, U. Mosso und A. Maggiora, ferner den Herren Doctoren V. Grandis, J. Salvioli, V. Colla, M. Albanese, M. Patrizi, Z. Treves und speciell dem Herrn Doctor G. Manca meinen Dank für ihre gütige Unterstützung bei diesen langen und schwierigen Arbeiten auszusprechen.

Ein Assistent schrieb die Zahlen, welche jede Minute auf seinen Wink, und in derselben Ordnung, dictirt wurden; nur dann, wenn rasche Temperaturwechsel auftraten, wurden Zahlen alle 10″ und zuweilen alle 2″ dictirt.

Der Kürze halber unterlasse ich die Anführung derjenigen historischen Daten, welche bis zur Stunde über die Temperatur des Gehirns bekannt sind. Es befassten sich schon andere Autoren mit bibliographischen und kritischen Studien über diesen Gegenstand; ich erinnere an L. Bianchi[1], E. Tanzi[2] und Dorta, der schon an anderer Stelle von mir citirt wurde. Die von mir geübte thermometrische Methode, die ganz verschieden von der mit thermoelektrischen Säulen ist, die Versuche am Menschen und ferner die Natur der Fragen, welche den Gegenstand dieser Untersuchungen bildeten, werden mich hoffentlich wegen dieser Unterlassung entschuldigen.

II. Die Wärmeausstrahlung des Gehirns durch den Schädel hindurch.

Beim Vergleiche der Temperatur des Gehirns und des Mastdarms bei Menschen und normalen Hunden fand ich, dass die Diffe-

[1] L. Bianchi, A. Montefusco, F. Bifulco. Contributo alla dottrina della temperatura cefalica. La Psichiatria. Napoli. 1885.

[2] E. Tanzi. Ricerche termo-elettriche sulla corteccia cerebrale. Rivista sperimentale di Freniatria. 1888. P. 234.

renz zwischen beiden im Winter grösser sei als im Sommer. Dieses Factum hängt wahrscheinlich von der Irradiation ab. Der Kopf repräsentirt eine kleinere Masse als der Stamm und desshalb ist der Wärmeverlust des Gehirns durch Ausstrahlung grösser. Ausserdem ist der Kopf wegen seiner isolirten Stellung und in Folge der Passage der Inspirationsluft einer grösseren Abkühlung ausgesetzt als das entgegengesetzte Ende des Körpers.

Im Frühling ist das Rectum im Mittel um 0°,035 wärmer als das Gehirn, im Winter dagegen um 0°,418. Zu diesem Schlusse gelangte ich durch Untersuchungen über die mittlere Temperatur des Gehirns, des Blutes und des Rectums, wie man aus dem letzten Abschnitte ersehen wird. Aus dem Vergleich der Beobachtungen in den Monaten December und Januar mit denen, die ich im April und Mai anstellte, resultirt die folgende Tabelle:

Datum	December		Januar		April		Mai	
	Gehirn	Rectum	Gehirn	Rectum	Gehirn	Rectum	Gehirn	Rectum
2. IV. 1891					38°,551	38°,577		
23. „ „					38°,344	38°,242		
30. „ „					37°,812	38°,090		
2. V. „							37°,901	38°,146
5. „ „							37°,88	38°,17
6. „ „							39°,992	39°,968
2. XII. „	38°,222	38°,452						
4. „ „	37°,655	37°,92						
11. „ „	37°,874	38°,193						
15. I. 1892			37°,992	38°,584				
18. „ „			37°,43	38°,077				
20. „ „			38°,394	38°,554				
23. „ „			39°,256	38°,911				
6. V. „							38°,538	38°,061
2. XII. „	37°	37°,60						
11. „ „	38°,026	38°,04						
2. I. 1893			38°,293	38°,39				
4. „ „			38°,794	38°,776				
12. „ „			38°,648	38°,62				
18. „ „			37°,932	38°,453				
21. „ „			38°,335	39°,136				
24. „ „			38°,998	39°,043				
Im Mittel	37.755	38°,041	38°,274	38°,754	38°,230	38°,272	38°,661	38°,680

Bei der Summirung erhalten wir:

Monate	Temperatur		
	Gehirn	Rectum	Differenz
December-Januar . .	37⁰,979	38⁰,397	0⁰,418
April-Mai	38⁰,495	38⁰,530	0⁰,035

Die Beobachtung, dass das Gehirn der Hunde im Winter um 0⁰,418 kälter ist, als das Rectum, während die Differenz im Sommer bloss 0⁰,035 beträgt, giebt einen Maassstab für die Erkaltung des menschlichen Gehirns, wenn dasselbe sehr niederen Temperaturen ausgesetzt wird. Hiervon wird später die Rede sein.

Im Folgenden werde ich zwei Experimente beschreiben, die im Winter gemacht wurden, um die Gehirntemperatur beim Hunde zu bestimmen.

Versuch vom 21. Januar 1893.

Der Hund war jung und wog 17 · 500 g; er verbrachte die Nacht im Freien bei einer Minimaltemperatur von – 11⁰,4 auf einem Strohbette. Als er um 8,30′ früh in's Laboratorium geführt wurde, öffnete man die Fenster des Beobachtungszimmers, so dass die Temperatur hier – 7⁰ betrug. Es wurden alle Vorsichtsmaassregeln ausgeführt, um zu verhüten, dass die Temperatur des Gehirns mehr als unter normalen Verhältnissen abnehme. Gleich nachdem die Röhre von Stahl in die Schädelhöhle eingeschraubt war, schloss ich die Hautwunde, umwickelte den Tubus mit Baumwolle und legte darüber noch eine faustdicke Schicht von Baumwolle. So verhinderte ich, dass die äussere niedrige Temperatur auf das Gehirn wirken und dessen Temperatur mittelst des im Schädel steckenden Tubus von Stahl herabsetzen könne. Anstatt die Temperatur in den oberen Gehirnwindungen zu messen, welche in directem Contacte mit dem Schädel stehen und wo die Erkaltung gewiss eine beträchtliche ist, habe ich das Thermometer in tiefere und besser geschützte Theile des Gehirns eingeführt. Bei der Autopsie constatirte ich, dass das Thermometer in die Windung eindrang, welche sich unmittelbar hinter dem sulcus cruciatus der linken Hemisphäre befindet, und über dem corpus callosum des Seitenventrikels verlaufend, in der Fissura Sylvii der rechten Hemisphäre steckte.

Der übrige Theil dieses Experimentes ist im XIV. Abschnitt beschrieben, weil er die Untersuchungen mit Laudanum enthält. Man ersieht aus demselben, dass die Temperatur des Gehirns um 9,14′ 38⁰,30 und die des Mastdarms 39⁰,10 betrug. Trotzdem das Thermometer so tief eindrang, fand ich die Temperatur des Gehirns um 0⁰,80 niedriger als die des Rectums.

Die grösste Differenz in der Temperatur des Gehirns und des Mastdarms, die ich beim Hunde beobachtete, war 1°,20, wie aus dem VI. Abschnitt, Fig. 17, Experiment vom 30. Januar 1893 ersichtlich ist. Das Thier verbrachte die Nacht im Stalle des Laboratoriums, die Temperatur im Operationszimmer war 14°, die Oeffnung am Schädel und alle Vorsichtsmaassregeln zur Verhütung einer Herabsetzung der Temperatur des Gehirns wurden wie in den vorhergehenden Experimenten ausgeführt.

Die bedeutende Wärmeausstrahlung des Gehirns durch die Schädelwände hindurch verursacht, dass die Untersuchungen über die Temperatur des aus der Schädelhöhle austretenden venösen Blutes nur von geringem Nutzen sind. Es scheint, dass durch eine Vergleichung der Temperatur des Blutes vor seinem Eintritt in das Gehirn und nach dem Austritte aus demselben in leichter Weise die Intensität der thermischen Processe im Gehirne bestimmt werden könnte. Ich versuchte mehrere Male den Bulbus des Thermometers in den aus dem weit geöffneten Sinus der dura mater kommenden venösen Blutstrom zu legen.

Die Resultate, welche man erhält, sind nicht verlässlich, weil das Blut coagulirt und der Bulbus des Thermometers nicht gehörig gegen die Wärmeausstrahlung geschützt ist. Ich versuchte auch einigemale die Temperatur des venösen Gehirnblutes zu bestimmen durch Einführung des Thermometers in die jugularis externa, habe aber die Ueberzeugung gewonnen, dass diese Methode eine der schwierigsten und dass es fast unmöglich ist, mittelst derselben einige Zeit hindurch die im Gehirne stattfindenden Variationen der Temperatur zu bestimmen. Diese Methode musste alsbald verlassen werden, weil dieselbe mit meinen Thermometern nur unsichere Resultate ergab.

Ein einfaches Mittel zur Bestimmung der Wärmeausstrahlung des Gehirns besteht in der Aufzeichnung der Curve der Erkaltung des Gehirns und des Rectums des soeben gestorbenen Thieres. Um die Convulsionen zu verhüten, welche bei gewaltsamem Tode die Temperatur der Muskeln zu erhöhen pflegen, habe ich die Hunde mit Curare vergiftet und tödtete sie durch Aufhebung der künstlichen Respiration.

Versuch vom 10. Mai 1887.

Fig. 5.

In allen Curven dieser Arbeit ist die Temperatur des Gehirns mit einer stärkeren Linie *G* bezeichnet, die des Mastdarms mit einer schwächeren *R*, die des Blutes mit einer schraffirten Linie *B*. Die Temperatur ist in hundertstel Graden in der Ordinatenlinie angegeben, die Zeit in Minuten auf der Abscissenlinie. Um Raum zu ersparen, unterlasse ich die Mittheilung der den Curven zu Grunde liegenden Zahlentabellen. Wie ich schon im I. Abschnitte andeutete, wurden alle drei Thermometer regelmässig jede Minute abgelesen und die Zahlen wurden einem Assistenten dictirt, der sie registrirte. Später wurden dann die einzelnen Temperaturen corrigirt, um sie auf ihren wahren Werth zu reduciren. Die auf diese Weise gewonnenen Zahlen wurden zur Construction der Aufzeichnungen verwendet.

Ein grosser Hund wird curarisirt um 2,23′; es wird die künstliche Respiration eingeleitet. Nach Trepanation der Stirnhöhlen wird ein Thermometer in sagittaler Richtung zwischen beide Hemisphären eingeführt; ein anderes Thermometer wurde durch die vena jugularis hindurch bis in die Nähe des Herzens vorgeschoben; ein drittes legte man in den Mastdarm.

Die Curven beginnen um 2,30′. Temperatur des umgebenden Raumes 17°. Um 2,37′ bemerkt man in *A*, während der Hund absolut unbeweglich ist, eine Steigerung der Temperatur des Gehirns und des venösen Blutes.

Nach 5′ nimmt die Temperatur des Gehirns um 0°,30, das venöse Blut um 0°,20 zu; die Ursache dieser Erscheinung vermag ich nicht anzugeben. Nachher nimmt sowohl die Temperatur des Gehirns wie des Blutes ab.

Um 2,50′ in *B* wird der Hund durch Aufhebung der künstlichen Athmung getödtet; es erfolgt unmittelbar eine Steigerung der Gehirntemperatur in Folge der Asphyxie; trotz dieser konnten wir auch bei der aufmerksamsten Beobachtung wegen der intensiven Curarisation keine Bewegung des Hundes bemerken. Um 2,52′ begann eine Zunahme der Temperatur des venösen Blutes; das Herz schlug noch, aber langsam, die Temperatur des Gehirns beginnt, nach einer Zunahme von 0°,13, zu fallen; auch der Mastdarm erkaltete; er zeigte nur zu Anfang in Folge der Asphyxie eine Steigerung der Temperatur um 0°,01.

Um 2,54′ war das Herz unbeweglich, die Pupille weit geöffnet.

Die Ursachen der postmortalen Temperatursteigerung wurden schon von Valentin, Heidenhain, Quincke und Brieger u. a. untersucht. Auffallend ist bei diesem Experiment die Temperatursteigerung von mehr als 1°, welche im venösen Blute in der Nähe des rechten Herzens eine Stunde lang nach Aufhören der Respiration andauert.

Es erfolgt eine kurzdauernde Steigerung der Temperatur des

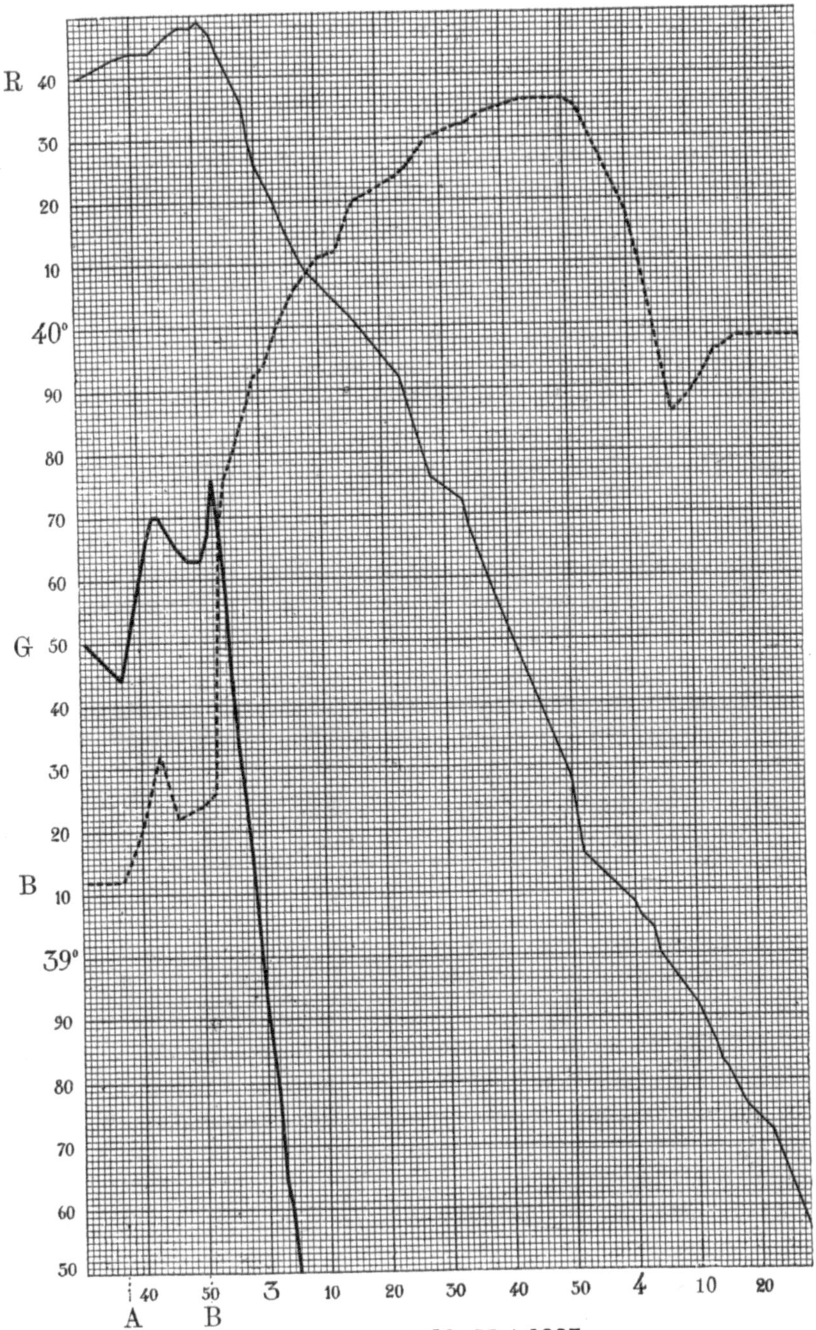

Versuch vom 10. Mai 1887.

Fig. 5.

Gehirns zu Beginn der Erstickung, d. h. in der Zeit, in welcher die Circulation sich verlangsamt und das Blut stark venös wird; dasselbe kann, wie R. HEIDENHAIN[1] beobachtete, nach vollständigem Aufhören der Blutcirculation eintreten.

Das Gehirn ist gewöhnlich wärmer als das Blut, und die Circulation des letzteren wirkt auf dasselbe wie ein Abkühlungsapparat. Das venöse Blut entfernt continuirlich einen Theil der im Gehirne entwickelten Wärme. Ich werde diese Erscheinungen ausführlicher in einem Abschnitte behandeln, in welchem die Variationen der Temperatur des Gehirns bei Hämorrhagie und in der Asphyxie besprochen werden, und deute dieselben hier bloss an, weil ihre Kenntniss nothwendig ist zur Erklärung der Erscheinungen.

Trotzdem können wir in diesem Falle nicht annehmen, dass die Temperatur des Gehirns in *B* zunahm, weil die abkühlend wirkende Blutcirculation aufhörte, denn die Temperatur stieg schon nach 30″ und nahm zu, so lange das Herz noch schlug. Die Erscheinung hängt vielmehr, wie wir später sehen werden, von der Asphyxie ab.

Wenn wir die Schnelligkeit, womit sich das Gehirn und der Mastdarm abkühlen, vergleichen, fällt der grosse Unterschied sofort in die Augen und wir bemerken, dass die Folgen der Wärmeausstrahlung für das Gehirn rascher zur Geltung kommen. Das venöse Blut in der Nähe des Herzens zeigte nach 50′ eine postmortale Steigerung der Temperatur, die mehr als einen Grad betrug.

Ich will nicht sämmtliche Ablesungen mittheilen, welche an diesem Hunde drei Stunden lang nach dem Tode fortgesetzt wurden. Die Tafel endigt um 4,30′. Um 4,4′ begann die Todtenstarre sich an den hinteren Extremitäten zu zeigen, welche vielleicht als Ursache der neuerlichen Temperatursteigerung des venösen Blutes anzusehen ist. Im Mastdarme konnte keine entsprechende Zunahme der Temperatur nachgewiesen werden. Grosses Interesse hatte für mich das Studium der postmortalen Variationen der Temperatur und ich stellte desshalb Nachforschungen darüber an, ob im Gehirne nicht Erscheinungen vorhanden seien, welche der Muskelstarre oder der Coagulation des Blutes vergleichbar wären, aber ohne ein positives Resultat erhalten zu haben.

Ich zeichnete die Abkühlungscurve von zwei Wassermengen, deren Volum gleich dem Volum des Kopfes und des Rumpfes eines

---

[1] R. HEIDENHAIN, Pflüger's Archiv. Bd. 3. 1870. S. 525.

Hundes war und fand, daß sie denen des Gehirns und des Mastdarms in der Fig. 5 ähnlich waren. Es versteht sich von selbst, dass die Gefässe, welche die beiden Wassermengen enthielten, durch Umhüllung mit Filz vor zu rascher Abkühlung geschützt wurden.

Die Bademethode, um die Wärmeausstrahlung des Gehirns zu verhindern.

Um die Abkühlung des Gehirns in Folge der Wärmeausstrahlung zu bestimmen, habe ich die Hunde in eine grosse mit lauwarmem Wasser gefüllte Wanne aus Zink gelegt. Es ist nicht schwer, die Temperatur in einem solchen Gefässe in der Weise constant zu erhalten, dass die Variationen derselben weniger als 0°,20 betragen. Statt nämlich die grosse Zinkwanne zu erwärmen, habe ich vorgezogen, Wasser aus einem erwärmten Reservoir zufliessen zu lassen, so oft sich das Badewasser abzukühlen begann. Mir schien, dass sich die Temperatur auf diese Weise besser regulirte. Ein Kupfergefäss, das 200 Liter fasste, diente als Reservoir, in dem das warme Wasser gehalten wurde. Ein Syphon mit Hahn ermöglichte die Graduirung des Stromes in der Weise, dass die Temperatur constant blieb. Vermittelst eines anderen Syphons konnte das Wasser aus dem Zinkgefässe, in welchem der Hund lag, entfernt werden. Ein Assistent rührte continuirlich das Wasser um, regulirte den Abfluss des warmen Wassers, beobachtete den Stand des Thermometers und regulirte den Syphon, der zur Entfernung des Badewassers diente, damit dessen Niveau immer constant bleibe.

Versuch vom 18. Januar 1892.

Fig. 6.

Junger Hund von 17 kg Gewicht. In die Trachea wird eine dicke Glasröhre eingebunden, an welcher ein 30 cm langer Gummischlauch angebracht ist, der aus der Badewanne, in der sich das Thier befindet, hinausgeführt wird, um die Respiration zu ermöglichen. Der Oesophagus wird unterbunden, um zu verhindern, dass sich der Magen des Thieres durch Verschlucken mit warmem Wasser fülle, wie dies in einem der vorausgegangenen Experimente geschah.

Nach Trepanation des Craniums wird das Thermometer transversal in das Gehirn eingeführt. Bei der Autopsie sah man, dass dasselbe in die hinter dem sulcus cruciatus gelegene Windung der linken Hemisphäre eindrang, dann sich vor dem corpus callosum nach rechts und unten wendete und auf der Schädel-

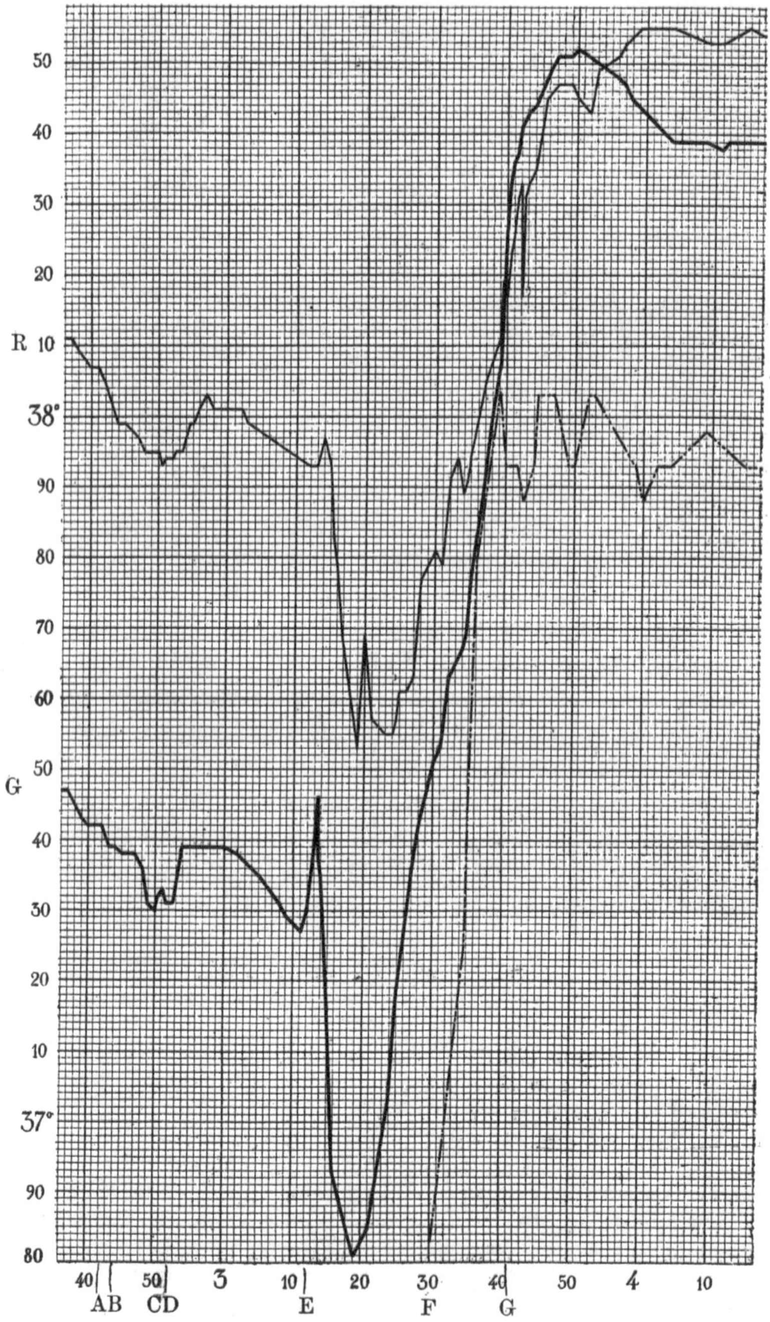

Versuch vom 18. Januar 1892.
Fig. 6.

basis im lobus olfactorius der rechten Seite stehen blieb. Ein zweites Thermometer wurde tief in das Rectum eingeführt. Die Aufzeichnung begann um 2,35′. Die Differenz der Temperatur im Gehirne und im Mastdarm betrug 0°,64. Gehirn = 37°,47, Mastdarm = 38°,11. Temperatur des umgebenden Raumes = 16°. Das Thier war bei Bewusstsein, denn es folgte mit den Augen den Bewegungen der ihm nahestehenden Personen.

2 Uhr 42′. Durch Compression der Zehen der hinteren Extremitäten mittelst einer Zange wird, wie Punkt *A* der Tafel anzeigt, dem Thiere Schmerz verursacht. Während der Reizung modificirt sich der Athemtypus, aber der Hund reagirte nur wenig. Die psychische Erscheinung ist ohne Wirkung auf die Temperatur des Mastdarms, die regelmässig abnimmt. Das Gehirn zeigte eine rasche Abnahme der Temperatur um 0°,03; ich glaube aber, dass dies nur eine zufällige Erscheinung war, da eine nach kurzer Zeit wiederholte schmerzhafte Reizung ohne Erfolg blieb.

2 Uhr 44′. Wie Punkt *B* anzeigt, wird nochmals eine schmerzhafte Reizung durch Compression der Zehen der linken Extremität ausgeführt, worauf das Thier mit Bewegungen reagirt. Der Schmerz dauerte, wie zum erstenmale, ungefähr 15″, und blieb ohne Wirkung auf die Temperatur des Gehirns und des Mastdarms.

2 Uhr 50′. (*C.*) Es wird das Gehirn 30″ lang gereizt mittelst eines elektrischen Stromes, der so schwach ist, dass er auf der Zunge nicht schmerzhaft ist. Es entstand kein Tetanus, und die Temperatur des Gehirns stieg um 0°,03, jene des Mastdarms nahm um 0°,02 ab.

2 Uhr 52′ (*D.*). Stärkere elektrische Reizung eine Minute lang. Schon vor dem Ende der Reizung begann die Temperatur des Gehirns zu steigen und nahm nach der Reizung in zwei Minuten um 0°,08 zu. Der Mastdarm erwärmte sich weniger rasch. Das Thier bewegte sich nicht.

Die gleichzeitige Zunahme der Temperatur des Gehirns und des Rectums bei der elektrischen Reizung des Gehirns lässt vermuthen, dass es sich hier um eine thermische Erscheinung handelt, welche vom Nervensystem abhängt. Die Steigerung der Temperatur kann nicht durch Zusammenziehung der Muskeln verursacht worden sein, weil der Hund unbeweglich blieb.

3 Uhr. Das Thier verhält sich ruhig; die Temperatur des Gehirns und des Mastdarms nimmt langsam und in paralleler Weise ab. Es werden nun die Electroden entfernt, alle Oeffnungen am Schädel wie auch das Rohr von Eisen, welches das Thermometer trägt, mit Wachs verstopft, und die Haut zugenäht; der Hund wird auf ein Brett gebunden, welches in's Wasser versenkt werden kann.

3 Uhr 12′ (*E.*). Man legt den Hund in Wasser von 30°; er reagirt. Die Temperatur des Gehirns nimmt, gleich nachdem das Thier ins Bad gesteckt wird, fast um 0°,20 zu, fällt aber wieder rasch. Auch im Mastdarme zeigte sich eine analoge Erscheinung, die ich nur der heftigen Erregung des Thieres zuschreiben kann.

3 Uhr 20′. Der Hund ist ruhiger geworden; 16 Respirationen in der Minute.

Ich liess nun die Temperatur des Bades stufenweise steigern und als sie diejenige des Mastdarms erreicht hatte, suchte ich sie constant zu erhalten. Das Gehirn und der Mastdarm, die sich ungefähr um einen halben Grad abgekühlt hatten, begannen wieder eine höhere Temperatur zu zeigen. Die punktirte Linie in *F* bezeichnet die Temperatur des Badewassers.

3 Uhr 30′. Die Temperatur des Gehirns nähert sich immer mehr derjenigen des Mastdarms.

3 Uhr 40′. Das Gehirn ist wärmer als der Mastdarm.

Der erste Theil dieses Versuches zeigt, dass nach Aufhören der Wärmestrahlung die Temperatur des Gehirns rascher als die des Mastdarms zunimmt. Es handelt sich hier nicht um eine passive Erwärmung, weil die Temperatur des Gehirns jene des Wassers um mehr als einen halben Grad übertrifft.

Gleich nachdem ich bemerkte, dass das Gehirn wärmer als der Mastdarm wurde, habe ich, um mich zu überzeugen, dass die Erhöhung der Temperatur des Gehirns von der Thätigkeit seiner Zellen und nicht von den physikalischen Bedingungen des Experimentes abhing, das Thier tödten lassen und bemerkte, dass das Gehirn allsogleich kälter wurde, als der Mastdarm.

3 Uhr 41′. Es wird in *G* die Röhre in der Trachea mit einer Schraubenpincette geschlossen.

3 Uhr 42′ 30″. Das Thier bekommt Convulsionen und urinirt. Die Temperatur des Gehirns nimmt rasch zu und übertrifft jene des Rectums um $0^0,05$.

3 Uhr 43′. Das Herz schlägt sehr rasch und macht 80 Pulsationen in der Minute.

3 Uhr 45′. Das Herz schlägt noch immer. Der Lidreflex fehlt.

3 Uhr 46′. Der Herzschlag wird nicht mehr wahrgenommen und jede Bewegung der Respirationsmuskeln fehlt.

3 Uhr 50′. Das Gehirn fängt an kalt zu werden; es folgt eine rasche Abnahme der Temperatur des Mastdarms und zwar um $0^0,05$ und dann eine postmortale Steigerung.

4 Uhr 4′. Das Gehirn ist um $0^0,16$ kälter als der Mastdarm und um 0^044 wärmer als das Badewasser.

Der zweite Theil der Fig. 6 zeigt, dass nach dem Tode das Gehirn sich rascher abkühlt als der Mastdarm, und zwar auch dann, wenn sich das Thier im Wasser befindet, das auf 38^0 erwärmt ist. Während die Temperatur des Gehirns nach dem Absterben abnimmt, erfolgt im Mastdarme eine postmortale Steigerung der Temperatur.

Versuch vom 30. December 1892.

Das narcotisirte Thier in kalter Luft und im warmen Bade.

Fig. 7.

Einem 13 kg schweren Hunde werden um 3 Uhr 35′ 3,75 g Chloralhydrat in die vena saphena gespritzt; die Trepanation des Craniums wird auf der linken Seite gemacht. Bei der Autopsie sah man, dass das Thermometer in der Gegend des sulcus cruciatus eindrang, über dem corpus callosum verlief und im sulcus cruciatus der entgegengesetzten Hemisphaere Halt machte. In den Ventrikeln war keine Hämorrhagie vorhanden, die Arachnoidea zeigte starke Vascularisation.

10 Uhr. Gehirn = 37° 65, Mastdarm = 37° 80.

10 Uhr 5′ (*A*). Es werden die Fenster des Operationszimmers geöffnet und man nähert den Tisch, auf welchem der Hund liegt, dem Balkon. Es erfolgt in Folge dessen eine Abnahme der Zimmertemperatur von 12° zu 0°,3. Das Gehirn kühlt sich während 2′ langsam ab, später aber rascher.

Die Respiration des Thieres ist tief, zeitweilig ist sie sehr frequent.

10 Uhr 30′. In einer halben Stunde kühlte sich das Gehirn und der Mastdarm um 1°,30 ab.

10 Uhr 30′ (*B*). Es wird der Oesophagus unterbunden und der Hund zum Bade vorbereitet.

10 Uhr 32′. Der Hund wird ins Bad gelegt, welches auf 33°,38 erwärmt ist. Zu Beginn ist das Thier nicht mit dem ganzen Körper im Wasser, es wird aber von diesem so viel zugefügt, als zu einem Vollbade nothwendig ist. Die Athmung ist rasch wie früher, d. h. 45 Athemzüge in 30 Secunden.

10 Uhr 39′. Das Badewasser erreichte 36°,08. Das war das Maximum der Erwärmung desselben; im Uebrigen wurde die Temperatur des Wassers fast immer auf 35°,50 erhalten und dieselbe sank nie unter 35°,20.

10 Uhr 45′. Die Temperatur des Gehirns hat schon diejenige des Mastdarmes übertroffen.

Wir sehen aus dem ersten Theile der Fig. 7, dass sich das Gehirn und der Mastdarm in einer halben Stunde um 1°30 abkühlen. Diese rasche Temperaturabnahme, welche im vorangehenden Experimente fehlte, muss der Wirkung des Chloralhydrats zugeschrieben werden.

Nach dem Einlegen des Thieres in das Bad von 35°,5, wird die Temperatur des Gehirns, welche niedriger als die des Mastdarms war, in weniger als 10′ höher.

Um 11 Uhr. Rectum = 37°,02, Gehirn = 37°,14.

11 Uhr 9′. Die Temperatur des Mastdarms nimmt rasch ab, ohne dass ich die Ursache dieser Erscheinung angeben könnte; diejenige des Gehirns ist um 0°,28 höher.

11 Uhr 12′ (*C*). Das Thier wird aus dem Bade entfernt, Zimmertempera-

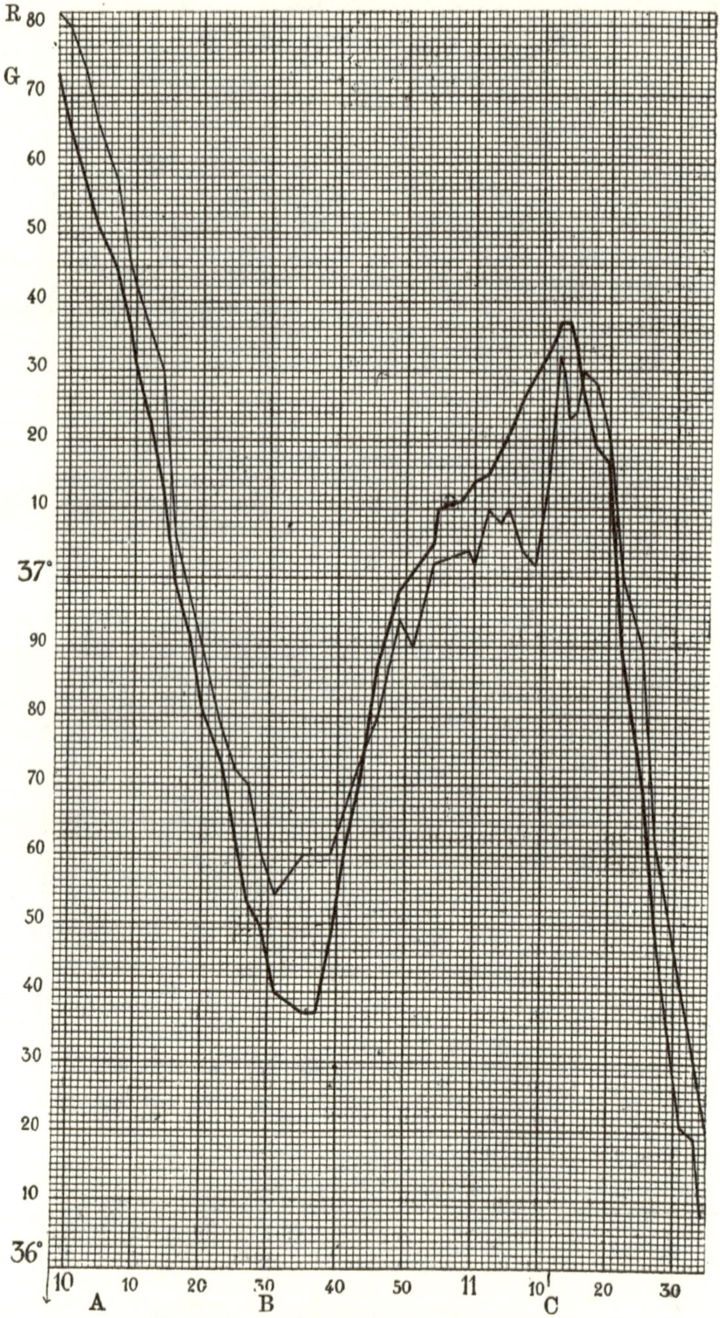

Versuch vom 30. December 1892.

Fig. 7.

tur 0°,3. Die Temperatur des Gehirns steigt 1′ lang und nimmt dann ab. Der Mastdarm zeigt eine Zunahme von 0°,12 nachdem das Thier aus dem Wasser gehoben wurde, um dann wieder zu sinken und als das Gehirn sich rasch abzukühlen begann, zeigte der Mastdarm nochmals eine Erhöhung der Temperatur und diese erhält sich von nun an auf einer höheren Stufe als die des Gehirns.

Gleich nach der Entfernung das Hundes aus dem Bade wird das Gehirn kälter als der Mastdarm.

Bemerkenswerth ist die Raschheit, womit sich beide, kurz nachdem das Thier aus dem Wasser gehoben wurde, abkühlen. Es kann der Hund nicht als normal angesehen werden, es muss eine Paralysirung der thermoregulatorischen Fähigkeit seiner nervösen Centren in Folge der Chloralwirkung angenommen werden. Als der Hund bloss der kalten Luft von 0° ausgesetzt wurde, nahm die Temperatur des Gehirns in 25 Minuten um 1° ab. Nach dem Bade von 11,20′ bis 11,33′ erfolgt die Abkühlung des Gehirns um 1° schon in 13′.

Der Wärmeverlust des Gehirns durch die Wärmeausstrahlung ist so gross, dass die Temperatur desselben zuweilen niedriger ist als die des circulirenden Blutes. Ich werde einige diesbezügliche Fälle in den Figg. 11 und 12 anführen.

III. Entwicklung von Wärme im Gehirn in Folge von mechanischer Reizung.

Bei Menschen und Thieren bemerkte ich eine Zunahme der Temperatur des Gehirns nach dem Eindringen des Thermometers in dasselbe. Um die Temperatur des Gehirns in dem Momente, wo das Thermometer in dasselbe eingeführt wird, schnell zu bestimmen, habe ich zwei Methoden angewendet. Bei genaueren Untersuchungen liess ich das Thermometer erst in einem grossen Gefässe, welches mit Wasser von der Temperatur des Organismus gefüllt war und führte es dann rasch in das Gehirn ein. In anderen Fällen hielt ich den Bulbus des Thermometers einige Minuten lang in der Hohlhand, bis es 34°—35° zeigte. Der grösseren Sicherheit wegen wurden die Zahlen, welche ich hier mittheile, erst 2′—5′ nach Einführung des Thermometers in das Gehirn aufgeschrieben. Die Zunahme der Temperatur des Gehirns in Folge von mechanischer Reizung ist eine thermische Erscheinung von kurzer Dauer, die nicht constant auftritt.

Lässt man die von einigen Physiologen aufgestellte Hypothese von der Existenz thermischer Centren im Gehirne gelten, so könnte man annehmen, dass die in meinen Experimenten beobachtete Temperatursteigerung von einer Läsion specifischer Centren abhängt und dass dieselbe ausblieb, wenn das Thermometer eine andere Richtung in der Gehirnmasse einschlug.[1]

Die Entwicklung von Wärme in Folge einer mechanischen Reizung des Gehirns schwindet viel zu rasch, als dass sie der Läsion eines Centrums zugeschrieben werden könnte und dass es sich nicht um ein Wärmecentrum im Sinne von Ch. Richet handelt, wird durch den Umstand bewiesen, dass die Steigerung der Wärme sich bloss auf das Gehirn beschränkt.

Wie gesagt, ist die erwähnte Erscheinung nicht constant; ich bin desshalb in der Mehrzahl der Fälle in der Weise vorgegangen, dass ich das Thermometer in diejenige Windung einführte, welche hinter dem sulcus cruciatus lag und dann in der hinter dem sulcus cruciatus der entgegengesetzten Seite gelegenen Windung Halt machte. Trotzdem fehlte in der Mehrzahl meiner Fälle eine Erwärmung des Gehirns im Beginn des Experiments und ehe ich zur Erklärung der Unbeständigkeit des Phänomens annahm, dass dasselbe von individuellen Differenzen in der Reaction auf eine mechanische Reizung des Gehirns abhänge, habe ich mich überzeugt, dass die Entwicklung von Wärme auch bei Läsionen identischer Stellen des Gehirns fehlen oder auftreten kann.

Die Beobachtungen am Menschen werde ich im XI. und XIV. Abschnitte vorlegen. — Sehen wir nun, auf welche Weise sich die Erscheinung manifestirt.

---

[1] Als Einleitung zu diesen Untersuchungen hat mein Bruder Ugolino, auf meine Bitte, eine Reihe von methodischen Läsionen des Gehirns gemacht, um zu bestimmen, ob durch Läsion eines Theils desselben sich in specifischer Weise die Temperatur des Gehirns oder des Organismus ändere oder nicht. Die Resultate dieser Untersuchungen wurden von meinem Bruder im Jahre 1889 publicirt. (La Dottrina della febbre in rapporto coi centri termici cerebrali von U. Mosso R. Accademia di medicina di Torino. 1889. vv. 4 u. 5). Die Lehre vom Fieber in Bezug auf die cerebralen Wärmecentren. *Archiv f. exp. Pathologie und Pharmak.* XXVI. Bd. S. 316. Es ging aus denselben hervor, dass es im Gehirn des Hundes keinen Theil gebe, nach dessen Zerstörung eine constante Erhöhung der Temperatur eintritt.

Versuch vom 12. Januar 1893.

Fig. 8.

Ein alter Hund von 21 kg Gewicht.

Zwei Stunden vor dem Experimente werden demselben drei Klystiere mit

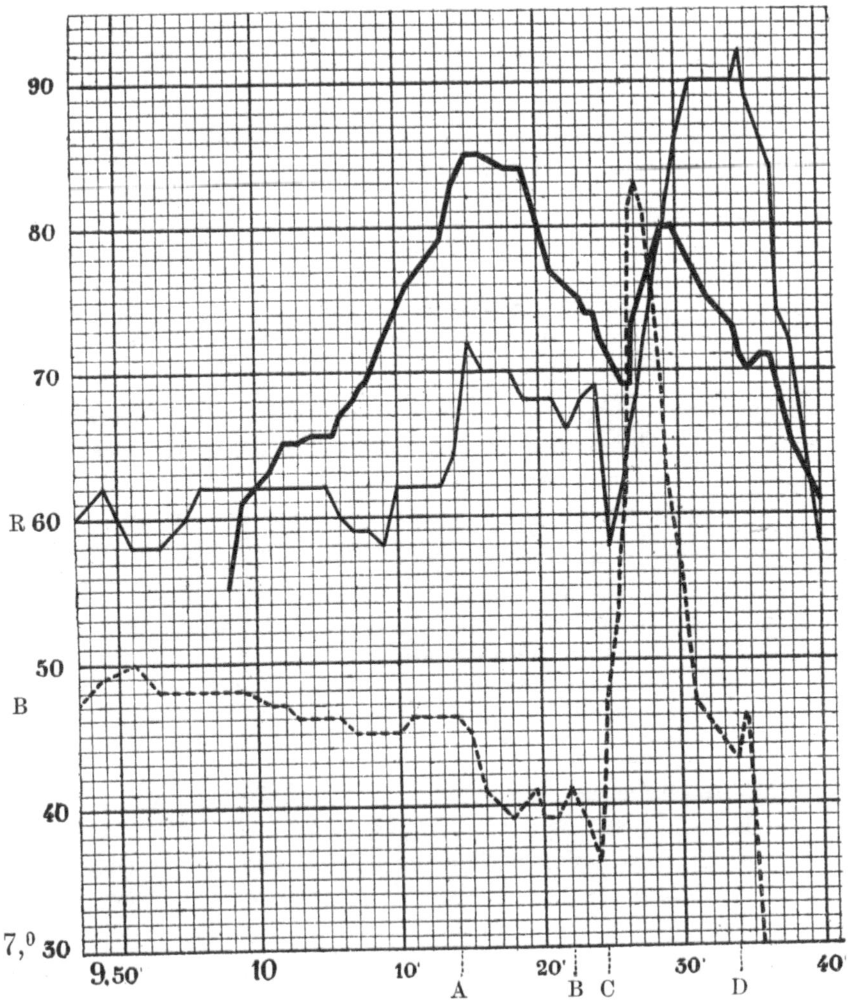

Versuch vom 12. Januar 1893.
Fig. 8.

lauwarmem Wasser applicirt, zur Entleerung des Rectums. Die Trepanation wird vorn entsprechend den Stirnhöhlen ausgeführt.

9 Uhr 47'. Es sind schon drei Minuten seit dem Einlegen der Thermo-

meter in die carotis und in den Mastdarm verflossen und es beginnt die Ablesung der Zahlen, welche in der Fig. 8 angegeben sind.

9 Uhr 53′. Nachdem ich sah, dass die Temperatur von 37°,58 im Rectum und von 37°,48 im Blute sich fast constant erhalten, führte ich das früher auf 37° erwärmte Thermometer in das Gehirn ein. Das Thier reagirte garnicht und zeigte keine Zeichen irgend eines Schmerzes; es verhielt sich noch mehrere Minuten ruhig und zeigte keinen epileptischen Anfall. Bei der Autopsie sah man, dass das Thermometer durch den sulcus cruciatus der linken Hemisphäre unter der Gehirnrinde horizontal bis zur Spitze des Occipitallappens derselben Seite vorgedrungen war.

9 Uhr 56′. Drei Minuten nach Einführung des Thermometers in das Gehirn fährt dieses fort, an Temperatur zuzunehmen und zwar um 0°,24 während die Temperaturen des Mastdarms und des arteriellen Blutes constant bleiben. Puls 160 in der Minute, Respiration 15 in derselben Zeiteinheit. Beim Berühren des Thieres, um dasselbe zu beruhigen, werden die Athembewegungen langsamer.

10 Uhr 10′. Das Thier ist bei Bewusstsein, reagirt mit reflectorischen Bewegungen beim Versuche einer Berührung seiner Augen und folgt mit dem Blicke den Bewegungen der ihm nahestehenden Personen. Es wird etwas unruhig.

Der erste Theil der Fig. 8 repräsentirt die Temperaturzunahme des Gehirns in Folge der mechanischen Läsion. Das Thier verblieb ruhig, es hatte keine Convulsionen und trotzdem wurde das Gehirn ungefähr in 15′ um 0°,14 wärmer als der Mastdarm; während die Temperatur des arteriellen Blutes sich constant erhielt.

10 Uhr 14′ (*A*). Es wird mittelst eines Trepans in dem os parietale jederseits ungefähr 2 cm weit von der Mittellinie je ein Stahlstift befestigt, welcher die ganze Dicke des Knochens durchdringt und als Electrode dient.

Während dieser Operation erfolgt eine raschere Temperaturzunahme des Gehirns; auch der Mastdarm erwärmte sich. Die Temperatur des arteriellen Blutes bleibt eine kurze Zeit lang constant und nimmt dann ab.

Die Steigerung der Temperatur in dem Momente, wo die Electroden die Schädelwände durchdringen, hängt wahrscheinlich ebenfalls von einer mechanischen Reizung ab. Aehnliche Erscheinungen haben wir an anderen Hunden und an Affen angetroffen, aber nicht in constanter Weise.

Die Temperatur des Gehirns fuhr fort zu wachsen und erreichte das Maximum von 37°,85 in 20′, und war 0°,45 wärmer als das arterielle Blut und 0°,14 wärmer als das Rectum. Dann aber nahm sie ohne eine bekannte Ursache ab.

10 Uhr 22′ (*B*). Electrische Reizung des Gehirns während 30″. Entfernung der Rollen = 9,5. Der Strom ist so schwach, dass die Zunge denselben leicht

aushält. Es erfolgt gar keine Wirkung und auch die Athembewegungen bleiben unverändert.

10 Uhr 24′. (*C.*) Unmittelbar nach der Reizung tritt ein epileptischer Anfall ein. Die Temperatur des Mastdarms und des Gehirns nimmt ab; diejenige des arteriellen Blutes fing an während der Reizung zu steigen und nahm im epileptischen Anfall rasch zu.

10 Uhr 26′. Der epileptische Anfall dauert fort. Die Respiration ist sehr verlangsamt; es treten tonische und dann clonische Convulsionen auf. Die Temperatur des Mastdarmes beginnt zuzunehmen, während diejenige des Gehirns das Bestreben zeigt, sich zu vermindern.

10 Uhr 27′. Der epileptische Anfall ist zu Ende. Das arterielle Blut hat sich in diesem Momente in nur 3′ um 0°,47 erwärmt, verblieb ungefähr 1′ constant bei 37°,83 und nahm dann stufenweise ab. Die Temperatur des Gehirns begann gleich nach dem Aufhören des epileptischen Anfalles zu wachsen und fuhr ungefähr 3 Minuten lang fort, dies zu thun, während das arterielle Blut schon erkaltete. Die Zunahme der Temperatur des Mastdarmes dauerte 8′; als das arterielle Blut wieder die Temperatur erlangte, die es vor dem Anfalle hatte, war das Rectum noch um 0°,23 und das Gehirn um 0°,11 wärmer als das Blut.

Aus dem zweiten Theile der Fig. 8 geht die wichtige Thatsache hervor, dass sehr starke Convulsionen bestehen können, ohne dass sich im Gehirn Wärme entwickelt. Die motorische Aktivität der nervösen Centren vermochte allgemeine Convulsionen hervorzurufen, die 2′ andauerten, hat aber eher Verminderung als Zunahme der Gehirntemperatur verursacht. In evidentester Weise entnimmt man dieser Aufzeichnung, dass das Blut sich zuerst zu erwärmen begann und zwar stärker als die anderen Organe; dann folgte der Mastdarm und zuletzt das Gehirn. Letzteres erwärmte sich in geringerem Grade als das Blut und der Mastdarm. Es ist schwer zu bestimmen, wie viel Wärme vom Blute auf das Gehirn und den Mastdarm übertragen wird. Wir sahen, dass die passive Erwärmung sehr gering sein müsse. Bezüglich des Rectums ist es schwierig, sich zu orientiren, ehe nicht genauere Studien über die Natur der Variationen der Temperatur desselben gemacht sein werden. Da es z. B. bekannt ist, dass die Leber eines der wärmsten Organe ist, welches gleichzeitig wegen seiner grossen Masse am besten gegen die Ausstrahlung geschützt wird, so ist die Vermuthung begründet, dass nicht alle Variatonen im Rectum von einer wirklichen Aenderung der Temperaturverhältnisse der Darmwände abhängen.

Wir werden in der Folge sehen, dass die Temperaturerhöhung des Gehirns in Folge des epileptischen Anfalles vielleicht eine grössere gewesen wäre, wenn das Experiment nicht mit einer starken Erwärmung begonnen hätte, die durch die mechanische Reizung verursacht wurde und welche die thermische Kraft des Gehirns herabsetzte.

Das arterielle Blut erwärmte sich in Folge des epileptischen Anfalles in nur 3′ um 0°47, und es verliefen vom Momente des Beginnes der Erkaltung des Blutes 8′, ehe das Rectum sich abzukühlen begann.

10 Uhr 34′ (*D*). Es wird nun die Trachea, die schon früher präparirt wurde, geöffnet und in dieselbe eine starke Canüle eingeführt; dies war die Ursache der raschen Temperaturabnahme des arteriellen Blutes. Im Mastdarm und im Gehirn dagegen erfolgte nach der Tracheotomie eine geringe Erwärmung, später aber nahm auch in ihnen die Temperatur ab.

In einigen Experimenten wurde das Gehirn zweimal verletzt, um festzustellen, ob der thermische Process in denselben bei einer ausgedehnteren Läsion ein intensiverer ist. In der Mehrzahl der Fälle blieb eine derartige Verletzung ohne Einfluss auf die Temperatur des Gehirns und nur einmal erhielt ich ein positives Resultat, das ich im Folgenden mittheile.

Versuch vom 23. April 1891.

Fig. 9.

Grosser Hund von ungefähr 20 kg Gewicht. Nachdem derselbe in der gewöhnlichen Weise vorbereitet worden war, führte ich, dem nervus ischiadicus folgend, ein Thermometer zwischen die Schenkelmuskeln ein. Die Trepanation wurde am linken os parietale ausgeführt.

9 Uhr 32′. Das Thermometer wird zum ersten Male in das Gehirn eingeführt und bleibt 4′ an Ort und Stelle. Der Hund ist sehr unruhig. Die Temperatur des Rectums am Anfang der Fig. 9 ist = 38°,54.

9 Uhr 37′. Man entfernt das Thermometer und den Tubus und führt dasselbe zum zweiten Male in das Gehirn, diesmal in anderer Richtung, ein.

Die Aufzeichnung begann 3 Minuten nach dieser zweiten Verletzung und man sah, dass die Temperatur des Gehirns rasch zunahm und die des Mastdarms übertraf.

Die Temperatur der Muskeln theile ich nicht mit, da sie kaum 37°,30 betrug. Ein epileptischer Anfall war trotz der mehrfachen Verletzung des Gehirns nicht vorhanden.

9 Uhr 52′. Das Gehirn ist um mehr als 0°,20 wärmer, als der Mastdarm; später nahm die Temperatur desselben continuirlich ab, sodass um 10 Uhr die Differenz bloss 0°,04 ausmachte.

Bei der Autopsie fand man, dass das Thermometer über dem corpus callosum in die hinter dem sulcus cruciatus gelegene Windung eindrang. In der rechten Hemisphäre durchlief das Thermometer zweimal denselben Weg, Die Divergenz begann in der Höhe der Hemisphärenspalte. Die erste Läsion befand sich unter dem linken sulcus cruciatus und verlief hinter dem ventriculus lateralis, die zweite verlief nach rückwärts, ging über das Dach des Seitenventrikels und endigte unterhalb der Windungen des Scheitellappens.

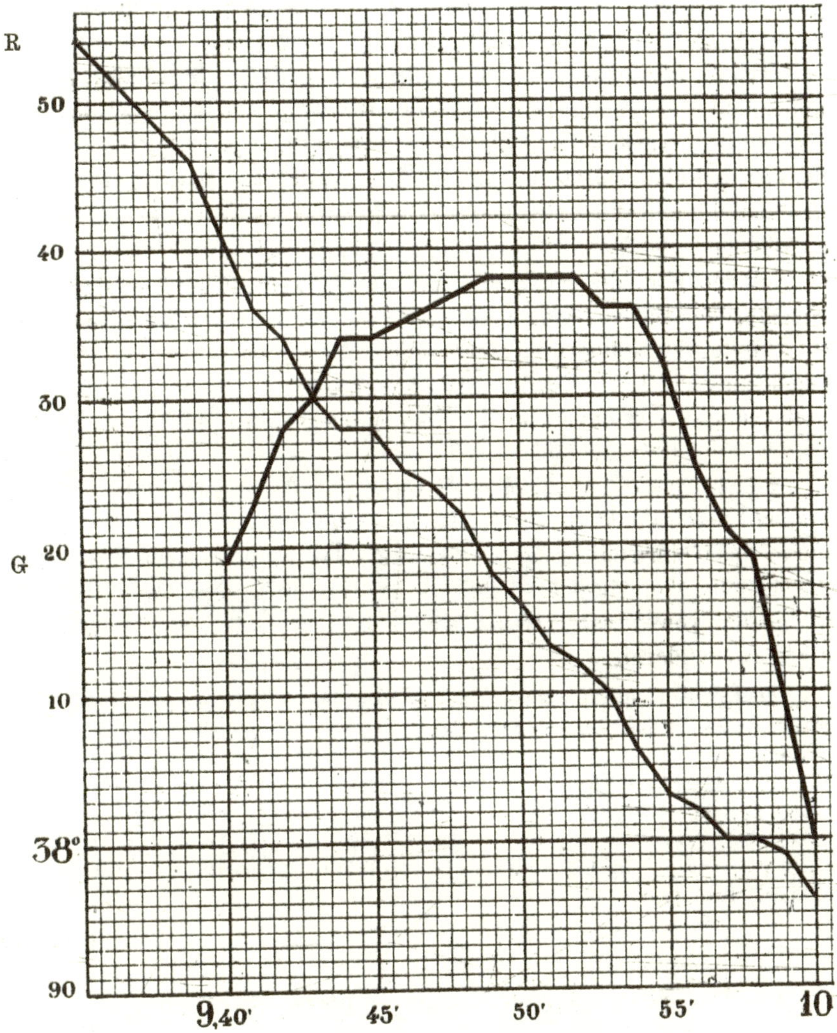

Versuch vom 23. April 1891.

Fig. 9.

Die Fig. 9 zeigt in sehr charakteristischer Weise die Steigerung der Temperatur des Gehirns nach Einführung eines Thermometers in dasselbe; die Curve derselben hat die Form einer Parabel, welche in zwei Punkten die Temperaturlinie des Mastdarms, welche fast in gerader Linie herabsteigt, durchschneidet. Die Gehirntemperatur, welche früher niedriger war als die des Mastdarms, übertrifft diese rasch, und bleibt 20′ lang höher; später wird die Temperatur des Gehirns wieder niedriger als die des Mastdarms.

Wenn ein Experiment wie dieses unconstante Resultate ergibt, und nicht genügende Daten zur Bestimmung der Bedingungen des Experiments vorhanden sind, dann bleibt kein anderes Mittel als das der statistischen Methode übrig. Die Annahme, dass es sich hier um individuelle Variationen und Differenzen handelt, ist nur wenig ausreichend und es wird uns vielleicht nie gelingen zu erklären, warum es Gehirne gibt, die mehr und andere die weniger reizbar sind. Im Register der Beobachtungen, die sich auf diese Arbeit beziehen, sind 90 Hunde verzeichnet, bei denen die Anfangstemperatur des Gehirns exact aufgezeichnet wurde, und nur bei 21 beobachteten wir eine Steigerung der Temperatur in dem Momente, wo das Thermometer in den Schädel eingeführt wurde.

Bei Durchsicht der ganzen Serie meiner Aufzeichnungen erkennt man mit Leichtigkeit diejenigen Experimente, in welchen die Temperaturcurve des Gehirns im Beginne der Aufzeichnung derjenigen des Mastdarms nahe kommt oder dieselbe übertrifft, sich aber nach 10′ oder 20′ Dauer von dieser entfernt, weil sich das Gehirn rascher abkühlt als der Mastdarm.

Die Experimente, in welchen ich in Folge der mechanischen Reizung eine Erhöhung der Temperatur des Gehirns im Beginne des Experiments fand, sind die folgenden:

9./I. 1886. — 10./I. 1886. — 12./IV. 1889. — 23./IV. 1889. — 23./IV. 1891. — 30./IV. 1891. — 5./V. 1891. — 22./VI. 1891. — 16./XI. 1891. — 18./XI. 1891. — 11./XII. 1891. — 15./I. 1892. — 20./I. 1892. — 21./I. 1892. — 6./II. 1891. — 7./VII. 1891. — 7./IX. 1891. — 11./XII. 1891. — 2./I. 1893. — 4./I. 1893. — 12./I. 1893.

IV. Die Temperatur des Gehirns im Fieber.

Wir werden im letzten Abschnitte sehen, dass das Rectum gewöhnlich wärmer ist als das Gehirn. Nur bei einem Viertel der Hunde war nach meinen Versuchen das Entgegengesetzte der Fall. Die Temperaturverhältnisse eines Thieres sind eben so verwickelte, dass die von mir untersuchten drei Orte, das heisst Blut, Gehirn und Rectum, alle möglichen Combinationen zeigen können. — Wenn man nämlich in absteigender Ordnung die Temperaturen dieser drei Orte untereinander schreibt, so können sechs verschiedene Combinationen vorkommen. Meine Beobachtungen an lebenden Thieren haben alle diese sechs Combinationen bestätigt.

Ich werde jetzt einige Fälle vortragen, in welchen das Blut wärmer war als das Gehirn.

Das Gehirn kann auf zweierlei Art kälter als das Blut werden, entweder weil es sich abkühlt, oder weil das Blut sich erwärmt. Es soll in diesem Abschnitte nicht von denjenigen Fällen gesprochen werden, in welchen das Gehirn sich abkühlt; in dem folgenden Kapitel werden wir sehen, dass die Temperatur des Gehirns rasch unter diejenige des arteriellen Blutes sinken kann, sobald das verlängerte Mark durchschnitten wird, oder sobald man durch Gifte die Function der nervösen Centren beeinträchtigt.

Im VII. Abschnitte über die Wirkung der Excitantia und speciell des Absinthöl werden wir den Fall finden, dass das Gehirn wärmer ist als das arterielle Blut und dieses wärmer als der Mastdarm: ferner auch die Combination, Blut, Gehirn und Mastdarm, bei welcher das Blut eine höhere Temperatur zeigt als das Gehirn und letzteres wärmer ist als der Mastdarm. Eine andere Combination, nämlich Blut, Mastdarm und Gehirn trifft man an, wenn das Rückenmark und das Gehirn so stark gereizt werden, dass Tetanus entsteht. Wenn man die Intensität des Stromes gradweise steigert und Ruheperioden von 3 bis 4 Secunden einschiebt, damit das Blut cirkuliren könne, dann nimmt die Temperatur des arteriellen Blutes rasch zu und übertrifft jene des Gehirns und des Mastdarms. Die drei letzten Combinationen dauern eine kürzere Zeit als die ersten und ich sah, dass sie höchstens 5′ bis 20′ bestehen blieben.

Es ist jedenfalls auffallend, dass das Gehirn kälter als das arterielle Blut sein kann. Auf den ersten Blick könnte man glauben, dass es sich in derartigen Fällen um einen Beobachtungsfehler handle, da sich doch das Gehirn nicht stärker abkühlen sollte als das Blut, von welchem es umspült wird. Trotzdem werden wir in den folgenden Experimenten sehen, dass das Gehirn auch bei Ausschliessung eines jeden Beobachtungsfehlers längere Zeit kälter als das Blut bleiben kann.

Die Quantität des Blutes nämlich, welches dem Gehirne zugeführt wird, ist im Verhältniss zur Gehirnmasse zu klein, um dieser seine Eigentemperatur mittheilen zu können. Wenn die Ganglienzellen durch die in ihnen stattfindenden chemischen Processe nicht zur Erhaltung der Gehirntemperatur beitragen würden, dann wäre diese normalerweise immer niedriger als die des arteriellen Blutes. Hierzu kommt noch, dass die Temperatur des arteriellen Blutes beim Eintritt in das Gehirn etwas niedriger sein muss als die Temperatur des Blutes in der Aorta ist, weil die Blutgefässe der Arachnoidea mehr der Ausstrahlung ausgesetzt sind als die centralen Theile des Gehirns. Da wir jedoch wissen, dass in der Mehrzahl der Fälle das Gehirn trotz der Ausstrahlung wärmer als das Blut in der Aorta ist, so müssen wir der Wärmebildung im Gehirn eine grosse Bedeutung zuschreiben.

Versuch vom 8. Februar 1892.

Fig. 10.

Alter Hund von 25 kg Gewicht, mit Entzündung des unteren linken und des mittleren rechten Lungenlappens. Es wurde in der schon angegebenen Weise ein Thermometer in die Carotis, ein anderes in den Mastdarm und ein drittes in das Gehirn eingeführt. Bei der Autopsie sah man, dass letzteres etwas nach vorn vom sulcus cruciatus in die linke Hemisphäre eingedrungen war und an dem vorderen Theile des corpus callosum vorbei bis in die graue Substanz des rechten Ventrikels reichte.

Die Aufzeichnung begann um 2 Uhr 20′, ungefähr eine halbe Stunde nachdem der Hund gebunden wurde. Im Beginne des Experiments zeigte das Rectum = 41°,06, das Gehirn = 40°,80, das arterielle Blut = 40°,89. Letzteres war also um 0°,09 wärmer als das Gehirn.

Die Temperatur des Mastdarms übersteigt 41°,10 und da ich im Momente kein Thermometer hatte das über 41°,50 ging, wurde das Thermometer aus dem Rectum entfernt und in die Schenkelmuskeln gelegt und zwar entlang dem nervus ischiadicus. Es ist wohl überflüssig, dass ich in detaillirter Weise diese Operation beschreibe. Im Beginne der Aufzeichnung wuchs die Temperaturdes Gehirns, des Blutes und des Mastdarmes rasch.

2 Uhr 32′. Das Gehirn hat sich um 0°,04 abgekühlt. Man schnitt nun in die Haut entsprechend dem Verlaufe des nervus ischiadicus ein und legte das Thermometer zwischen die Muskeln des Oberschenkels. Die Abnahme der Temperatur des Gehirns kann nicht einer Herabsetzung der Bluttemperatur zugeschrieben werden, wie man aus der Contraction der Blutgefässe schliessen möchte, denn es war ja in diesem Falle eher eine Vermehrung als eine Verminderung der Temperatur des arteriellen Blutes vorhanden.

2 Uhr 34′. Es wird die Trachea präparirt, aber noch nicht geöffnet. Die Zimmertemperatur war = 14°.

2 Uhr 37′. Bei *A* wird die Trachea quer geöffnet und in dieselbe eine

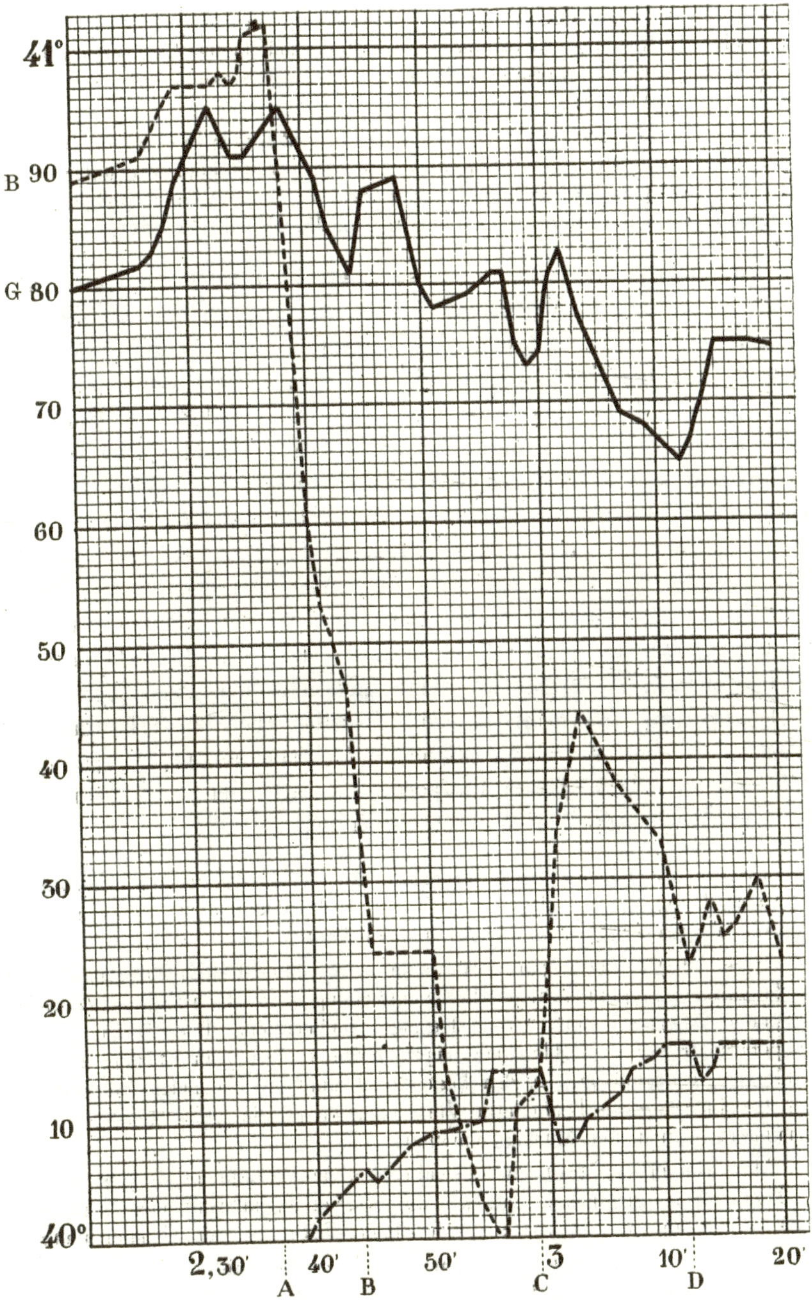

Versuch vom 8. Februar 1892.

Fig. 10.

dicke Röhre eingebunden. In 17′ nahm die Temperatur des arteriellen Blutes um 1° ab, der Hund respirirte rascher und man sah in der Trachea röthlichen Schaum, es war auch Röcheln vorhanden. Die Gehirntemperatur verminderte sich bloss um 0°,14 in 7′.

2 Uhr 43′. Bei *B* wird der Hund unruhig, das Gehirn erwärmt sich um 0°,08, das arterielle Blut hört während 5′ auf sich abzukühlen. Die untere Linie stellt die Temperatur der Schenkelmuskeln dar; die Contraction derselben hat die Temperatur nicht beeinflusst, denn, wie man sieht, wächst sie stufenweise.

Aus dem ersten Theile dieses Versuches geht hervor 1. dass die Temperatur des arteriellen Blutes um 0°,10 höher als die des Gehirns sein kann. 2. dass das arterielle Blut in der Höhe des Herzens in Folge der Tracheotomie um 1° in 17′ sich abkühlen kann. Diese beträchtliche Abnahme der Temperatur rührt von dem unmittelbaren Contact der Lungen mit der kalten Luft und von der Wasserverdunstung her, indem die in die Lunge eingedrungene Luft mit Wasserdampf gesättigt wird; 3. dass die Temperatur des Gehirns innerhalb gewisser Grenzen von der des Blutes unabhängig ist, denn in der That entsprach einer Abkühlung des arteriellen Blutes um einen Grad in der Nähe des Herzens, eine Abnahme der Temperatur bloss um etwas mehr als 0°,10. Dies beweist, dass die Quantität des im Gehirn cirkulirenden Blutes nicht ausreicht um demselben seine Eigentemperatur mitzutheilen und dieselbe auch zu erhalten; die thermischen Processe aber, welche im Gehirne stattfinden, genügen, ihm eine um 0°,90 höhere Temperatur zu ertheilen, und zwar trotz des Wärmeverlustes in Folge der Strahlung.

2 Uhr 55′. Mittelst eines Trepans wird durch das rechte Scheitelbein ein Stahlstift angebracht; eine andere Electrode lässt man durch den Stahltubus passiren, der zur Fixirung des Thermometers dient.

2 Uhr 59′ (*C*). Reizung des Gehirns durch 15″ mittelst eines Stromes, der von der Zunge kaum empfunden wird; Rollenentfernung 9 cm. Es erfolgte ein äusserst heftiger tetanischer Anfall, Urinentleerung, Defaecation. Das Gehirn, dessen Temperatur früher eine Abnahme zeigte, hörte während der Reizung auf, sich abzukühlen, erwärmte sich in den folgenden 2′ um 0°,10 und zeigte dann wieder eine Verminderung der Temperatur, diese stieg im arteriellen Blute um 0°24 und verminderte sich in den Muskeln um 0°,04.

Wir werden auch sonst noch dieser sonderbaren Thatsache, — dass nämlich die Temperatur des Muskels eine Abnahme aufweist, während das Thier seine Muskeln contrahirt, — begegnen und werden dieselbe dann eingehender studiren.

3 Uhr 3′. Kaum dass das Gehirn anfing sich abzukühlen, wurde der Hund ruhiger und schien wie betäubt zu sein, die Augen waren unempfindlich, die Pupillen mässig erweitert. Nach dem Wechsel des Respirationstypus hörten die

Hustenanfälle auf, die er früher von Zeit zu Zeit hatte; auf den Ruf reagirte er gar nicht und wenn man mit den Händen vor seinen Augen hin und herfuhr, so folgte er diesen Bewegungen nicht so wie früher. Er schien nicht zu schlafen, denn er hielt die Augen offen und machte 120 Respirationsbewegungen in der Minute. Die Temperatur der Muskeln fährt fort zu wachsen, während die des Gehirns und des Blutes abnimmt.

Es ist dies einer der Fälle, in welchen nach Reizung des Gehirns nicht ein Anfall von epileptischen Convulsionen, sondern Beruhigung folgt.

3 Uhr 12'. Die Temperatur des Gehirns fuhr fort sammt der des Blutes abzunehmen und es wurde nun in *D* eine zweite electrische Reizung, die etwas stärker war als die erste (Entfernung der Rollen = 8 cm) und 1' dauerte, ausgeführt. Es entstand starker und allgemeiner Tetanus, eine Verlangsamung der Frequenz der Respiration; das Gehirn begann allsogleich sich zu erwärmen und seine Temperatur stieg um 0°,10 in 3'. Die Zunahme der Temperatur des Blutes betrug bloss 0°,05; die Muskeln kühlten sich erst um 0°,03 ab und kehrten dann zu ihrer früheren Temperatur zurück.

In diesem Experimente erwärmte sich das Gehirn viel stärker als das arterielle Blut; ich werde von dieser Erscheinung im folgenden Abschnitte handeln.

Es ist bemerkenswerth, dass die Schenkelmuskeln bei diesem Hunde zweimal eine höhere Temperatur zeigten als das arterielle Blut, und dies trotz des starken Wärmeverlustes, dem dieselben wegen der Irradiation unterworfen sind. Die Temperatur der Muskeln nahm bis zu 40°,15 zu, obwohl das Thier vollkommen unbeweglich war, während das Gehirn sich abkühlte.

Versuch vom 4. December 1891.

Fig. 11.

Um 11 Uhr 45' wird einem grossen Hunde ein Klystier mit lauwarmem Wasser applicirt. Da das Thier bei dieser Operation sehr unruhig war, so perforirte das Instrument die Wände des Mastdarms; wir bemerkten aber diesen Umstand nicht als das Thier um 2 Uhr 30' ins Laboratorium gebracht wurde. Man präparirte die Carotis und machte die Trepanation des Schädels. Bei der Autopsie fand man, dass das Thermometer die hinter dem Sulcus cruciatus gelegene Windung durchbohrte, dann über dem corpus callosum durch die linke Hemisphäre hindurch bis in die vorderen Stirnwindungen der entgegengesetzten Seite vordrang. In der Bauchhöhle war eine grosse Quantität einer röthlichschwarzen Flüssigkeit vorhanden, und die Oberfläche der Därme und des Bauchfells war entzündet. Beim Beginne des Experimentes war die Temperatur noch nicht stark erhöht. Rectum = 37°,80, Gehirn = 37°,65, arterielles Blut in der Nähe des Herzens = 37°,77 — Respiration 32 in 1', Puls 156.

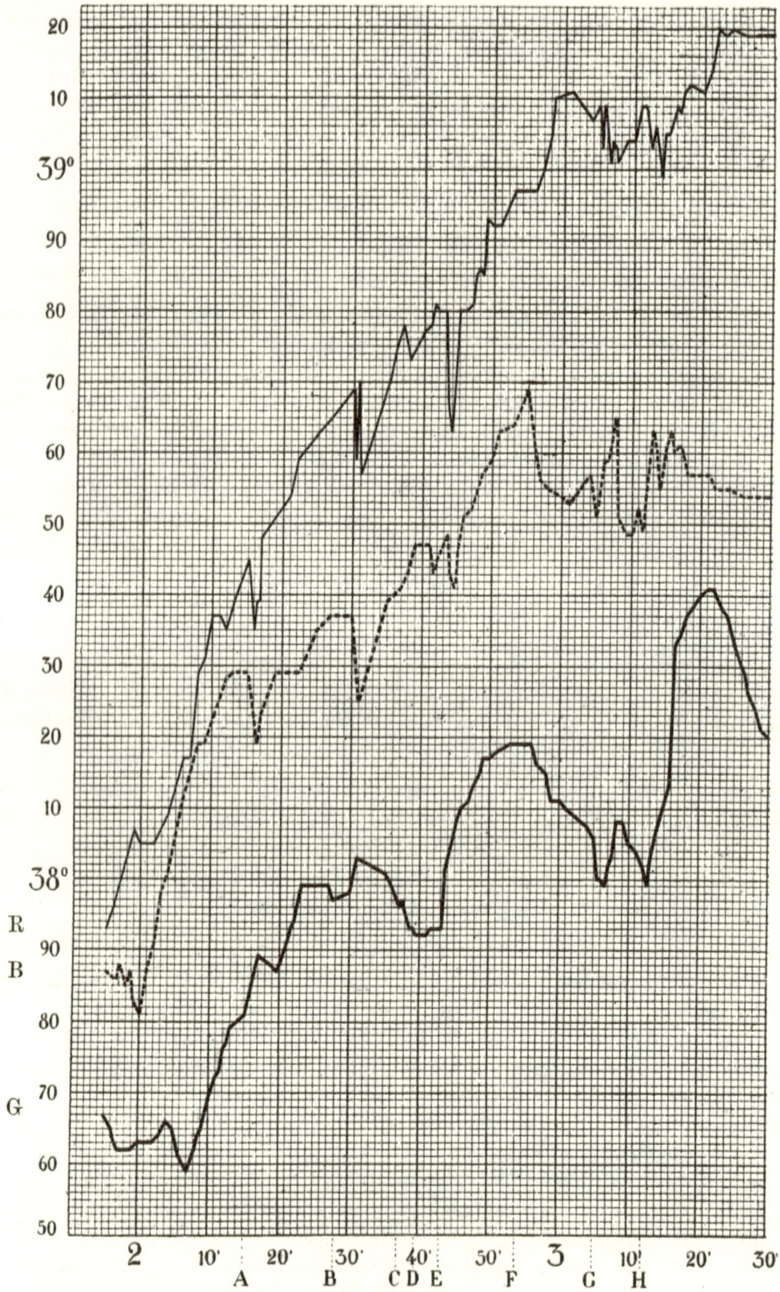

Versuch vom 4. December 1891.

Fig. 11.

Die Aufzeichnung begann um 1 Uhr 55'.

1 Uhr 56'. Man pfiff stark in unmittelbarer Nähe der Ohrmuscheln, aber ohne irgend eine Wirkung, denn das Gehirn fuhr fort sich abzukühlen.

1 Uhr 58'. Man schreit stark in die Ohrmuscheln durch ein Sprachrohr, das Thier reagirte aber nicht und die Gehirntemperatur bliebt unverändert.

2 Uhr. Das Thier ist unruhig und erbricht gallig gefärbte Massen.

2 Uhr 3'. Die Brechanfälle dauern fort, die Temperatur des Gehirns bleibt unverändert. Das Blut und der Mastdarm hören für einige Minuten auf sich rasch zu erwärmen — Puls 140 in der Minute.

2 Uhr 5'. Man legt einen Kupferdraht in das Gehirn, der zur elektrischen Reizung dienen soll. Das Gehirn kühlt sich in 3' um 0°,06 ab, und erwärmt sich dann rasch, nach dem Aufhören der Brechanfälle bleibt der Hund unbeweglich.

2 Uhr 15'. Bei *A* wird eine elektrische Reizung des Gehirns ausgeführt; die Rollenentfernung eines Krüger'schen Apparates giebt eine Intensität von = 1750, sodass man bei Applicirung der Elektroden auf die Zunge den Strom kaum aushalten kann. Starker Tetanus, der wie die Reizung 30' andauert. Die Temperatur des Gehirns wuchs während der Reizung rascher als früher und fuhr noch weitere 2' fort zu wachsen. Das Rectum und das arterielle Blut hingegen kühlte sich gleich nach dem Beginne der Reizung des Gehirns um 0°,10 ab.

2 Uhr 21'. Nach der Reizung zeigte der Hund keine Anfälle von Convulsion, und blieb ruhig wie wenn er schlief. 30 Respirationen in der Minute. Puls 158. Geringfügige fibrilläre Contractionen im M. masseter.

2 Uhr 28'. In *B* wurde eine zweite elektrische Reizung des Gehirns durch 30" ausgeführt. Stromintensität 1500. Das Thier ist heftig erregt schreit stark, zeigt während der Reizung tetanische Contractionen und Athembeklemmungen. Die Temperatur des Gehirns steigt um 0°,05, während die des arteriellen Blutes und des Mastdarms um 0°,12 abnimmt; später kühlte sich das Gehirn, wie das erste Mal, ab und das Thier wurde vollkommen unbeweglich.

Der somnolente Zustand dieses Thieres erlaubt uns die Annahme, dass bei demselben wegen der Geringfügigkeit der chemischen Processe im Gehirne der Wärmeverlust in Folge der Ausstrahlung nicht durch die passive Erwärmung des arteriellen Blutes compensirt werden konnte.

Die Curven der Fig. 11 zeigen uns wie rasch sich Wärme in Folge einer Intoxication des Organismus durch Zersetzungsproducte entwickeln kann. —

Um 2 Uhr 37' wurde bei *C* mittelst eines Stromes, der schwächer war als der frühere, gereizt. Intensität = 1000. Tetanus fehlte, die Gehirntemperatur steigerte sich um 0°,01. Die Reizung dauerte 1 Minute und man bemerkte bloss einige Male Contractionen im M. orbicularis. Gleich nachher fuhr die Temperatur des Gehirns fort abzunehmen.

Um 2 Uhr 39' 30". Reizung in *D* mittelt eines stärkeren Stromes = 1500. Tetanus fehlte auch jetzt. Man erhöht den Strom auf 1750, worauf ein leichtes

Zucken der Muskeln erfolgt. Die Intensität des Stromes wurde noch weiter und zwar auf 2000 erhöht, und doch war keine Erhöhung der Temperatur des Gehirns vorhanden, obgleich an den Extremitäten Contractionen bemerkt wurden.

Die beiden Reizungen des Gehirns bei *C* und *D* zeigen, dass die Fähigkeit des Gehirns in Folge einer elektrischen Reizung sich zu erwärmen erschöpft werden kann, und dass nach Reizung des Gehirns mittelst eines elektrischen Stromes noch Contraktionen ohne merkliche Wärmeentwicklung erfolgen können.

2 Uhr 43′. Nach dem Misserfolg der vorangehenden Experimente wurde in *E* der Strom auf 2000 erhöht. Es entstand ein allgemeiner Tetanus der Muskeln. Nach 1 Minute, als die Reizung aufhörte, blieb der Hund unbeweglich und es war kein Anfall von Convulsionen vorhanden. Die Zunahme von Gehirntemperatur, die während der Reizung 0°,09 betrug, dauert fort, ist äusserst rasch und erreicht 0°,20 in 5 Minuten. Respiration ist 34 in der Minute, Puls 146. Während dieser raschen Erwärmung des Gehirns bleibt das Thier unbeweglich; Mastdarm und arterielles Blut zeigten eine rasche und nur vorübergehende Abkühlung.

2 Uhr 54′. Es wird (bei *F*) die Tracheotomie ausgeführt. Die Wirkung dieser Operation auf die Temperatur des Blutes ist weniger evident als im vorhergehenden Experimente, vielleicht weil die Respiration weniger aktiv war. 2 Minuten nach Eröffnung der Trachea erfolgte eine Abkühlung des Gehirns um ungefähr 0°,20. Bemerkenswerth ist, dass jetzt die Temperatur des Mastdarms zunahm, während die des arteriellen Blutes und des Gehirns fast gleichmässig sich verminderte.

3 Uhr 5′. Es wird bei *G* die Trachea geschlossen, um Asphyxie zu erzeugen. In der ersten Minute nach dieser Operation wurde nichts bemerkt, das Herz schlug normal; in der zweiten Minute erwärmte sich das Gehirn. Nach zwei Minuten wurde die Trachea wieder eröffnet, und das Gehirn fuhr noch weitere zwei Minuten fort sich zu erwärmen.

3 Uhr 12′. In *H* wird noch ein zweites Mal Asphyxie erzeugt durch Schliessen der Trachea eine Minute lang. Das Thier bekommt Brechanfälle, das Gehirn desselben erkaltet um 0°,04, das Herz schlägt normal. Nach der Asphyxie fuhr das Gehirn fort noch während einer Minute sich abzukühlen. Auch die Temperatur des Blutes zeigte eine leichte Abnahme von 2 Uhr 55′ bis 3 Uhr 12′, während welcher Zeit auch die des Gehirns sich verminderte.

3 Uhr 15′. Ohne eine bekannte Ursache erfolgt eine rasche Zunahme der Gehirntemperatur. 1′ nach Eröffnung der Trachea, und zwar um 0°,40 in 8 Minuten. Während dieser Zeit nahm die Temperatur des Blutes ab, und im Rectum stieg sie bloss um 0°,20.

Der Hund war immer ruhig, und hatte die Augen geschlossen, wie wenn er schlief.

3 Uhr 22′. Die Temperatur des Gehirns fängt an abzunehmen.

3 Uhr 32′. Es werden die Thermometer entfernt, das Thier wird von den Fesseln befreit und auf die Erde gelegt um uns von seinem Zustande zu überzeugen; wir fanden dasselbe sehr herabgekommen, an den hinteren Extremitäten

schien es unempfindlich zu sein, da sie beim Kneipen nicht zurückgezogen werden. Die Augenlid-Reflexe bestehen jedoch noch.

Die Beobachtungen, welche die zweite Hälfte der Fig. 11 wiedergibt, sind lehrreich weil sie uns zeigen, wie bedeutend die Wärmeentwicklung im Gehirne in Folge der elektrischen Reizung oder einer Asphyxie sein kann, ohne dass dabei die Temperatur des arteriellen Blutes und des Rectums wesentlich betheiligt wäre. In Folge der Asphyxie und nach dieser erfolgte in *H* eine Temperaturerhöhung von $0^0,40$, während gleichzeitig die Temperatur des Blutes abnahm.

Die Selbständigkeit der thermischen Processe im Gehirn erscheint im Lichte dieser Experimente evident; es war jedoch nicht die Kohlensäureanhäufung die direkte Ursache der Temperatursteigerung in demselben, denn das Gehirn begann erst nach Aufhören der Asphyxie sich zu erwärmen, und die Temperatur desselben nahm auch noch später während der normalen Athmung des Thieres zu. Die Asphyxie war nur eine Gelegenheitsursache der Temperatursteigerung indem sie die Zusammensetzung des Blutes änderte. Ich werde diese Erscheinung noch in einem besonderen Abschnitte über die organischen Conflagrationen besprechen; an dieser Stelle will ich nur andeuten wie so die erwähnte beträchtliche Wärmeentwicklung im Gehirn bei einem Thiere erklärt werden kann, das unbeweglich war und sich in einem schlafähnlichen Zustande befand. Es ist, nach meiner Meinung, im Gehirn ein Vorrath von chemischer Energie vorhanden, der mehr oder weniger rasch zur Entwicklung von Wärme verbraucht wird, der Verbrauch dieser wärmeerzeugenden Substanzen erfolgt jedoch nicht immer im Verhältnisse zur psychischen und motorischen Funktion des Gehirns. In der That haben wir gesehen, dass Sensationen, Tetanus und Convulsionen vorhanden sein können, ohne dass gleichzeitig eine nennenswerthe Wärmeentwicklung im Gehirn vorhanden wäre; vielleicht dienen die erwähnten wärmeerzeugenden Substanzen noch anderen Bedürfnissen der Nervenzellen, und nicht nur jenen, welche aus ihrer spezifischen Function resultiren. Wir müssen deshalb zwei verschiedene chemische Processe unterscheiden, einen nutritiven oder trophischen und einen functionellen. Es könnte auch sein, dass die wärmeerzeugenden Substanzen nicht den trophischen Processen der Nervenzellen dienen, sondern dass sie ohne einen Nutzen für die psychische und motorische Function des Gehirns verbraucht werden, wenn dessen

Lebensverrichtungen in irgend einer Weise gestört werden. Man könnte, um ein grobes Beispiel anzuführen, den ganzen Vorgang einer Uhrfeder vergleichen, die gespannt war und dann sich abwickelt ohne die Uhr regelmässig im Gang zu bringen; ein Theil der in den Nervenzellen aufgespeicherten chemischen Energie wird rascher verbraucht und bewirkt einen Verbrennungsprocess, ohne dass die in Wärme umgewandelte Energie sich in den specifischen Functionen des Gehirns äussern würde.

Oft beobachtete ich bei Hunden den Anfang eines nervösen Fiebers. Es ist dies ein physiologischer Zustand, den ich Hyperthermie nennen möchte, um die Bezeichnung „Fieber“ für diejenigen Fälle zu reserviren, in welchen die Entwicklung von Wärme von einer Infection oder von der Anwesenheit fremder Stoffe im Blute abhängt.

Die Ursachen der Hyperthermie sind vielfach und gewöhnlich sind deren mehrere vereint thätig, so dass es schwer ist die Wirkung einer jeden derselben isolirt nachzuweisen.

Die evidentesten unter ihnen sind:

1. Eine excessive Reaktion des Nervensystems in Folge der Operationen, welche der Einführung des Thermometers in das Gehirn vorangehen.

2. Die mechanische Reizung des Gehirns.

3. Die Wirkung von giftigen Substanzen, wie Curare, Laudanum u. s. w.

Im Folgenden werde ich ein Beispiel anführen, in welchem das Gehirn kälter war als das arterielle Blut. Dieses Experiment ist desshalb interessant weil es den Zweifel aufhebt, dass es sich im vorhergehenden Falle um irgend eine Ursache handelt, welche den psychischen Functionen des Gehirns hinderlich ist.

Hyperthermie und Wirkung des Chloroforms.

Versuch vom 3. Juli 1886.

Fig. 12.

Grosser alter Hund. Er frass gut in der Frühe und wurde gegen Mittag mit einem Klystiere zum Experiment vorbereitet. Die Trepanation wurde ohne Chloroformirung vorgenommen; das Thermometer führte man von der Occipitalgegend gegen die Stirngegend hin, in die rechte Hemisphäre ein. Bei der Autopsie fand man, dass das Thermometer in das hintere Drittel der rechten

Hemisphäre und zwar in den vorderen Theil der zweiten Occipitalwindung eindrang. Die Wunde ist ungefähr 1 cm lang, 1 cm von der Hemisphärenspalte und 2 cm vom hinteren Rande der Hemisphäre entfernt; das Thermometer war

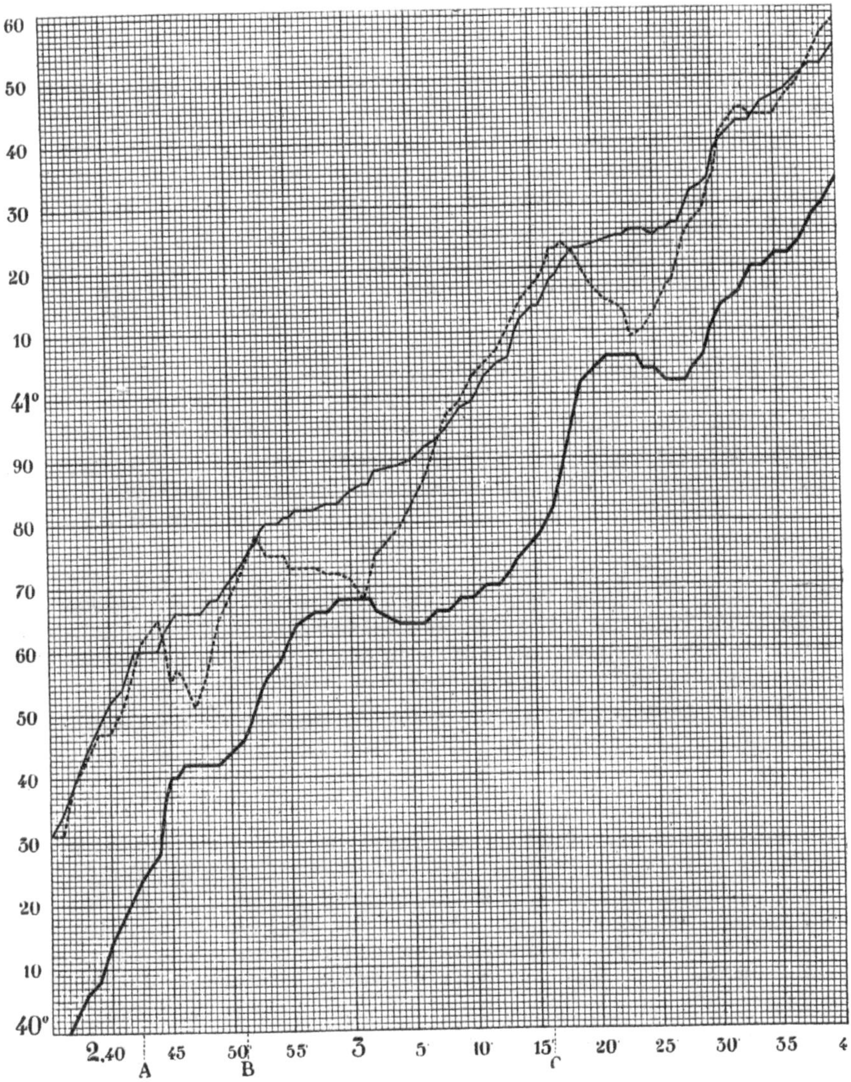

Versuch vom 3. Juli 1886.

Fig. 12.

nach vorn unten und leicht nach aussen gerichtet und kam aus dem Gehirn an der Stelle hervor, wo der lobus olfactorius seinen Anfang nahm. Die Windungen über dem Thermometer waren intact; die Verwundung verlief einen halben Centimeter weit vom corpus striatum über dem Dach des Seitenventrikels und dem Schweife des Streifenhügels durch die weisse Substanz hindurch; die Seitenventrikel waren nicht geöffnet und enthielten keine Hämorrhagien. Als das Thermometer um 2 Uhr 21′ in das Gehirn eingeführt wurde, schrie das Thier, wie wenn es Schmerz empfinden würde, vielleicht desshalb, weil die Oeffnung in der dura mater zu klein war.

2 Uhr 40′. Die Temperatur des Gehirns ist = 40°,14. Die Temperatur des arteriellen Blutes = 40°,47. Die Temperatur des Rectums = 40°,52.

2 Uhr 42′ 30″. Bei *A* wird das Thier chloroformirt; die Temperatur des Blutes nimmt ab, weil der Hund stärker athmet und noch wegen anderer Ursachen, welche ich später näher erörtern werde. Die Temperatur des Gehirns hingegen blieb 3′ constant, das Auge war unempfindlieh, die Pupille dilatirt.

2 Uhr 47′. Man sistirt die Chloroformirung, noch ehe eine complete Wirkung derselben eingetreten ist. Die Respiration ist stark und beklommen; das Blut begann sogleich sich zu erwärmen, seine Temperatur steigt um 0°,14 in 2 Minuten, während die des Gehirns noch stationär ist.

2 Uhr 50′. Respiration geräuschvoll, 90 in der Minute.

2 Uhr 51′. Bei *B* wird eine zweite Inhalation von Chloroform ausgeführt, und die Temperatur des Blutes nimmt sogleich, wie im ersten Experimente, ab, während sich das Gehirn, wie man dies übrigens evidenter bei der ersten Inhalation in *A* sieht, im Reizungsstadium der Chloroformirung erwärmt.

Die Chloroformirung wird noch weitere 7′ lang fortgesetzt bis das Thier unempfindlich und die Respiration ruhiger geworden ist; die Temperatur des Blutes nimmt nun langsam ab, die Abkühlung des Gehirns ist weniger auffallend, seine Temperatur zeigt das Bestreben constant zu werden und wird schliesslich in der letzten Minute der Chloroformirung stationär.

2 Uhr 57′. Respiration ruhig, 34 in der Minute, das Thier unbeweglich, die Augen nach oben und innen gedreht.

2 Uhr 58′. Man hört mit dem Chloroformiren auf, die Temperatur des Blutes nimmt während 3 Minuten fortwährend ab, die des Gehirns bleibt stationär.

3 Uhr 1′. Das Blut erwärmt sich rasch, während das Gehirn durch weitere 4 Minuten eine Abnahme der Temperatur zeigt; die Variationen im Mastdarme sind weniger deutlich. Entsprechend der Verminderung der Temperatur des Blutes und des Gehirns ist eine sehr geringe Verlangsamung der Hyperthermie wahrnehmbar. Die Zunahme der Temperatur des Blutes entspricht nicht der Wiederherstellung des Bewusstseins des Thieres, das um 3 Uhr 5′ soweit erwacht war, dass die Augen empfindlich wurden und ihre normale Stellung einnahmen. Die Respiration ist nun rascher, 88 in der Minute.

3 Uhr 8′. Erst jetzt scheint der Effect des Chloroforms auf die nervösen Centren aufgehört zu haben, wie man aus dem äusseren Aussehen des Thieres urtheilen kann. Die Temperatur des Gehirns fing zu wachsen an 2 Minuten ehe das Thier Zeichen des Bewusstseins gab.

3 Uhr 16′. Bei *C* lässt man zum dritten Male Chloroform inhaliren. Im Momente, wo dies beginnt, erfolgt durch die reizende Wirkung des Chloroforms eine beträchtliche Steigerung der Gehirntemperatur, während das Blut sich nach

1′ 3″ abkühlt. In der vollständigen Narkose wiederholten sich die Erscheinungen, welche bei der vorangehenden Chloroformirung beobachtet wurden.

3 Uhr 22′. Man hört mit dem Chloroformiren auf. Das Gehirn bleibt während einer Minute stationär und beginnt dann sich abzukühlen, und während die Temperatur des Blutes um 0°,15 steigt, nimmt die des Gehirns continuirlich ab. Auch bei dieser dritten Narcose habe ich beobachtet, dass die Temperatur des Gehirns etwa 3 Minuten früher zu steigen begann, ehe das Thier Zeichen des Bewusstseins gab.

Die drei Narcosen der Fig. 12 zeigen uns die Wirkung des Chloroforms auf die Temperatur des Gehirns, des Mastdarms und des arteriellen Blutes. In der ersten Periode erkaltet das Blut, während das Gehirn sich erwärmt; in der zweiten Periode und zwar nach Aufhören der Chloroformirung erkaltet das Gehirn, während im Gegentheile die Temperatur des Blutes zunimmt. Endlich fängt die Temperatur des Gehirns 2 oder 3 Minuten vor dem Erwachen des Thieres zu wachsen an.

Die Aenderungen der Temperatur des arteriellen Blutes und des Gehirns sind fast gleich, entsprechen aber einander nicht bezüglich der Zeit. Vergleicht man jedoch die Curven des Gehirns und des arteriellen Blutes untereinander, dann sieht man, dass eine Verschiebung derselben um bloss 5 bis 7 Minuten hinreichen würde, damit ihre Variationen während des Einflusses des Chloroforms fast parallel verlaufen. Dieser Umstand könnte vielleicht die Meinung aufkommen lassen, dass die Variationen der Temperatur des Blutes die Ursache der Variation der Gehirntemperatur seien, die passive Erwärmung und Abkühlung des Gehirns würde nach dieser Annahme mit einer Verspätung von 5 bis 7 Minuten eintreten; gegen diese Erklärungsweise spricht jedoch die schon oft beobachtete Thatsache, dass eine viel bedeutendere Steigerung und Abnahme der Temperatur des arteriellen Blutes gar keinen Einfluss auf die Temperatur des Gehirns ausübt.

Die erregende Wirkung des Chloroforms und sein Einfluss auf die Temperatur des Gehirns werden wir noch deutlicher in der Fig. 23 sehen.

Die wichtigste Thatsache, welche sich aus der Fig. 12 ergibt, ist die rasche Entwicklung einer febrilen Temperatur in Folge einer nervösen Action. In dem kurzen Zeitraume von 1 Stunde 35′ erwärmten sich der Mastdarm, das Blut und das Gehirn um mehr als 2°. Um mich davon zu überzeugen, daß das Fieber bei diesem Thiere von einer nervösen Wirkung abhängig war, entfernte ich die Thermometer um 3 Uhr 45′, befreite das Thier von den Fesseln, und legte es auf die Erde. Man sah, dass dasselbe stark angegriffen war und mit weit offenem Munde auf dem Boden liegen blieb; die Fiebertemperatur von 42^0 unterhielt die thermische Polypnöe.

Der Zustand des Thieres besserte sich rasch; eine Stunde nachdem es von den Fesseln befreit wurde, sank die Temperatur des Mastdarms auf 39^0,54, wie sie im Beginne des Versuches war.

Aus der Fig. 12, wie aus den beiden vorhergehenden ist zu ersehen, dass die Temperatur des Gehirns lange Zeit hindurch niedriger als die des arteriellen Blutes bleiben kann und zwar trotz der raschen febrilen Steigerung der Temperatur im ganzen Organismus. Das Thermometer war auch in diesem Falle so tief in die Gehirnsubstanz eingedrungen, dass wir von der Zuverlässigkeit der hier angeführten Daten überzeugt sind.

Im vorhergehenden Hunde wurde der fieberhafte Process durch Absorption von Substanzen unterhalten, welche in die Bauchhöhle eingedrungen waren; ausser der Läsion des Mastdarms war bei demselben eine rasche Intoxication des Organismus vorhanden; beim letzten Thiere hingegen wurde die erhöhte Temperatur des Organismus wahrscheinlich durch den continuirlichen Reizzustand desselben unterhalten und die Quelle derselben muss wohl in den Muskeln gesucht werden. Der regelmässige Verlauf der Kurven und der Umstand, dass die Temperatur des Gehirns niedriger war als die des Mastdarms und des arteriellen Blutes machen die Annahme wahrscheinlich, dass die chemischen Processe im thätigen Nervensystem viel weniger intensiv sind als im thätigen Muskel.

In der citirten Arbeit[1] hat mein Bruder den Einfluss der Gemüthsbewegungen und der psychischen Phänomene auf die Temperatur des Körpers untersucht und fand, dass die Temperatur des Mastdarms in Folge von geringfügigen Erregungen beträchtlich wachsen kann; in einem Falle stieg sie von 38^0,8 auf 39^0,9. Ich habe bei meinen Untersuchungen über diesen Gegenstand grössere Differenzen gefunden und werde im Folgenden ein Experiment beschreiben, in welchem als Folge von geringfügigen Erregungen die Mastdarm-Temperatur um 2^0,5 zunahm und zwar verhielt sich das Thier verhältnissmässig sehr ruhig, so dass die Hyperthermie nicht ganz von der Contraction der Muskeln abhängig sein konnte.

---

[1] Virchow's Archiv 106. Bd. I. S. 122.

Hyperthermie und Wirkung des Alkohols.

Versuch vom 3. September 1892.

Fig. 13.

Grosser junger Hund von ungefähr 3 Jahren, der schon seit 6 Monaten im Laboratorium gehalten wurde und von ruhigem Charakter war. Um 11 Uhr 30′ entleerte man das Rectum durch Applicirung von einigen Klystieren lauwarmem Wassers. Die Temperatur desselben war um 2 Uhr = 39⁰. Da ich bei

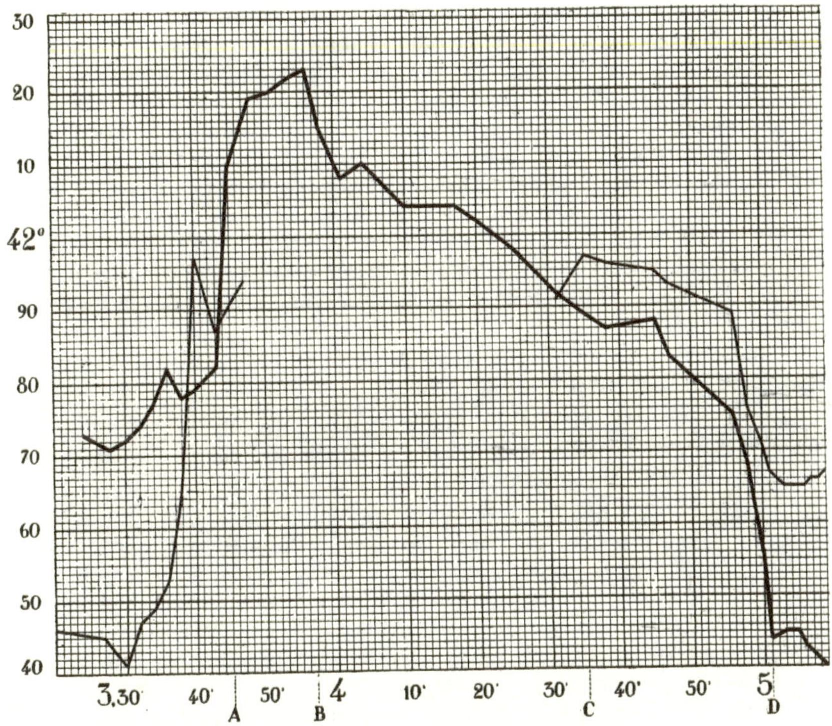

Versuch vom 3. September 1892.

Fig. 13.

diesem Thiere die Wirkung des Alkohols studiren wollte, so wurde der Oesophagus präparirt um den Alkohol in den Magen einzuführen und gleichzeitig führte man auch die Tracheotomie aus.

3 Uhr 6′. Die Trepanation ist beendigt. Die Operation dauerte etwas länger als gewöhnlich, weil die Stirnhöhlen sehr stark entwickelt waren und namentlich die hintere Wand derselben der Operation Schwierigkeiten entgegensetzte.

3 Uhr 15′. Mastdarmtemperatur ist auffallend hoch, nämlich = 41⁰,47. Wir glauben aber, dass diese Erscheinung nicht durch den Schmerz, den das

Thier empfand, verursacht wurde, sondern durch die Aufregung, in der sich das Thier befand, weil es gebunden war.

3 Uhr 26′. Das Thermometer wird von vorn nach hinten zwischen die Gehirnhemisphären eingeführt. Bei der Autopsie fand man, dass dasselbe gut zwischen die Hemisphären eingedrungen war und mit seiner Kugel nur wenig von der Oberfläche der vor dem sulcus cruciatus der rechten Hemisphäre gelegenen Windung entfernt war. Der Hund reagirte gar nicht und es war auch kein epileptischer Anfall vorhanden. Die Temperatur des Gehirns war = 41°,72, um 0°,29 höher als die das Mastdarms.

3 Uhr 36′. Das Thier ist ruhiger, die Temperatur des Gehirns nimmt ab, während diejenige des Mastdarms rasch zunimmt und erstere übertrifft. Auch die Respiration ist ruhiger geworden und die reichliche Speichelabsonderung hat aufgehört.

3 Uhr 45′ (*A*). Es werden 100 ccm. 40% Alkohol mittelst einer Pipette in den Oesophagus eingeführt. Die weitere Steigerung der Gehirntemperatur kann, meiner Meinung nach, nicht ausschliesslich der Alkoholwirkung zugeschrieben werden, da das Gehirn sich schon vor der Verabreichung des Alkohols um 0°34 erwärmte und 42°,16 nahestand. Diese Beobachtung bestätigt Mendel's Beobachtungen über die Temperatur des Gehirns nach Einwirkung von Alkohol.

3 Uhr 50′. Die Registrirung der Mastdarmtemperatur wird sistirt, weil die Skala des Thermometers bloss bis 42° reicht. Der Hund ist ruhig und die Temperatur des Gehirns zeigt, nachdem sie fast das Maximum erreicht hat, das Bestreben stationär zu werden.

3 Uhr 57′ (*B*). Es werden nochmals 100 ccm 40% Alkohols verabfolgt. Die Temperatur des Gehirns nimmt rasch ab.

4 Uhr 23′. Man giebt dem Hunde 80 ccm 40% Alkohol; er scheint zu schlafen, denn die Stellung des dritten Lides ist wie im Schlafe; Respiration ist ruhig, die Extremitäten sind schlaff und unbeweglich.

4 Uhr 35′ (*C*). Es wird mittelst eines Trepans ein Stahlstift im Schädel befestigt; diese Electrode durchdringt das ganze Seitenwandbein ungefähr 2 cm weit von der Mittellinie. Die Temperatur des Gehirns zeigt einen kurzen Stillstand in der Abnahme. Es ist wahrscheinlich, dass es sich hier um eine geringfügige Erwärmung in Folge der mechanischen Reizung handelt. Die andere Electrode, welche in dem im Schädel befestigten Stahltubus angebracht war, kam mit der Gehirnsubstanz in Berührung.

5 Uhr 1′ (*D*). Electrische Reizung des Gehirns 10″ lang mit einer Stromintensität von 800 des graduirten Apparats von Krüger. Es waren keine Contractionen der Muskeln und auch keine epileptischen Convulsionen vorhanden und es fehlte auch jeder Effect auf die Temperatur des Gehirns und des Mastdarms. Das Gehirn wurde wiederholt und zwar mit grösserer Intensität und längerer Dauer des Stromes gereizt und verhielt sich hierbei abweichend vom normalen Verhalten desselben. Denn es fehlten die motorischen Erscheinungen, der Tetanus und die epileptischen Anfälle, obgleich die angewendeten Ströme stark waren, ferner war die Wärmeentwicklung im Gehirne geringer als in anderen Fällen; diesem Umstande jedoch können wir im Anbetracht der individuellen Differenzen der Reizbarkeit nur eine minder wesentliche Bedeutung zuschreiben.

Es resultiren aus diesem Experimente die folgenden Thatsachen:

1. Durch Wirkung von im Nervensysteme und in den Muskeln gelegener Ursachen kann das Gehirn eine Temperatur von 42°,10 erreichen. Dieses ist der höchste Grad, den ich beim Hunde, neben den normalen ähnlichen Umständen, ohne Anwendung von irgend einem toxischen Mittel angetroffen habe.

2. Alkohol in grossen Gaben bewirkte erst eine Steigerung und dann eine Abnahme der Gehirntemperatur.

Um mir von Seiten des Lesers für die folgenden Abschnitte meiner Untersuchungen das Interesse wach zu halten, will ich schon hier hervorheben, dass wir am Menschen durch Gemüthsbewegungen auch bedeutende Erhöhungen der Hirntemperatur beobachten werden.

V. Erwärmung des Gehirns durch Wirkung von inducirten Strömen.

Das Gehirn erwärmt sich, wenn es mittelst eines inducirten Stromes gereizt wird.[1] Wir haben dies schon in den vorangehenden Versuchen gesehen und es wurde auch bemerkt, dass die Wärmeentwicklung in Folge der electrischen Reizung zuweilen ausbleibt. Wir wollen nun im Folgenden diese Erscheinung speciell untersuchen.

Versuch vom 29. Juli 1892.

Fig. 14.

Ein männlicher 3500 gr schwerer Affe wird um 8 Uhr 38′ chloroformirt, er wurde an eine Cl. Bernard'sche rinnenförmige Unterlage festgebunden in der Weise, dass sein Kopf durch den Maulhalter im Maximum gebeugt gehalten wird. Die Trepanation wurde in der Gegend der Lambdoidalnaht gemacht und das Thermometer in die Hemisphärenspalte eingeführt. In Folge der Läsion des sinus venosus entstand eine Hämorrhagie, die jedoch bald aufhörte.

9 Uhr 8′. Man führte das Thermometer zwischen beide Hemisphären ein. Diese Operation wurde — wie es die Autopsie nachwies — ohne Verletzung von Gehirnwindungen ausgeführt. Ein zweites dem ersten gleiches Thermometer legte man in den Mastdarm.

---

[1] A. Mosso. Croonian Lecture. Philosophical Transactions. Vol. 183. pp. 299—309. March 24. 1892.

Wegen der sehr tiefen Narcose war die Athmung eine Zeit lang sehr oberflächlich.

Von 9 Uhr 15′ bis 9 Uhr 18′ war das Thier unruhig, schien aber bis 9 Uhr 24′ bewusstlos zu sein; jetzt aber öffnete es die Augen und schaute umher. Die Temperatur des Gehirns war anfangs um ungefähr 0°,20 gefallen, nun beginnt sie aber zu steigen und wächst in 6′ um 0°,07, bleibt dann 11′ stationär, während die Temperatur des Mastdarms stetig abnimmt, im Ganzen um 0°,17.

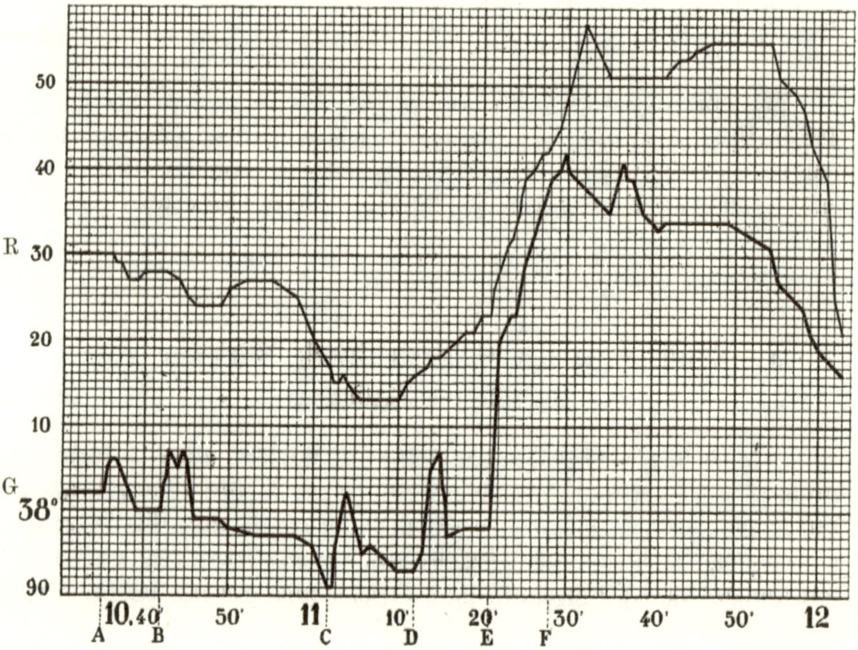

Versuch vom 29. Juli 1892.
Fig. 14.

Zur Reizung des Gehirns verwendete ich einen nach Intensitäten graduirten Inductionsapparat von Krüger. Ein Strom von 600 erzeugt ein leichtes Jucken auf der Zunge und ist der schwächste der angewendeten Ströme.

Um 10 Uhr 22′ wird die erste Reizung ausgeführt, die kaum eine Secunde dauert, bloss um zu sehen ob alles in Ordnung ist. Es erfolgte eine sehr oberflächliche Contraction der Muskeln des Beines, im Gehirn aber bemerkte man gar keine Veränderung.

10 Uhr 24′. Das Gehirn wurde 15″ mit einer Intensität von 600 gereizt, es erfolgte eine tetanische Contraction der Muskeln der hinteren Extremitäten, die nur kurze Zeit dauerte. 12″ nach Beginn der Reizung entstand ein epileptischer Anfall.

10 Uhr 25′. Das Gehirn hat sich schon um 0°,04 erwärmt; seine Temperatur

sinkt jedoch nach Aufhören des epileptischen Anfalles und auch die des Rectums nimmt gleichzeitig um 0°,06 ab.

Das Thier wird unbeweglich, somnolent und niedergeschlagen, wie in dem charakteristischen Schlafe, der gewöhnlich auf einen epileptischen Anfall folgt. Auf Geräusche schlägt das Thier die Augen auf, was darauf hinweist, dass der Sopor bei demselben nicht sehr tief ist. Der Kürze halber unterlasse ich die Aufzeichnungen des ersten Theiles dieses Versuches.

Die Fig. 14 beginnt um 10 Uhr 30′. Bei *A* 10 Uhr 35′ wird eine dritte und zwar etwas stärkere Reizung des Gehirns ausgeführt, mit einer Stromintensität von 800. Es folgen tetanische Contractionen und vor und nach diesem einfache Zuckungen der Extremitätenmuskeln. Die Reizung dauerte 30″, nach deren Beendigung sich ein epileptischer Anfall einstellte, der 7″ anhielt. Das Gehirn erwärmte sich um 0°,04, die Temperatur des Mastdarms änderte sich nicht.

10 Uhr 42′. Bei *B* wird nochmals eine electrische Reizung des Gehirns ausgeführt, die 30″ dauerte, Stromintensität = 800. 3″ nach Beginn der Reizung ist schon eine Temperaturerhöhung des Gehirns wahrnehmbar, die tetanischen Contractionen der Muskeln sind stärker auf der rechten als auf der linken Seite. Nach der Reizung trat ein epileptischer Anfall ein. Die Temperatur des Gehirns zeigt eine rasche Abnahme, wächst aber neuerdings während des epileptischen Anfalles, sodass die Curve derselben an ihrem höchsten Punkte zweigetheilt erscheint. Nach dem epileptischen Anfalle sinkt zunächst die Temperatur des Gehirns, bleibt aber dann 14′ lang fast constant; im Mastdarme hingegen war während dieser Zeit ein regelmässiges und langdauerndes Steigen um 0°,03 wahrzunehmen.

11 Uhr 2′. Bei *C* wird das Gehirn mit einer Stromintensität von 1000 eine Minute lang gereizt. In den ersten 5″ nahm die Temperatur des Gehirns um 0°,05 zu und fuhr noch 0°,14 lang fort zu wachsen. Es stellt sich sofort ein epileptischer Anfall ein, der noch 1′ nach Beendigung der Reizung fortdauert. Die Contraction der Muskeln war stärker auf der rechten als auf der linken Seite. Im Mastdarme dauerte das Sinken der Temperatur während des epileptischen Anfalles fort und es konnte daselbst nur im Beginne der Reizung eine rasche Steigerung um 0°,01 constatirt werden.

11 Uhr 12′ in *D*. Reizung des Gehirns mit derselben Stromintensität und Zeitdauer. Die Steigerung der Temperatur tritt im Gehirne 4″ nach Beginn der Reizung ein; kurze Zeit darnach manifestirten sich Contractionen der Gesichtsmuskeln und später, nach Beendigung der Reizung, stellte sich ein epileptischer Anfall ein. Das Gehirn erwärmte sich um 0°,14 und kehrte gleich nach dem Aufhören der Convulsionen zur früheren Temperatur zurück.

Die Erwärmung des Gehirns durch die Wirkung inducirter Ströme kommt bei diesen Beobachtungen klar zum Vorschein. Das Gehirn dieses Affen wurde fünfmal nach einander gereizt, und bei einer jedesmaligen Reizung erfolgte eine Steigerung der Gehirntemperatur, die zwischen 0°,04 und 0°,14 wechselte. Im Mastdarme war die Zunahme der Temperatur weniger bedeutend, zuweilen erfolgte sogar eine Abkühlung desselben.

Zur Annahme, dass die Nervenzellen bei Reizung Wärme entwickeln, genügt jedoch nicht die Constatirung der Wärmezunahme des Gehirns in Folge der Reizung, denn diese konnte eine bloss passive und nicht active Erscheinung sein. Es ist denkbar, dass die Contraction der Muskeln das Blut und dieses dann das Gehirn erwärmt.

Gegen diese Erklärungsweise jedoch spricht die Schnelligkeit mit der die Erwärmung des Gehirns erfolgt. Schon 3″ nach Beginn der Reizung war eine Zunahme derselben bemerkbar; ausserdem dauert die Temperatursteigerung auch noch nach dem Aufhören der tetanischen Contractionen und des epileptischen Anfalls fort. Diese Thatsache ist sehr deutlich in der letzten Beobachtung der Figur 14.

11 Uhr 21′. Bei *E* wird zum letzten Male eine electrische Reizung des Gehirns mit der grössten Stromintensität ausgeführt. Augenblicklich stellte sich ein sehr starker Tetanus ein, und es stieg auch die Gehirntemperatur sofort. Nach 1′ hörte der Tetanus auf und obwohl die Reizung fortdauert, sieht man nur noch schwache Zuckungen auf der rechten Seite; schliesslich reagirte das Gehirn garnicht mehr durch motorische Impulse auf die starke Reizung und alle Muskeln schienen erschlafft zu sein. Die electrische Reizung dauert noch fort und obwohl die motorische Function des Gehirns erschöpft zu sein scheint, wächst seine Temperatur um $0^{0},20$.

11 Uhr 28′ in *F*. Die Reizung, welche 7′ andauerte, wird sistirt, die Temperatur des Gehirns nimmt aber trotzdem noch 2′ lang zu; die Gesammtsteigerung derselben betrug $0^{0},45$, während der Mastdarm sich bloss um $0^{0},32$ erwärmte. Letzterer jedoch zeigt noch 4′ nach dem Erkalten des Gehirns eine Steigerung seiner Temperatur.

11 Uhr 36′. 8′ nach Aufhören der electrischen Reizung entsteht spontan ein Anfall von Convulsionen, und das Gehirn erwärmt sich um $0^{0},05$, während die Temperatur des Mastdarms stationär bleibt.

Aus dem letzten Theile der Fig. 14 folgt:

1. Dass sogleich nach Beginn der electrischen Reizung des Gehirns eine rasche Wärmeentwicklung im Gehirn stattfindet. —

2. Dass meine Thermometer sehr sensibel sind, so dass kaum ein Zeitverlust wahrzunehmen ist und sogleich nach Beginn der electrischen Reizung die Quecksilbersäule sich in Bewegnung setzt. —

3. Dass die motorische Activität des Gehirns, wie sie sich nach einer electrischen Reizung manifestirt, von den thermischen Processen verschieden ist. Wir sahen, dass die Temperatur des Gehirns noch 5′ lang nach Aufhören der motorischen Activität zunahm.

4. Dass spontan ein epileptischer Anfall eintreten kann, obwohl die motorische Region des Gehirns durch einen sehr intensiven indu-

cirten Strom erschöpft zu sein scheint. Diese Beobachtung kann in verschiedener Weise aufgefasst werden. Ohne mich an dieser Stelle in eine nähere Erörterung einzulassen, will ich einige Erklärungsweisen, welche angeführt werden können, andeuten, so z. B., dass möglicherweise 8′ hinreichten, die Erschöpfung der Nervenzellen in der motorischen Region aufzuheben, oder dass die physiologische, besser gesagt natürliche Reizung, welche die Convulsionen erzeugt, in den Nervenzellen in einer gleichmässigeren und intensiveren Weise wirkt, oder aber dass der Sitz der Reizzustände, welche die epileptischen Anfälle hervorrufen, nicht in den Windungen der motorischen Region liegt. Letztere Annahme scheint mir die wahrscheinlichste zu sein.

Es ist nothwendig, die Temperatur des Blutes zu kennen, welches dem Gehirne zufliesst, um zu entscheiden, ob die Zunahme der Temperatur der Nervencentren in Folge einer electrischen Reizung ein activer Vorgang ist, oder passiv von der Muskelcontraction abhängt, wodurch die Temperatur des Blutes erhöht wird.

Versuch vom 27. November 1891.

Fig. 15.

Den ersten Theil des Experimentes, dem diese Tafel entnommen ist, habe ich schon in meiner Croonian Lecture mitgetheilt.

Zum Versuche diente ein grosser Hund, welcher mittelst Laudanum eingeschläfert wurde. Ein Thermometer wurde in der Carotis und zwar bis in die Nähe der Semilunarklappen geschoben, ein anderes führte man in das Gehirn ein, von dem sulcus cruciatus der linken Seite her bis zu den Windungen der entgegengesetzten Seite, ein drittes Thermometer legte man tief in den Mastdarm. Die drei ersten Reizungen des Gehirns und die darauf folgende Temperatursteigerung wurde, wie gesagt, schon in der ersten Tafel meiner Croonian Lecture mitgetheilt; die hier stehende beginnt dort wo jene aufhörte, d. h. um 3 Uhr 45′. Respiration 62, Puls 68 in der Minute.

Am Anfang der Fig. 15 ist die Temperatur des Gehirns = 37°,96. Die Temperatur des arteriellen Blutes = 38°,01. — Die Temperatur des Rectums = 38°,20.

3 Uhr 45′. Bei *A* wird das Gehirn gereizt. Der Strom ist so stark, dass er auf der Hand kaum zu ertragen ist. Rollenentfernung 6 cm. Es entsteht Tetanus der Extremitäten, bei Abnahme der Muskelcontractionen wird die Intensität des Stromes durch Näherung der Rollen gesteigert.

3 Uhr 47′. Der Tetanus hat aufgehört, obwohl die Reizung fortdauert, Rollenentfernung 2 cm. Zuerst stieg die Temperatur des Blutes und als der

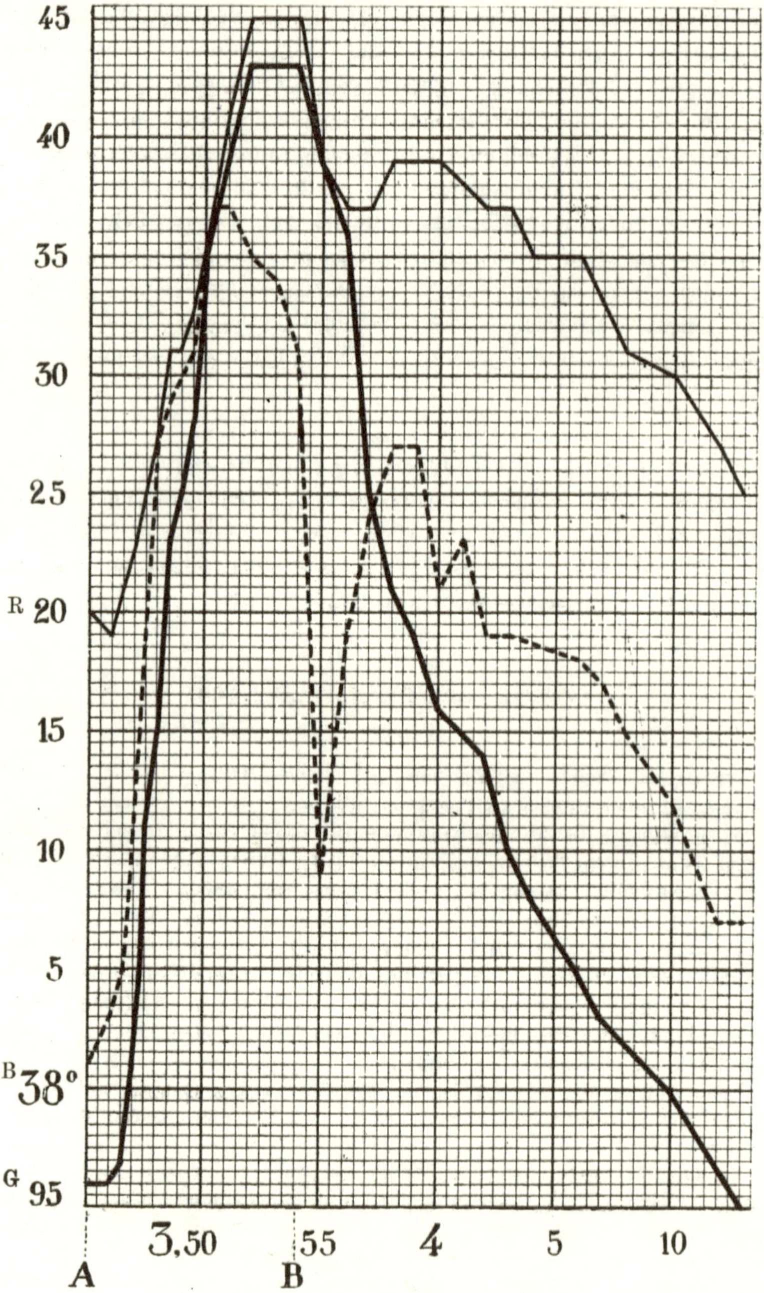

Versuch vom 27. November 1891.

Fig. 15.

Tetanus schwand, währte noch die rasche Temperaturzunahme des Gehirns und des Blutes fort.

3 Uhr 51′. Man hört mit der Reizung auf und es ist ein Sinken der Temperatur des Blutes bemerkbar.

Wir sehen, dass die Temperatur des Gehirns und des Mastdarms noch 3 Minuten zunahmen, während die des Blutes sich verminderte. Unter der Annahme, dass die Erwärmung des Gehirns bloss eine passive sei, könnte man hier eine verspätete Anzeige der thermischen Erscheinungen vermuthen. Da wir aber die Schnelligkeit kennen, mit der unsere Thermometer wirken, so ist diese Interpretation nicht statthaft. Andererseits erlauben es die absoluten Temperaturwerthe nicht, die Erwärmung des Gehirns bloss als eine passive zu betrachten. Die Temperatur des Gehirns steigt um 0,06⁰ über das Blut, wodurch bewiesen ist, dass die Wärmeentwicklung im Gehirne von derjenigen des Blutes unabhängig war.

3 Uhr 54′. Bei *B* wurden 4 ccm einer Lösung von Laudanum in die vena saphena injicirt. Es erfolgte eine rasche Abnahme der Bluttemperatur um ungefähr 0⁰22, gleich darnach aber fing dieselbe wieder zu wachsen an.

Das Sinken der Temperatur um 0⁰,22 im arteriellen Blute hat, obwohl dasselbe 4′ dauerte, nur geringe Wirkung auf die Gehirntemperatur ausgeübt.

Weiterhin sinkt durch die Wirkung des Laudanums die Temperatur des Gehirns rasch und beständig ab; in 10′ ist es um 0⁰,10 kälter als das Blut; die Temperatur des Rectums sinkt langsamer.

Die Thätigkeit des Nervensystems ist bei den Thieren fast immer von Muskelcontractionen begleitet. Dieser Umstand bildet eine der grössten Schwierigkeiten denen man beim Studium der Gehirntemperatur begegnet. Ich habe desshalb in manchen Versuchen das Rückenmark durchschnitten und nachher das Gehirn oder das Rückenmark gereizt.

Reizung des Gehirns nach Durchschneidung des verlängerten Markes.

Versuch vom 21. Januar 1891.

Fig. 16.

Hund von 17,500 gr Gewicht. Es wurde erst die Tracheotomie ausgeführt und nach der Präparation der linksseitigen Carotis machte man die Trepanation des Schädels.

2 Uhr Nachmittags. Durchschneidung des verlängerten Markes zwischen Atlas und Hinterhauptsbein, dann Einleitung der künstlichen Respiration. Bei der Autopsie sah man, dass das Thermometer in der Gegend des sulcus cruciatus

nach unten und rechts geneigt in die linke Hemisphäre eindrang, es ging durch den rechten Seitenventrikel hindurch und machte in den Windungen der rechtseitigen Insel Halt. Ein zweites Thermometer wurde in die Carotis bis in die Nähe des Herzens eingeführt; eine Electrode legte man in das Gehirn, die andere in die Mundhöhle des Thieres und umhüllte den Kopf desselben mit einer Schicht Baumwolle und den Rest des Körpers mit einer wollenen Decke um die Abkühlung des Thieres zu verhindern. Es war eine reichliche Speichelabsonderung vorhanden; im Uebrigen hielt sich das Thier ganz gut. Puls 120 in 60″.

Die Aufzeichnung begann um 2 Uhr 15′. Das Gehirn und das Blut kühlten sich fast um $0^0{,}10$ in 10′ ab.

2 Uhr 26′. Electrische Reizung des Gehirns bei *A*. Der Strom war so intensiv, dass man denselben auf der Zunge kaum aushalten konnte. Entfernung der Rollen = 7 cm. Tetanische Contraction der Muskeln des Kopfes, des Halses und des Hautmuskels des Halses; die Reizung dauerte 1′. Die Temperatur des Gehirns und des Blutes nehmen sogleich zu; kurze Zeit nachher erwärmte sich auch das Rectum, wenngleich weniger rasch als das Gehirn.

Nach dem Aufhören der Reizung steigt noch immer die Temperatur des Gehirns und nahm in 13′ um $0^0{,}30$ zu; das Blut erkaltet nach einer raschen Steigerung seiner Temperatur um $0^0{,}15$ in 2′, während diejenige des Gehirns fortwährend steigt.

Der Mastdarm erwärmte sich bloss um $0^0{,}13$, um die Hälfte weniger als das Gehirn. Die Temperatur der Umgebung war 16^0.

Der Umstand, dass das Gehirn viel wärmer wurde als der Mastdarm und das Blut zeigt, dass im Gehirne thatsächlich eine Wärmeentwicklung vor sich ging. Die Contraction der Gesichts- und Halsmuskeln kann nicht als Ursache dieser Erscheinung angesehen werden, da dieselbe bloss 1′ dauerte, während die Temperatur des Gehirn 15′ lang fortwährend stieg. Da auch die Temperatur des Mastdarms wuchs, während das arterielle Blut erkaltete, so hegte ich Zweifel, dass vielleicht das Mark nicht vollständig durchschnitten sei.

Ich entschloss mich, das Mark zwischen Atlas und Hinterhauptsbein noch einmal zu durchschneiden, ohne Entfernung des Thermometers aus dem Gehirne.

2 Uhr 35′. Ausführung dieser Operation; es erfolgte eine beträchtliche Hämorrhagie.

2 Uhr 42′ in *B*. Reizung des Gehirns. Entfernung der Rolle im Anfange 7 cm; dann wurden sie successiv bis auf 4 cm genähert. Die Reizung dauerte 1′. Das Gehirn erwärmte sich sogleich.

Durch Zählung des Herzschlages während der Reizung wurde constatirt, dass die Herzschläge seltener wurden; ein Beweis dafür, dass der Strom sich bis auf die nervi vagi verbreitete. Die Temperatur des Gehirns wuchs trotz der Verlangsamung der Herzthätigkeit um $0^0{,}07$; das Blut erkaltete einigermassen, der Mastdarm zeigte keine Veränderungen.

2 Uhr 54′. Bei *C* wird die Reizung nochmals mit einer stärkeren Stromintensität wiederholt. Entfernung der Rollen = 2, die Reizung dauerte 2 Minuten. Im Beginne nahm die Temperatur des arteriellen Blutes ab, dann stieg sie um $0^0{,}05$; das Gehirn erwärmte sich um $0^0{,}08$, während die Temperatur des Mastdarms um $0^0{,}01$ abnahm.

Bei der Autopsie sah man, dass das Mark vollständig durchschnitten war.

Dieses Experiment beweist also, dass die Entwicklung von

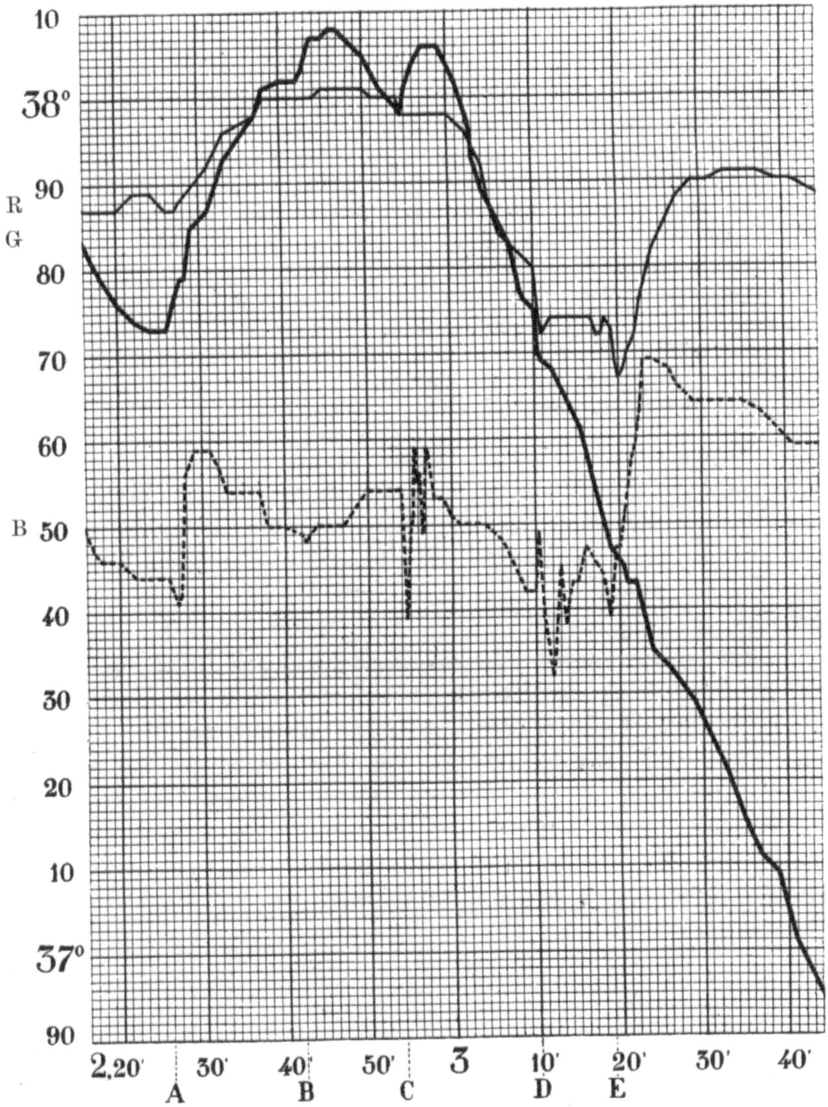

Versuch vom 21. Januar 1891.

Fig. 16.

Wärme im Gehirne centralen Ursprungs ist. Das Gehirn kann sich in Folge einer Reizung um 0°,08 erwärmen auch wenn das Rückenmark durchschnitten ist und ohne dass sich die Temperatur des Blutes und des Rectums ändert.

3 Uhr 3′. Die Decken werden nun vom Hunde entfernt und zwei Stahlstifte in die Wirbelsäule gelegt, einer in die Dorsal-, der andere in die Lumbalgegend, um das Mark zu reizen. Der Kopf blieb noch weiter in der Baumwolle eingehüllt, trotzdem kühlte sich das Gehirn rasch ab.

3 Uhr 10′. Reizung des Markes bei *D*, Entfernung der Rollen 6, dann 4, und um die Stärke des Tetanus constant zu erhalten, wird schliesslich die höchste Stromintensität angewandt. Die Reizung dauerte 2′. Die Temperatur des Mastdarmes und des Blutes hörte auf zu sinken und wurde stationär; im Gehirne fehlte jede thermische Erscheinung.

3 Uhr 19′. Reizung des Markes bei *E* in Perioden von ungefähr zwei Secunden, 4′ lang. Die Rollen werden mehr und mehr genähert um den Tetanus der hinteren Extremitäten stark zu erhalten. Entfernung der Rollen erst 7 dann 0. Der Mastdarm erwärmte sich um 0°,24 in 13′, das Blut um 0°,31 in 4′; die Temperatur des Gehirns nahm wie früher regelmässig ab.

Der letzte Theil der Fig. 16 zeigt, dass sich das Gehirn passiv auch dann nicht erwärmt, wenn das in demselben circulirende Blut mehr als 20′ um 0°,30 wärmer ist als es früher war. Evident ist hier der Wärmeverlust durch die Ausstrahlung und die Thatsache, dass das arterielle Blut nicht dazu hinreicht, um das Gehirn passiv erwärmt zu erhalten.

Auch ist interessant, dass die Wirkung der Reizung des Markes auf die Temperatur des Mastdarms und des arteriellen Blutes nicht gleich nach dem Aufhören der tetanischen Contractionen der Extremitäten schwindet. Diese Curve ist characteristisch, weil sie uns den Einfluss vor Augen führt, den eine Reizung des Markes successive auf den Stoffwechsel und auf die thermischen Processe der Gewebe ausübt und wir werden noch Gelegenheit haben, von der Nachwirkung einer solchen Reizung zu sprechen.

VI. Die Temperatur des Gehirns bei epileptischen Anfällen.

Die Epilepsie beim Menschen hat eine so grosse Aehnlichkeit mit derjenigen, welche wir künstlich bei Hunden durch Reizung der Gehirnrinde hervorrufen können, dass ich es für nothwendig hielt, die Temperaturveränderungen des Gehirns in den epileptischen Anfällen zu studiren.

Um die Epilepsie hervorzurufen, liess ich inducirte Ströme auf die Gehirnrinde wirken. Es ist bekannt, dass ALBERTONI[1] es war, der die hinter dem sulcus cruciatus gelegene Windung als diejenige bezeichnete, durch deren electrische Reizung ein vollständiger epileptischer Anfall hervorgerufen werden kann. Diese Stelle belegte ALBERTONI mit dem Namen der epileptogenen Zone des Hirns. Andere Rindenpunkte müssen, um denselben Effect hervorzubringen, mit sehr viel stärkeren Strömen gereizt werden. Derselbe Autor hat schon hervorgehoben, dass das Entstehen eines epileptischen Anfalls durch Reizung der Gehirnrinde beim Hunde zwar häufig aber nicht constant ist; derselbe kann unvollständig und nur vorübergehend sein, oder auch fehlen und zwar auch dann, wenn man die Intensität des Stromes, welche in anderen Fällen angewendet wird, verdoppelt.

Man ersieht hieraus, dass das methodische Studium der Epilepsie bei den Thieren mit Schwierigkeiten verbunden ist, weil es sich bei denselben um inconstante Erscheinungen handelt, welche viele Beobachtungen erfordern. Wie ich schon erwähnt habe, wurde das Thermometer in der Mehrzahl meiner Experimente durch die epileptogene Zone der einen Seite hindurchgeführt bis zur epileptogenen Zone der anderen Seite. Das Studium der Temperaturveränderungen in der epileptogenen Zone ist um so interessanter je grösser die Wahrscheinlichkeit ist, dass das Thermometer uns die chemischen Veränderungen jener Theile des Gehirns anzeigt, in denen die epileptischen Anfälle ihren Sitz haben.

Beim Auftreten eines epileptischen Anfalles erfolgt gewöhnlich Entwicklung von Wärme im Gehirn. Ich erinnere diesbezüglich an jenes Experiment (Fig. 14) beim Affen, bei welchem um 11 Uhr 36′, und zwar 8′ nach dem Aufhören der electrischen Reizung des Gehirns, spontan, ein epileptischer Anfall auftrat und die Temperatur des Gehirns um $0^{0},05$ stieg, während die des Mastdarms constant blieb. Das Studium der Temperaturverhältnisse des Gehirns in Folge einer electrischen Reizung ist so innig mit dem Studium der epileptischen Erscheinungen verbunden, dass eine Trennung derselben sehr schwer ist und ich werde mich desshalb mit beiden gleichzeitig beschäftigen.

---

[1] P. ALBERTONI. Rendiconto delle ricerche sperimentali eseguite nel Laboratorio di Siena 1876. — Centralblatt f. med. Wiss. 1877. S. 438.

Versuch vom 30. Januar 1893.

Fig. 17.

Hund von 12,300 gr Gewicht. Die Trepanation wurde in der linken Scheitelgegend gemacht; bei der Autopsie sah man, dass das Thermometer in die hinter dem sulcus cruciatus gelegene Windung eindrang, dann, ohne den Vertrikel zu verletzen, über dem corpus callosum nach der anderen Seite verlief und in der hinter dem sulcus cruciatus gelegenen zweiten Windung stehen blieb. Ein zweites Thermometer wurde in das Rectum eingeführt. Die Fig. 17 beginnt um 2 Uhr 55′, ungefähr 10′ nachdem die Thermometer eingeführt waren. Die Temperatur des Gehirns war = 38°,02. Die des Mastdarms = 39°,12. Die Temperatur im Operationszimmer war 14°. Das Thier war stets unruhig und trotzdem nahm dessen Temperatur allmählich ab.

3 Uhr 1′ in *A*. Es wird eine Electrode durch die Stahlröhre hindurch in das Gehirn, eine andere ins rechte Ohr eingeführt. (Ausserdem wurden in diesem Experimente die Electroden zu wiederholten Malen in beide Gehörgänge gelegt, um die Gehirnbasis zu reizen.) Es erfolgte hierauf eine Steigerung der Temperatur des Gehirns. Und da die Mastdarmtemperatur sich nicht änderte, so ist es wahrscheinlich, dass es sich hier um die directe thermische Wirkung der mechanischen Reizung handelte.

3 Uhr 5′. Reizung des Gehirns mit einem schwachen Strome, der 30″ dauerte, aber ohne Einfluss auf die Temperatur blieb (Krüger'scher Apparat, Intensität = 900).

3 Uhr 6′. Reizung mit einem stärkeren Strome = 1250, 30″ lang, Contractionen der Halsmuskeln; das Thier schreit. Die Reizung blieb auch diesmal wirkungslos, die Temperatur des Gehirns und des Mastdarms nehmen continuirlich ab.

3 Uhr 8′. In *B* wird die Electrode im Stahltubus berührt, um zu sehen ob sie an Ort und Stelle geblieben ist und auch diesmal trat in Folge der mechanischen Reizung eine geringfügige Zunahme der Temperatur um 0°,02 ein.

3 Uhr 9′. Electrische Reizung des Gehirns in *C* mit einer Stromintensität von 1500, 30″ lang. Das Thier heulte und die Gehirntemperatur wuchs um 0°,02, nahm aber gleich wieder ab.

3 Uhr 11′. Es wird nun mit einem schwächeren Strome (= 1250) gereizt, der keine Schmerzen verursacht. Die Reizung dauerte 45″ und es erfolgte keine Contraction der Muskeln, mit Ausnahme der des Gesichts. Da ich sah, dass jedwede Wirkung auf die Gehirntemperatur fehlte, so entfernte ich die Electrode aus dem Gehörgange und legte mittelst eines Trepans einen Stahlstift in das rechte Scheitelbein, entsprechend der motorischen Region.

3 Uhr 18′ 10″. Reizung des Gehirns mittelst des inducirten Stromes; Intensität = 1250. Es erfolgte eine geringe Abnahme der Temperatur desselben während der Reizung und gleichzeitig ein rascheres Erkalten des Mastdarms.

3 Uhr 20′. Bei *D* Reizung des Gehirns mittelst eines stärkeren Stromes (Intensität = 1500). Während der 30″ dauernden Reizung waren tetanische Contractionen vorhanden, die Gehirntemperatur fing sogleich zu wachsen an, während die des Mastdarms 1′ lang abnimmt. Nach Aufhören der Reizung begann ein epileptischer Anfall, der sich rasch von den Muskeln des Gesichtes zu den Extremitätenmuskeln verbreitete; die Contractionen der Muskeln waren erst

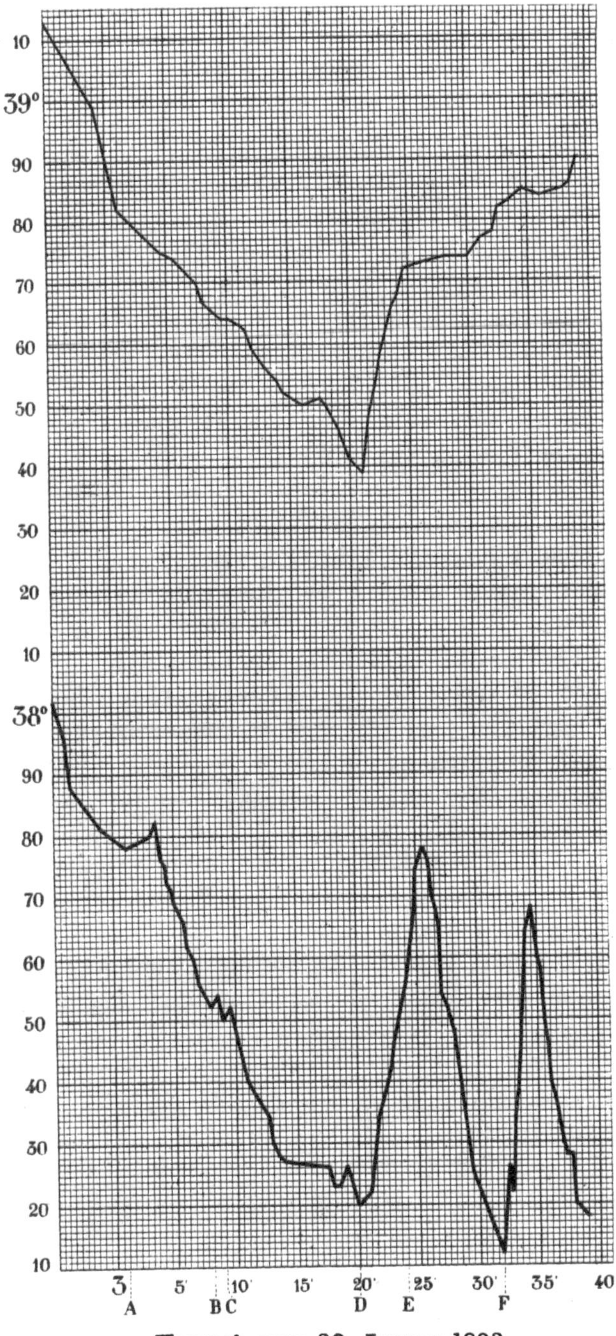

Versuch vom 30. Januar 1893.
Fig. 17.

tonisch dann clonisch und dauerten bis 3 Uhr 23'. Die Gehirntemperatur wuchs während dieser Zwischenzeit um 0°,30; die des Mastdarms um 0°,23.

3 Uhr 23'. Pause von 1', in welcher die Zuckungen schwach und selten waren; die Temperatur des Gehirns wuchs mit derselben Schnelligkeit wie früher.

3 Uhr 24'. Bei *E* beginnt ein neuer spontaner Anfall, der 2' dauerte; die Gehirntemperatur wuchs im Ganzen um 0°,58 in 5'.

3 Uhr 26'. Kaum endeten die epileptischen Contractionen, fing die Gehirntemperatur zu sinken an. Der Hund wurde aber nicht soporös und wir überzeugten uns, dass er bei Bewusstsein war. Die Mastdarmtemperatur, welche in 4' um 0°,33 gewachsen ist, stieg nach dem Anfalle continuirlich aber langsamer.

3 Uhr 32'. Die Reizung des Gehirns wird in *F* mit derselben Stromintensität (= 1500) wiederholt. Es trat sofort

ein epileptischer Anfall und eine unmittelbare Steigerung der Temperatur des Gehirns ein. Die Reizung dauerte bloss 14″.

3 Uhr 34′. Die erst clonischen dann tonischen epileptischen Convulsionen dauerten ungefähr 2′. Die Gehirntemperatur wuchs während dieser Zeit um 0°,52, die des Mastdarms bloss um 0°,05.

3 Uhr 35′. Nach dem Aufhören des epileptischen Anfalles sank sofort die Temperatur des Gehirns und erreichte in 3 Minuten fast den Werth, den sie früher hatte; die Temperatur des Mastdarms blieb fast stationär.

Es geht aus diesem Versuche hervor, dass in Folge einer electrischen Reizung in einem Zwischenraume von 10′ zweimal nach einander eine Steigerung der Hirntemperatur um 0°,50 eintrat, und dass das Gehirn gleich nach dem Aufhören des epileptischen Anfalles zur früheren Temperatur zurückkehrte. Um 3 Uhr 32′ erwärmte es sich rascher obgleich die Reizung bloss 14″ andauerte, als um 3 Uhr 20′ bei einer Reizung von 30″. Diese Differenz würde auf eine Steigerung der Reizbarkeit des Gehirns hinweisen, die wahrscheinlich in Folge der vorangehenden Reizungen auftrat, wie dies Ferrier, Albertoni und Luciani in ihren Experimenten oft beobachtet haben. Die Leichtigkeit, mit der der epileptische Anfall auftrat, war in diesem Falle mit einer leichteren Wärmeproduction im Gehirne verbunden. Der nervöse Impuls, der die epileptischen Convulsionen veranlasst und der Verbrennungsprocess, welcher die Wärmeentwickelung hervorbringt, sind zwei von einander verschiedene Vorgänge. In diesem Experimente treten die beiden Componenten allerdings nicht gesondert auf, allein aus den vorangehenden Versuchen wissen wir, dass im Gehirne Entwicklung von Wärme beobachtet werden kann, ohne dass motorische Impulse vorhanden wären und dass umgekehrt diese letzteren ohne Erzeugung von Wärme auftreten können.

Erwähnenswerth ist noch, dass in den letzten Reizungen der Fig. 17 die Temperatur des Mastdarms nicht parallel den Veränderungen der Gehirntemperatur ging, sondern zunahm während das Gehirn erkaltete.

Die zwei Linien, welche nach den beiden Steigerungen der Gehirntemperatur die Erkaltung des Gehirns anzeigen, sind unter einander parallel. Dies bedeutet, dass wegen Gleichbleibens der Verhältnisse des Gehirns und der Ausstrahlung der Wärme auch die Erkaltungskurve unverändert blieb.

Eine Reihe von Untersuchungen wurde ferner angestellt um zu

bestimmen, ob das Gehirn im Stande ist, sich während eines epileptischen Anfalles auch dann zu erwärmen, wenn es vom Marke getrennt wird. Die Entscheidung dieser Frage hatte grosses Interesse, da es für mich wichtig war zu wissen, wie sich die Temperatur des Gehirns verhält, wenn dieses keine Wirkung auf die Muskulatur mehr ausüben kann. Es ergab sich, dass auch im Gehirne, welches vom Rückenmarke getrennt ist, in Folge der epileptischen Anfälle, eine Entwicklung von Wärme statthaben kann. Dies beweist, dass der thermische Process von der Muskelcontraction unabhängig ist und seinen Ursprung nicht in der Reaction hat, der die Nervenzellen bei ihrer Wirkung auf die Muskeln ausgesetzt sind. Da aber die Steigerung der Temperatur des Gehirns, bei seiner Trennung vom Rückenmarke, auch bei gleichbleibender Intensität der electrischen Reizung, viel geringer ist, so kann man vermuthen, dass die Integrität der Nervenwege für die thermische Function des Gehirns von Wichtigkeit sei.

An dieser Stelle will ich nun summarisch die Resultate einer Reihe von Beobachtungen anführen, ohne den Gang der Temperatur in Curven wiederzugeben und zwar weil die Variationen der Gehirntemperatur geringfügig waren.

Versuch vom 26. Januar 1893.

Hund von 22 kg Gewicht. Es wird die Trepanation ausgeführt, dann das Mark zwischen Atlas und Hinterhauptsbein blossgelegt und durchschnitten. Künstliche Respiration. Das Thermometer wird transversal in die Schädelhöhle eingeführt. Bei der Autopsie sah man, dass das Mark vollständig durchschnitten war, und zwar ungefähr 15 mm weit vom calamus scriptorius; die ersten Cervicalnerven blieben unterhalb der Durchschneidungsstelle. Das Thermometer drang einen Centimeter hinter dem linken sulcus cruciatus, durch die linke Hemisphäre ein und erreichte den rechten Scheitellappen, im rechten Seitenventrikel ist eine unbeträchtliche Hämorrhagie entstanden. Die Electroden wurden in diesem Experimente in der Weise am Cranium befestigt, dass der electrische Strom, ohne andere Bewegungserscheinungen durch directe Reizung der Muskeln hervorzurufen, bloss das Gehirn reizen konnte. Die Temperatur des Mastdarms war im Beginne des Versuches um 10 Uhr 45′ = 37°,48, die des Gehirns = 37°,10. Den ersten Theil des Experimentes bis 11 Uhr 24′ lasse ich bei Seite, während dieser Zeit wurde das Thermometer durch das Mikroskop hindurch beobachtet und obwohl die Beobachtung keine günstige war, weil die Temperatur des Gehirns rasch abnahm, so konnte man doch sehen, dass die Quecksilbersäule eine Verlangsamung im Sinken zeigte, so oft der electrische Reiz auf das Gehirn einwirkte.

Man hörte jetzt auf, die Variationen der Temperatur mittelst des Mikroskops abzulesen, da sie so beträchtlich sind, dass sie während der Reizung mit dem freien Auge beobachtet werden können.

11 Uhr 26′. Es erfolgt eine unvorhergesehene Steigerung der Mastdarmtemperatur um 0°,03, deren Ursache ich nicht angeben kann. Dies ist jedoch die einzige Variation, welche wir beobachteten und die Curve sank sodann fast in gerader Linie.

11 Uhr 28′. Reizung des Gehirns mittelst des inducirten Stromes des Schlittenapparates von Krüger, 25″ lang. Intensität = 1250. Sofort nach Beginn der Reizung schlägt das Thier die Augen auf und nach Beendigung derselben bewegt es die Augenlider, das Ohr und das Maul. Ich betrachtete diese Bewegungen als Ausdruck eines auf die Muskeln des Gesichtes und des Halses beschränkten epileptischen Anfalles. Im Sinken der Gehirncurven erfolgte eine geringfügige Verlangsamung.

11 Uhr 31′. Reizung mittelst derselben Stromstärke = 1250, 15″ lang. Zuckung des m. orbicularis und der Gesichtsmuskeln, das Thier schliesst die Augen stark, das Gehirn hört auf zu erkalten, Speichelabsonderung reichlicher.

11 Uhr 35′. Reizung mit derselben Stromstärke, 5″ lang. Das Thier schliesst die Augenlider und bewegt das Maul wie beim Fressen. Der Anfall endigt nach 30″. Die Temperatur des Gehirns sinkt langsamer und erkaltet wieder rasch nach dem Anfalle.

11 Uhr 36′. Das Thier schaut um sich her, bewegte die Augen, ist aber nicht bei Bewusstsein, denn wenn man die Finger seinen Augen nähert (ohne aber sie zu berühren), schliesst es dieselben nicht.

11 Uhr 37′. Electrische Reizung bloss 3″ lang mit derselben Stromstärke. Der Anfall, welcher auftrat, war kürzer als die anderen; die Wirkung auf die Temperatur ist aber ebenso evident wie früher.

12 Uhr 55′. Es wird das Gehirn mittelst einer Stromstärke von 2000, 4″ lang gereizt. Es erfolgte ein Zucken in den Kopfmuskeln, das nach der Unterbrechung des Stromes gleich aufhört, trotzdem dauerte der Stillstand in der Abnahme der Temperatur länger als 1′ und hielt auch noch nach der Unterbrechung des Stromes an. Eine andere Reizung um 1 Uhr 3′ ergab ein gleiches Resultat.

Es geht aus diesem Versuche hervor, dass

1. in dem Gehirne auch noch nach der Durchschneidung des Markes über der Ursprungsstelle der Rückenmarknerven Wärmeentwicklung statthat, wenn es mittelst des inducirten Stromes gereizt wird.

2. dass auch in dem vom Marke getrennten Gehirne die charakteristischen Erscheinungen der Epilepsie auftreten können, nur ist der convulsivische Anfall bloss auf die Muskeln des Kopfes beschränkt.

3. Dass die Wärmeentwicklung im Gehirne in Folge der electrischen Reizung und der epileptischen Anfälle bei den Thieren nach Durchschneidung des Halsmarkes viel geringer ist.

Ein Zweifel kann sich bei diesem Experimente geltend machen:

Dass nämlich die Erhöhung der Temperatur in Folge der Contraction der Muskeln, des Kopfes und des Halses sich durch die Schädelknochen hindurch bis zum Gehirn fortsetzen könne. Obgleich diese Vermuthung wegen verschiedener Gründe, deren Erwähnung hier überflüssig ist, nur geringe Wahrscheinlichkeit für sich hat, so habe ich sie doch ausscheiden wollen und zwar durch Paralysirung der Muskeln und Nerven des Schädels mittelst Curare.

Von 1 Uhr 9′ bis 1 Uhr 11′ wurden 7 cc einer Lösung von Curare in die Vena saphena eingespritzt. Gleich nachdem die Reflexbewegungen der Augenlider geschwunden sind, reizt man mit derselben Stromstärke das Gehirn und man sah, dass das Sinken der Quecksilbersäule sich verlangsamte. Nach 3′ wurde wieder 19″ lang gereizt und man erhielt noch eine thermische Wirkung. Bei der dritten Reizung fiel der Effect aus und es wurde das Experiment nicht weiter fortgesetzt, weil, wie wir sehen werden, das Curare das Gehirn paralysirt.

Die zwei positiven Beobachtungen während der vollständigen Paralyse der Muskeln in Folge der Curarewirkung bei einem Thiere, dessen Mark durchschnitten ward, zeigen, dass im Gehirne in Wirklichkeit Wärmeentwicklung stattfindet unabhängig von der in den Muskeln.

Es kommt nur ausnahmsweise vor, dass sich das Gehirn bei Reizung mit genügend starken Strömen nicht erwärmt. Das erste Mal, als ich die Temperaturzunahme fehlen sah, dachte ich daran, dass dies von der Beklemmung der Respiration, die zuweilen in Folge einer Reizung des Gehirns auftritt, abhänge. Ich musste mich jedoch bald davon überzeugen, dass eine active Ventilation der Lungen und eine Abkühlung des arteriellen Blutes um einen halben Grad nicht zur Abkühlung des Gehirns hinreichen. Die Thiere sind in Folge der Reizung des Gehirns und während der Dauer der epileptischen Anfälle in einem erregten Zustande, und dies genügt zuweilen, um eine beträchtliche Quantität von erkaltetem Blute, welches in den oberflächlichen Venen des gebundenen Thieres stagnirte, in Circulation zu setzen. Schon Heidenhain[1] hat bei seinen bekannten Untersuchungen darauf hingewiesen, dass sich das arterielle Blut bei jedesmaliger Reizung des nervus ichiadicus in Folge der Contraction der peripheren Blutgefässe um 0°,1—0°,2 abkühlt. Dieses Sinken der Temperatur des arteriellen Blutes ist noch bedeutender, wenn das Thier nicht mit einer Decke umhüllt wird. Allein auch diese Ab-

[1] Heidenhain (op. cit. 505).

kühlung des arteriellen Blutes genügt nicht dazu, um das Fehlen der Erwärmung des Gehirns bei Reizung desselben oder bei epileptischen Anfällen zu erklären.

Ich werde einen Fall anführen, in welchem die Reizbarkeit betreffs der thermischen Processe sehr gering war, während der Tetanus und die epileptischen Anfälle in Folge der Reizung des Gehirns das normale Bild boten.

Versuch vom 4. Januar 1893.

Fig. 18 und 19.

Ein grosser Hund wird wie gewöhnlich trepanirt; nach der Tracheotomie wird ein Thermometer in den Mastdarm, ein zweites in die Carotis gelegt. Bei der Autopsie fand man, dass das Thermometer vom linken sulcus cruciatus, über dem corpus callosum, bis zum sulcus cruciatus der entgegengesetzten Hemisphäre vorgedrungen war. Der Hund war ruhig und bei Bewusstsein, 30 Respirationen in der Minute und 130 Pulsschläge.

10 Uhr 24′. Es beginnt die Fig. 18.

10 Uhr 26′. Mittelst des Trepans werden im Scheitelbeine, ungefähr 1 cm weit von der Mittellinie, zwei Stahlstifte angebracht, welche als Electroden dienen sollen. Der Mastdarm und das Blut kühlten sich rasch ab, während die Temperatur des Gehirns fast constant blieb.

10 Uhr 34′. Bei *A* wird das Gehirn 30″ lang mit einem schwachen Strome gereizt. Entfernung der Rollen = 9,5. Es stellten sich bloss leichte Zuckungen im orbicularis orbitae ein. Die Temperatur zeigt keine wesentlichen Aenderungen.

10 Uhr 35′. Bei *B* Reizung mittelst eines stärkeren Stromes 30″ lang. Entfernung der Rollen = 9. Das Gehirn kühlt sich fortwährend ab.

10 Uhr 37′ 30″. Bei *C* stellt sich ein epileptischer Anfall ein, der bis 10 Uhr 39′ andauerte. Während dieser Zeit kühlte sich das Blut ab und das Gehirn zeigte keine Zunahme der Temperatur.

10 Uhr 41′. Electrische Reizung während 30″. Entfernung der Rollen = 8. Gleich nach dem Aufhören der Reizung begann ein epileptischer Anfall, die Augen sind weit geöffnet. Die Convulsionen werden immer stärker und dauern mit kurzen Unterbrechungen 3′ lang. Die Temperatur des arteriellen Blutes nimmt in den ersten zwei Minuten um 0°,42 ab, die des Gehirns bloss um 0°,04. Während der epileptische Anfall noch fortdauert, kehren das Blut und das Gehirn zur früheren Temperatur zurück.

10 Uhr 45′. Ende des epileptischen Anfalls. Blut, Gehirn und Mastdarm zeigen eine Zunahme der Temperatur um 0°,15.

10 Uhr 47′. Der Hund erbricht zu wiederholten Malen. Das Blut erkaltet um 0°,55 in 3′, während die Temperatur des Gehirns erst um 0°,02 steigt, um dann um 0°,05 zu sinken. Der Mastdarm erwärmte sich um 0°,05 und erkaltete dann um 0°,07. Auch diese Beobachtung spricht für die Unabhängigkeit der Temperatur des Gehirns von der des arteriellen Blutes.

10 Uhr 52′. Bei *D* Reizung des Gehirns durch 30″. Stromstärke wie

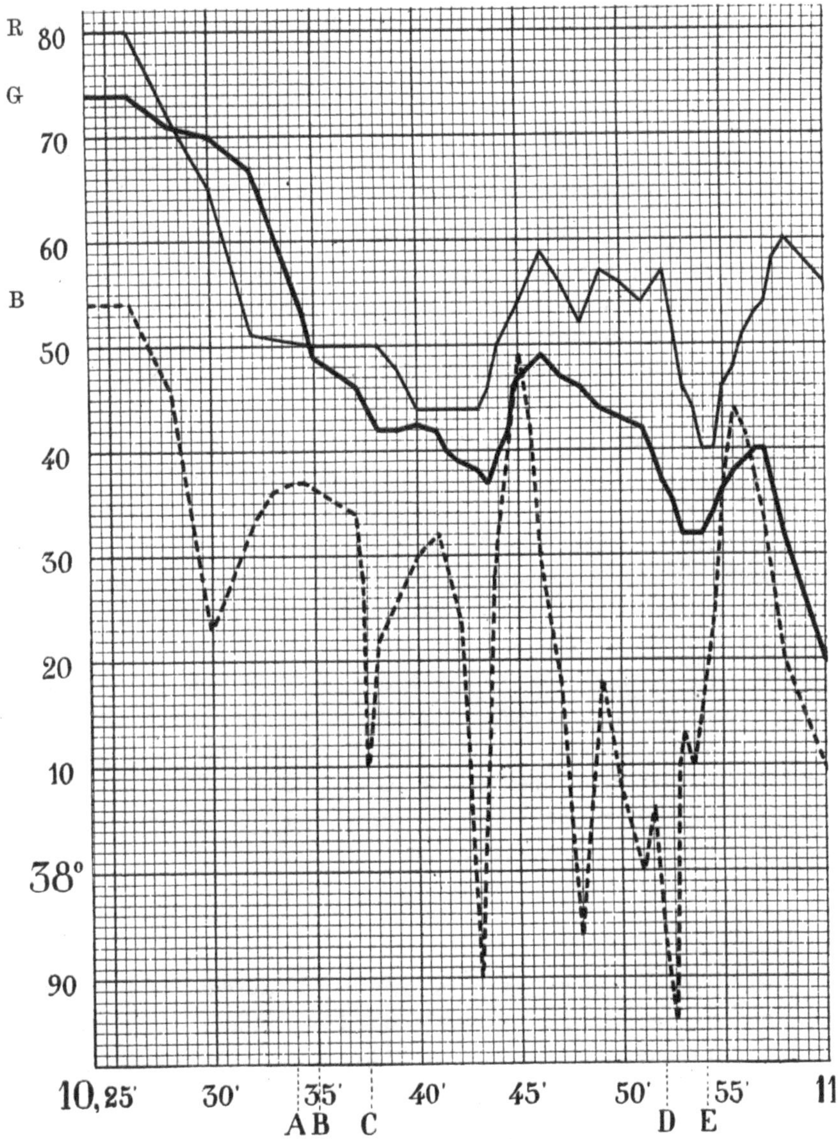

Versuch vom 4. Januar 1893.

Fig. 18.

früher; Rollenentfernung = 8 cm; es trat schnell ein epileptischer Anfall auf. Das Gehirn erkaltete um 0°,05.

10 Uhr 54′ in *E.* Es trat spontan wieder ein epileptischer Anfall auf, die

Temperatur des Gehirns fing nach dem Aufhören desselben zu wachsen an, und stieg um $0^{0},08$ in 2′.

Durch die Reizungen und die denselben folgenden epileptischen Anfälle wuchs die Temperatur des arteriellen Blutes um $0^{0},58$. Die Veränderung der Temperaturcurven im Mastdarme sind ähnlich aber grösser als die des Gehirns.

Gleich nach dem Aufhören der Anfälle sank zuerst die Temperatur des Blutes, dann die des Gehirns und zuletzt die des Mastdarms.

Der erste Theil dieses Versuchs (Fig. 18) bietet ein evidentes Beispiel der Unabhängigkeit der Temperatur des Gehirns von der des Blutes. Einer Abnahme der Temperatur des arteriellen Blutes um $0^{0},20$ während 4′ entsprach eine Erkaltung des Gehirns um bloss $0^{0}02$. Auch im Mastdarme sank die Temperatur, in gleicher Weise wie im arteriellen Blute.

Während der zwei Reizungen um 10 Uhr 35′ und um 10 Uhr 41′ erkaltete das Gehirn trotz der electrischen Reizung und trotz der nachfolgenden epileptischen Convulsionen. Diese Beobachtung ist wichtig, weil sie zeigt, dass die nervöse motorische Activität, welche die Convulsionen hervorruft, nicht die Ursache der Erwärmung des Gehirns ist, da Convulsionen bestehen können, ohne dass im Gehirn eine Wärmeentwicklung stattfindet. Das Sinken der Gehirntemperatur, welches man während der Reizung und während der epileptischen Anfälle beobachten kann, hängt in diesem Falle nicht von einer Verlangsamung der Herzaction ab, da man im Gegentheil eine Steigerung dieser letzteren bemerkte. Auch glaube ich nicht, dass die Erkaltung von einer Aenderung im Respirationstypus abhängig war oder von der Contraction der Blutgefässe, welche während der epileptischen Anfälle eintritt.

Fig. 19.

Dieser zweite Theil der Versuches ist interessant, weil er zeigt, dass die Temperatur des Gehirns unter dem Einflusse des Curare in geringerem Grade sinkt als die des Blutes und des Mastdarms. Diese Thatsache, welche auf eine Entwicklung von Wärme in Folge der Activität der nervösen Centren hinweist, soll ausführlicher in einem der folgenden Abschnitte studirt werden.

11 Uhr 6′. Während der Hund ruhig ist und sich rasch abkühlt, werden 3 ccm einer Lösung von Curare in die Vena saphena injicirt, eine Quantität, welche ungefähr der Hälfte der tödtlichen Dosis entspricht. Künstliche Respiration.

Die Temperatur des Blutes und des Mastdarms nehmen rascher ab als früher. Die Abkühlungscurve des Gehirns ändert sich nicht.

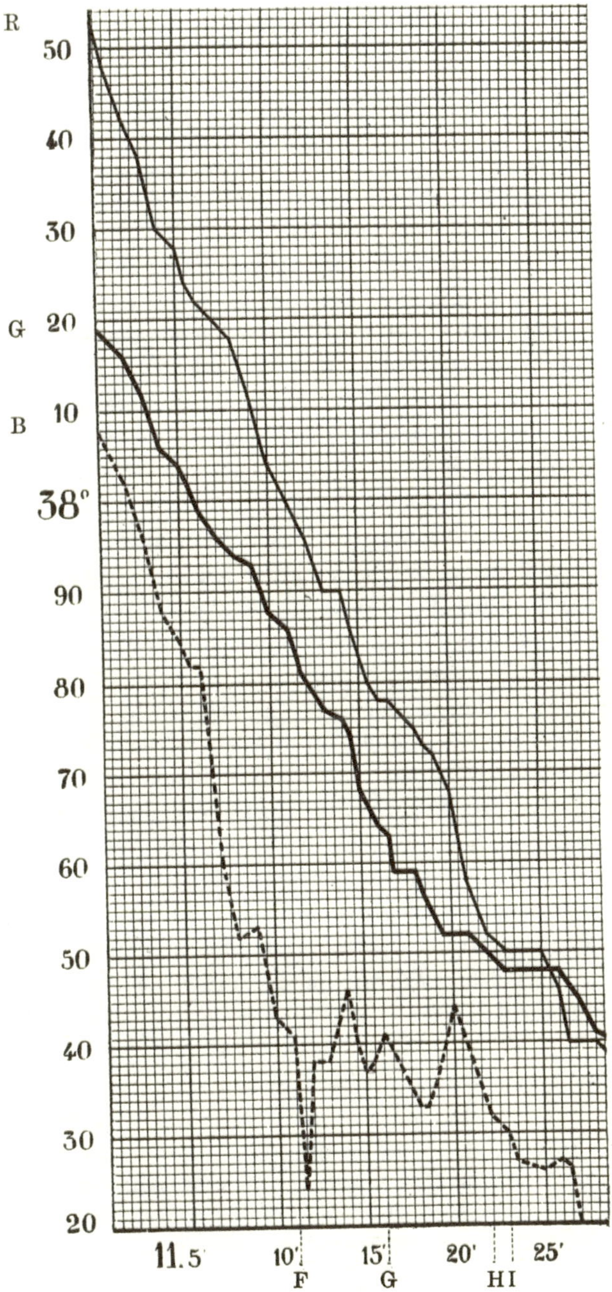

Fortsetzung des Versuches vom 4. Januar 1893.
Fig. 19.

11 Uhr 11′. Bei *F* Reizung des Gehirns durch 30″. Entfernung der Rollen = 8. Das arterielle Blut erkaltet rasch. Die Temperatur des Gehirns und des Mastdarms sinkt in der bisherigen Weise.

11 Uhr 16′. Bei *G* Reizung mittelst eines stärkeren Stromes durch 30″. Entfernung der Rollen = 6. Fast gar keine Wirkung.

11 Uhr 23′. Bei *H* Reizung mit einen starken Strom 30″ lang. Entfernung der Rollen = 4. Die Temperatur des Blutes fährt fort zu sinken; dagegen hören das Gehirn und der Mastdarm bei *I* auf zu erkalten. Dies ist das Zeichen einer Wärmeentwicklung durch Wirkung des electrischen Stromes.

11 Uhr 27′. Reizung mit der höchsten Stromintensität des Schlittenapparates, 1′ lang. Das Gehirn hört auf zu erkalten ebenso das Rectum. Das Blut kühlt sich ab. Die Temperatur des Gehirns, welche eine halbe Stunde vorher

0°,36 niedriger als die Temperatur des Rectums war, übersteigt jetzt die Temperatur des Rectums.

Aus dem zweiten Theil dieses Versuches (Fig. 19) geht hervor, dass sich bei Vergiftung mit Curare die Temperatur des Blutes und des Mastdarms rascher als die Temperatur des Gehirns abkühlte. Die Experimente mit Curare haben grosse Bedeutung für das Studium der Topographie der Wärmeentwicklung, da sie die thermischen Processe im Gehirn uns erkennen lassen, welche unabhängig von der Muskelzusammenziehung vor sich gehen. Da nun das Gehirn in Folge der grösseren Wärmeausstrahlung am Kopfe im Allgemeinen kälter ist als der Mastdarm, so muss dasselbe für dieselbe Temperatursteigerung mehr Wärme entwickeln als die Organe des Unterleibes. Dieser Fall würde also bei den Versuchen mit Curare in Betracht kommen. Dieses Ergebniss ist wichtig vom psychologischen Standpunkte, da wir das Wesen jener chemischen Processe kennen lernen, welche nothwendig sind um das Gehirn bei Bewusstsein zu erhalten, wenn die Muskeln paralysirt sind. Wir werden im letzten Abschnitte sehen, dass ungefähr bei einer Hälfte der curarisirten Hunde das Gehirn wärmer als der Mastarm ist. Hier kommt die Mehrleistung des Gehirns zum Vorschein.

Wenn man die Curven im letzten Theile der Fig. 19 betrachtet, dann sieht man, dass sie sich änderten als man das Gehirn mit dem inducirten Strome zu reizen anfing. Der Hund war gut curarisirt und es waren in der Minute 130—140 Herzschläge vorhanden. Da die Contraction der Muskeln durch die Wirkung des Curare ausgeschlossen wurde, so müssen wir einer anderen Ursache die hier beobachtete Wärmeentwicklung zuschreiben. Es ist wichtig, dass das Erkalten des Gehirns fast aufhörte, während es im Mastdarm noch immer fortdauerte und dass nach *H* ein Zeitpunkt eintrat, wo das Gehirn wärmer war als der Mastdarm.

Versuch vom 30. November 1891.

Fig. 20.

Ein 22 kg schwerer Hund wird in der gewöhnlichen Weise vorbereitet. Bei der Autopsie fand man, dass das Thermometer, entsprechend dem gyrus centralis posterior durch die rechte Hemisphäre hindurch bis in die Nähe des sulcus cruciatus der linken Hemisphäre vorgedrungen war. Das Thier wurde tief curarisirt, und die Aufzeichnung begann um 3 Uhr 5′.

Warum der Abfall der Temperatur im Gehirne um 3 Uhr 15′ bei *A* eine Unterbrechuug zeigt, welche im Mastdarme und im Blut fehlte, ist mir unbe-

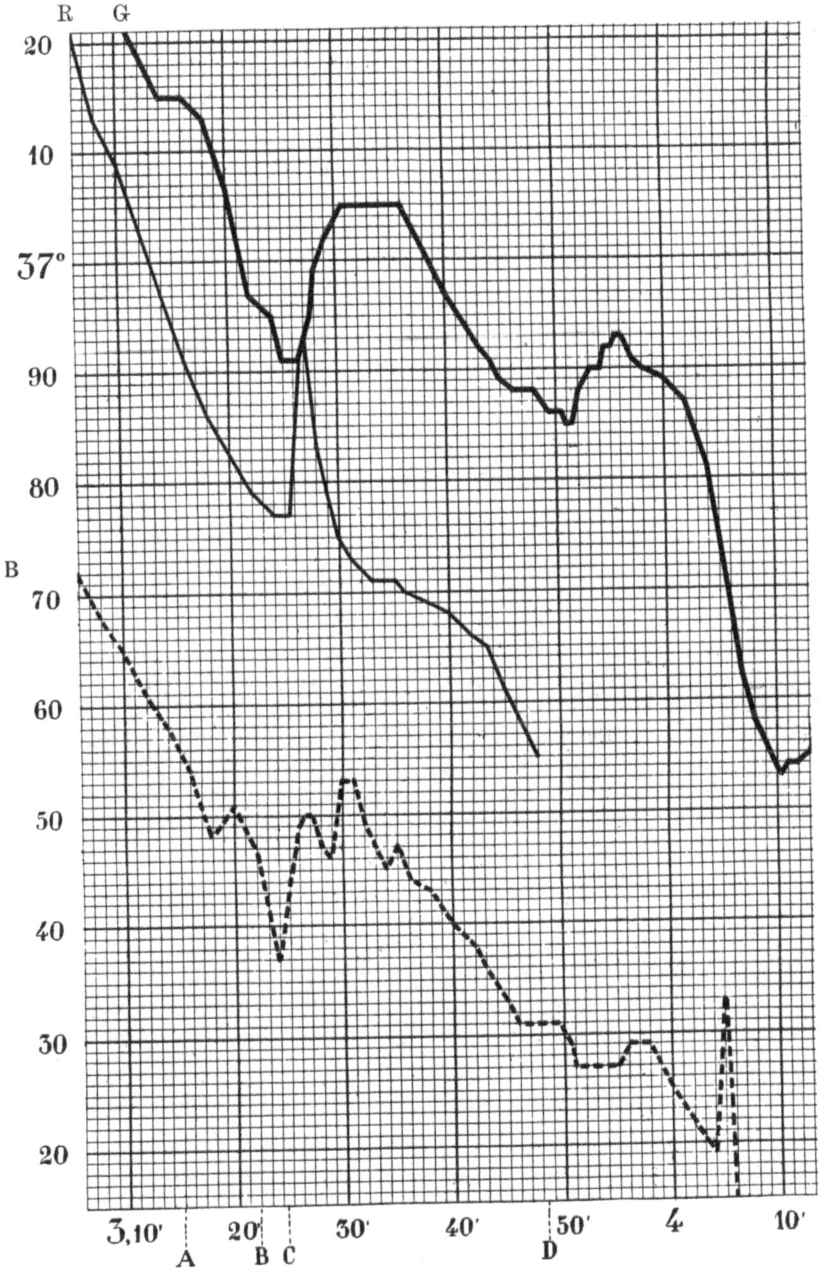

Versuch vom 30. November 1891.

Fig. 20.

kannt geblieben. Bei Berührung der Augenlider waren gar keine Reflexbewegungen bemerkbar; das Thier hat von Zeit zu Zeit leichte Zuckungen. Die Temperatur sank gleichförmig im Gehirn, und in der Carotis.

3 Uhr 22'. Bei *B* weitere 2 ccm einer Curarelösung in die Vena saphena injizirt. Die Temperatur des Gehirns bleibt eine kurze Zeit unverändert.

3 Uhr 24' 30''. Bei *C* beginnt die Reizung des Gehirns. Entfernung der Rollen = 6 cm. Im ersten Momente sinkt noch die Temperatur des Gehirns; der Hund urinirt. Man steigert successiv die Reizung durch Näherung der Rollen bis auf 3 cm; zuerst steigt die Temperatur des Blutes, dann die des Mastdarmes und schliesslich die des Gehirns. Man sistirt die Reizung nach 2' um 3 Uhr 26' 30'' und man bemerkt eine rasche Steigerung der Gehirntemperatur. Interessant ist, dass die Temperatur des Mastdarms schon auf den früheren Werth zurücksank, während die des Gehirns durch weitere 6' zu wachsen fortfährt. Das Herz machte während dieser Zeit 142 Pulsationen in der Minute, die Speichelabsonderung war reichlich und die Pupille erweitert.

3 Uhr 34'. Man sistirt eine kurze Zeit die künstliche Athmung, es erfolgt aber keine Bewegung des Thieres, weil es tief curarisirt ist.

3 Uhr 48' 30''. Bei *D* wurde das Gehirn ein zweites Mal gereizt; die Stromstärke wird stufenweise verstärkt, indem die Rollen von 5 successiv auf 4, 3, 2 und 0 cm genähert werden. Die Reizung dauerte 2' und 30''. Während die Abkühlung im Blute 0°,04 betrug, erwärmte sich das Gehirn um 0°,06.

Die Ablesung der Temperatur des Mastdarms konnte nicht fortgesetzt werden, weil die Scala des Thermometers mit 36'5° endete. Die Speichelabsonderung war auch diesmal grösser und die Pupillen erweiterten sich während der Wärmeentwickelung im Gehirne.

4 Uhr 4' 30''. Reizung des Gehirns mittelst derselben Stromstärke 3' lang; die Bedingungen des Experimentes sind dieselben wie früher. Im Gehirne erfolgte keine Entwickelung von Wärme mehr, nur im Blute war im Beginn der Reizung eine Steigerung der Temperatur um 0°,15 wahrnehmbar, die aber bald wieder schwand.

Am meisten auffallend ist in diesem Versuche das Verhalten der Gehirntemperatur, die jene des Mastdarms und des Blutes übertraf. Wir haben schon im vorhergehenden Experimente die Ursache dieser Erscheinung erörtert und gesehen, dass die chemischen Processe im Gehirne weniger als in den anderen Theilen des Körpers unter dem paralysirenden Einflusse des Curare leiden.

In diesem Experimente sahen wir zweimal, dass im Gehirne sich thermische Processe abspielten, welche einem epileptischen Anfalle entsprachen der sich nicht in Form von Convulsionen manifestiren konnte, weil die motorischen Nerven durch das Curare gelähmt waren. Schon Vulpian[1] hat sich mit dieser Art von Anfällen unter dem Einflusse des Curare beschäftigt. Wir können unter diesen Umständen,

[1] Vulpian, Comptes rendus. T. 100 S. 885.

wo das Thier vollkommen ruhig ist, mit Hilfe des Thermometers die funtionellen Veränderungen, welche im Gehirne nach einer electrischen Reizung stattfinden, bequem beobachten. Aus diesem Versuche glaube ich schliessen zu können:

1. Dass die Temperatur des Gehirns nach einer electrischen Reizung auch dann zunimmt, wenn die Muskeln durch Curare paralysirt werden.

2. Dass epileptische Anfälle vorkommen, welche sich im curarisirten Thiere nicht in Form von Convulsionen manifestiren können, aber durch Wärmeentwicklung im Gehirne.

3. Die Steigerung der Temperatur nach einer Reizung ist stärker und länger dauernd im Gehirne als im Mastdarme und im arteriellen Blute.

4. Eine Reizung des Gehirns vermag in diesem keine Steigerung der Temperatur mehr hervorbringen, wenn schon vorher Reizungen desselben stattfanden.

VII. Wirkung von erregenden Mitteln (Cocain, Atropin, Alkohol, Strychnin, Caffee, Absinthöl) auf die Temperatur des Gehirns.

Durch Anwendung von erregenden Mitteln kann die thermische Function des Gehirn am besten studirt werden. In meiner Croonian Lecture habe ich schon auf die elective Wirkung hingewiesen, welche gewisse Substanzen auf die Temperatur des Gehirns ausüben und gegenwärtig will ich dieselben eingehender erörtern. Die diesbezüglichen Experimente wurden sämmtlich an Hunden ausgeführt, welche durch Curare unbeweglich gemacht wurden; hierdurch wird der Zweifel ausgeschlossen, dass die beobachteten Erscheinungen von einer Contraction der Muskeln abhängen könnten.

Atropin und Cocain.

Versuch vom 17. Juli 1891.

Fig. 21.

Ein 23,500 gr schwerer Hund wurde um 8 Uhr 26′ curarisirt. Das Thermometer drang in die rechte Gehirnhemisphäre entsprechend dem sulcus cruciatus ein, verlief über dem corpus callosum im Dache des linken Ventrikels bis zu der hinter dem sulcus cruciatus der entgegengesetzten Seite gelegenen Windung. Ein zweites Thermometer wurde tief zwischen die Schenkelmuskeln längs des Verlaufes des Nervus ischiadicus eingeführt und ein drittes in die Carotis.

Die Aufzeichnung begann um 9 Uhr 28′. Der Hund war gut curarisirt und hatte 152 Pulsschläge in der Minute. Dieses Experiment wurde angestellt um zu entscheiden, ob das Atropin, wenn es vor dem Cocain verabreicht wird,

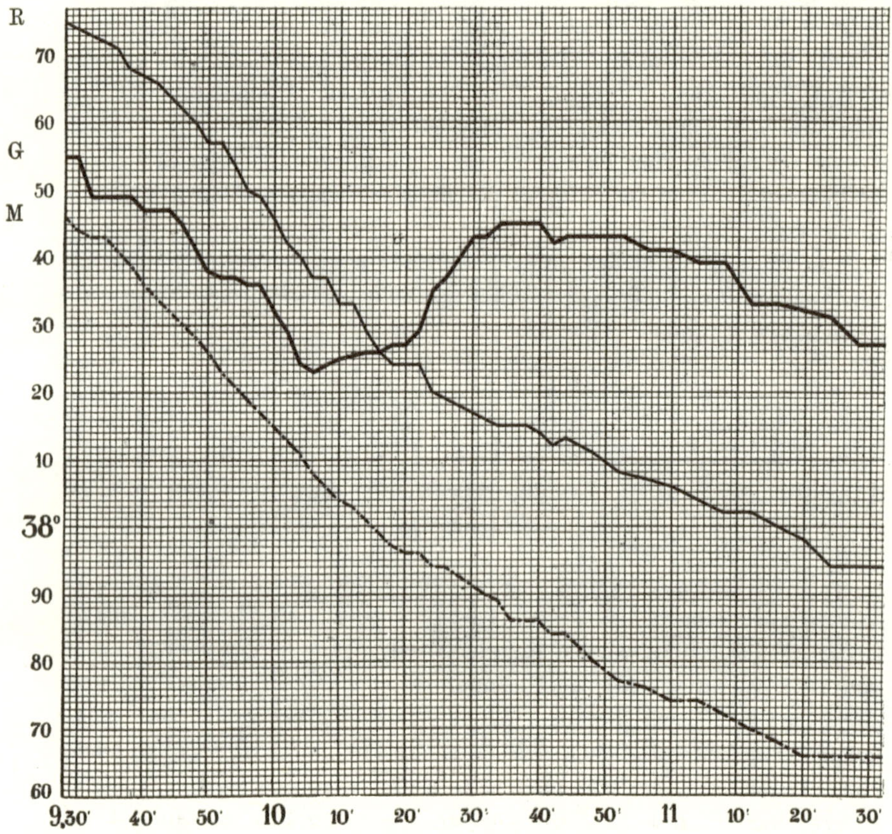

Versuch vom 17. Juli 1891.
Fig. 21.

die Wirkung desselben modificirt oder nicht; es wurden desshalb drei Injectionen in die Saphenvene gemacht und zwar zu je 1 Milligramm, um 9 Uhr 30′, 9 Uhr 36′ und um 9 Uhr 42′. Der Puls wurde nach der Injection frequenter und stieg von 148 (vor der Injection) auf 196, die Pupillen erweiterten sich stark. Wie aus den Curven ersichtlich ist, nahmen die Temperaturen des Mastdarmes, des Gehirns und des Blutes fast gleichmässig ab; die Gehirncurve zeigte sich am wenigsten gleichförmig und regelmässig. Die Speichelabsonderung war vermindert.

10 Uhr 14′. Es wurde ein viertes Milligramm Atropin verabreicht, worauf die Temperatur des Gehirns zu steigen begann und jene des Mastdarms erreichte. Puls 180 in 1′.

10 Uhr 16′. Es wurden 10 Centigramm einer Lösung von salzsaurem Cocain injicirt. Die schon begonnene Zunahme der Gehirntemperatur wird nun eine raschere und beträgt in 10 Minuten ungefähr 0°,20, während der Mastdarm und das Blut gar keine Veränderung ihrer Temperatur aufweisen und diese regelmässig zu sinken fortfuhr. Nach der Steigerung der Gehirntemperatur wurde die Abkühlung des Mastdarms und des arteriellen Blutes weniger intensiv.

11 Uhr 4′. Da die Muskeln leichte Zuckungen zu zeigen anfingen, so wurde 1 ccm einer Lösung von Curare injicirt; dieselbe Quantität applicirte man um 11 Uhr 32′.

Es geht aus diesem Experimente hervor, dass die erregende Wirkung des Atropins und des Cocains auf das Gehirn localisirt bleibt und es ist wichtig, dass eine entsprechende Steigerung der Temperatur im Mastdarme und in dem arteriellen Blute nicht vorhanden ist. Die Zunahme der Temperatur des Gehirns betrug 0°,20 in 10′. Es war bei diesem Experiment die Wirkung der Muskeln durch das Curare ausgeschlossen. Die geringere Abnahme der Temperatur des Mastdarms und des arteriellen Blutes in der zweiten Hälfte der Curve war möglicherweise von der Steigerung der Temperatur des Gehirns abhängig. Man sieht beim Vergleiche der drei Curven, dass die Temperatur des Gehirns vor und nach der Wirkung der angewendeten Mittel weniger gleichförmig und regelmässig als die des Mastdarms und des arteriellen Blutes war.

Nervenerregende Mittel steigern gewöhnlich auch bei tief curarisirten Thieren gleichzeitig mit der Temperatur des Gehirns auch die des Mastdarms, wie man aus dem folgenden Beispiele ersieht.

Alkohol und Cocaïn.

Versuch vom 22. Juni 1891.

Fig. 22.

Alter, 30 kg wiegender Hund.

Nach der Trepanation erfolgte eine starke Hämorrhagie, zu deren Stillung Eisenchloridlösung verwendet wurde. Es trat ein epileptischer Anfall auf.

Um 9 Uhr 34′ wurde das Thier curarisirt und die künstliche Athmung begonnen.

9 Uhr 37′. Man führt, wie bei den vorhergehenden Experimenten, ein Thermometer zwischen die Oberschenkelmuskeln längs des Verlaufes des N. ischiadicus ein, ein zweites Thermometer wurde in den Mastdarm gelegt.

Ich unterlasse die Beschreibung des ersten Theiles des Experimentes, weil er unwesentlich ist. Das Thier kühlte sich langsam ab und die drei Linien, welche die Temperatur des Mastdarms, des Gehirns und der Muskeln andeuten, verlaufen fast parallel. Die Aufzeichnung begann um 10 Uhr 20′. Mastdarm = 38°,99. — Gehirn = 38°88. — Muskeln = 38°,39.

10 Uhr 40′ in *A*. Injection von 25 ccm 20%₀ Alkohols in die Bauchhöhle mittelst einer Spritze, die wie der Alkohol, auf 39° erwärmt wurde. Die erste Injection wurde um 9 Uhr 48′ beendigt, und die Temperatur des Gehirns stieg

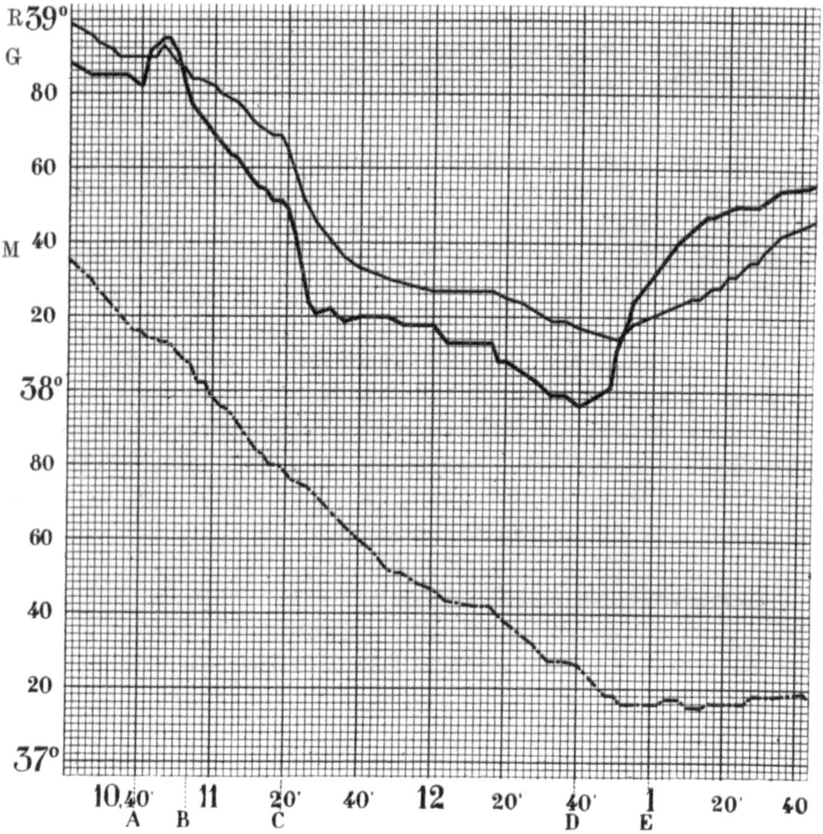

Versuch vom 22. Juni 1891.

Fig. 22.

in Folge der Wirkung des Alkohols rasch um 0°13, nahm aber dann wieder ab. Die Muskeln kühlen sich ohne irgend eine Aenderung fortwährend ab. Im Mastdarme war eine leichte Steigerung der Temperatur vorhanden.

10 Uhr 54′ in *B*. Eine zweite Injection von 25 ccm Alkohol in die Bauchhöhle, die wie die frühere ausgeführt wurde.

11 Uhr 20′ in *C*. Injection von 250 ccm eines 20%₀ Alkohols in die Bauch-

höhle. Herzschläge normal; das Gehirn kühlte sich in 5′ um 0°,27 ab; der Mastdarm bloss um 0°,20. Es fehlte jede Wirkung auf die Muskel.

Es geht aus diesem Experiment hervor, dass als nächste Folge der Wirkung des Alkohols in kleinen Dosen eine Steigerung der Gehirntemperatur auftritt und dass der Alkohol einen electiven reizenden Einfluss auch bei stark curarisirten Thieren ausübt. Grössere Dosen desselben rufen eine Abnahme der Temperatur des Gehirns und auch des Mastdarms hervor, bleiben aber ohne Effect auf die Muskeln.

Man liess nun das Thier mehr als eine Stunde in Ruhe und die Temperatur des Gehirns und des Mastdarms verlief jetzt fast parallel, während die Muskeln des Oberschenkels sich etwas rascher abkühlten.

12 Uhr 40′ in *D.* Während der Hund noch weiter gut curarisirt war, injicirte ich in die vena saphena desselben 10 Centigramm einer salzsauren Cocainlösung. Der Puls war vor der Injection 110 in 1′, nach 1′ fing die Temperatur des Gehirns zu wachsen an, der Puls wurde stärker und 132, Reflexe fehlten bei Berührung des Auges und das Thier war vollständig unbeweglich.

12 Uhr 51′. Die Temperatur des Gehirns hat schon diejenige des Mastdarms übertroffen und steigt fortwährend.

12 Uhr 53′. Die Temperatur des Mastdarms fängt erst jetzt zu wachsen an; die Abkühlung in den Muskeln hörte auf und ihre Temperatur blieb durch 40′ constant, während die des Gehirns und des Mastdarms fortwährend zunahm.

12 Uhr 55′. Puls 156 in einer Minute.

12 Uhr 59′. Leichte Bewegungen des Kopfes.

1 Uhr in *E.* Es werden 2 ccm Curarelösung in die vena saphena injicirt. Das Thier wird wieder unbeweglich und die Temperatur des Gehirns steigt rascher als die des Mastdarms und übertrifft dieselbe um 0°18.

Wir sehen aus diesem Experimente, dass sich das Gehirn in Folge der Wirkung des Cocains um ungefähr 0°,40 stärker erwärmte als der Mastdarm. Auf die Temperatur der Muskeln hatte das Cocain fast gar keinen Einfluss, weil das Thier curarisirt war. Die Thatsache, dass die Muskeln aufhörten sich abzukühlen, hängt wahrscheinlich von der starken Wärmeentwicklung in den anderen Organen ab.

Das Curare beeinträchtigt die Wirkung des Cocain und wenn die Vergiftung mit Curare sehr intensiv ist, dann kann der reizende Effect des Cocain ganz ausbleiben. Ich theile im Folgenden einen Versuch mit Cocain an einem normalen Hund mit (bei dem kein Curare angewendet wurde) und wir werden sehen, dass die Wirkung eine viel intensivere war. Es erfolgte bei diesem Thiere eine Erhöhung der Temperatur um mehr als 3° in 20′. Es sind mir Beispiele einer so raschen Entwicklung von Wärme im Organismus nicht bekannt.

Wirkung des Cocaïns.

Versuch vom 10. Februar 1886.

Fig. 23.

20 kg schwerer Hund. Zwei Stunden vor dem Beginne des Experimentes wurde der Mastdarm in der gewöhnlichen Weise mit lauwarmem Wasser entleert. Um 2 Uhr Nachmittags, nach der Trepanation des Schädels begann die Messung der Temperatur des Mastdarms; dann wurde das Thermometer in die hinter dem sulcus cruciatus gelegene Windung eingeführt und zwar ging dasselbe an dem corpus callosum vorbei durch den Ventrikel der entgegengesetzten Seite bis zur zweiten hinter dem sulcus cruciatus gelegenen Windung. Das Thier reagirte, hatte aber keine epileptischen Anfälle.

In die Carotis wurde kein Thermometer gelegt, da dasselbe wegen der durch das Cocain verursachten Convulsionen leicht brechen konnte.

Ich unterlasse die Mittheilung des ersten Theiles des Experimentes. Die Aufzeichnung begann um 2 Uhr 40′. Während 20′ verblieb die Curve des Gehirns regelmässig und das Thier war vollkommen ruhig.

3 Uhr in *A*. Man legt vor die Nase des Hundes mit Chloroform getränkte Baumwolle. Das Thier blieb anfangs still.

3 Uhr 5′. Der Hund beginnt nun unruhig zu werden, schreit, die Pupillen sind erweitert, und die Respiration ist beklemmt. Die Chloroformirung wird fortgesetzt; bald nach dem Beginne derselben hört die Temperatur des Gehirns auf zu sinken und steigt in 5′ um 0°,04. Das Thier ist noch nicht unempfindlich, denn es zieht die Beine zurück wenn sie stark comprimirt werden.

3 Uhr 10′. Gleichzeitig mit der Steigerung der Gehirntemperatur im Reizungsstadium der Chloroformirung war auch eine geringe Zunahme der Temperatur des Mastdarms vorhanden.

3 Uhr 11′ in *B*. Gleich nach dem Aufhören der Chloroformirung nimmt die Temperatur des Gehirns ab, ist aber höher als früher. Das Thier verhält sich vollständig ruhig, ist wach und bei Bewusstsein. Bei Vergleichung der Curven des Gehirns und des Mastdarms sieht man, dass sie gleichmässig absinken; der Unterschied zwischen beiden aber beträgt bloss 0°,20 während er vor der Chloroformirung ungefähr 0°,40 betrug.

3 Uhr 31′ in *C*. Es werden an verschiedenen Stellen des Körpers succesiv 20 Centigramm einer salzsauren Cocainlösung subcutan injicirt. Die Injection wird um 3 Uhr 35′ beendigt.

3 Uhr 36′. Die Temperatur des Gehirns fängt zu wachsen an und nimmt in 4′ um 0°20 zu, während die des Mastdarmes abnimmt. Die erstere zeigt 9′ lang constant 37°,40, während der Mastdarm sich immer mehr und mehr abkühlt. Die Pupillen sind stark erweitert, das Thier ist etwas unruhig, es fehlen aber noch alle charakteristischen Erscheinungen einer Vergiftung.

Aus dem ersten Theile dieses Versuches geht mit Evidenz hervor, dass das Cocain und das Chloroform eine locale Wirkung auf das Gehirn ausüben und zwar dass sie dessen Temperatur zu erhöhen im Stande sind. Dass es sich hier nicht um allgemeine thermische

Processe handelt, geht aus dem Umstande hervor, dass an der Curve der Mastdarmtemperatur jene zwei Steigerungen fehlen, welche an

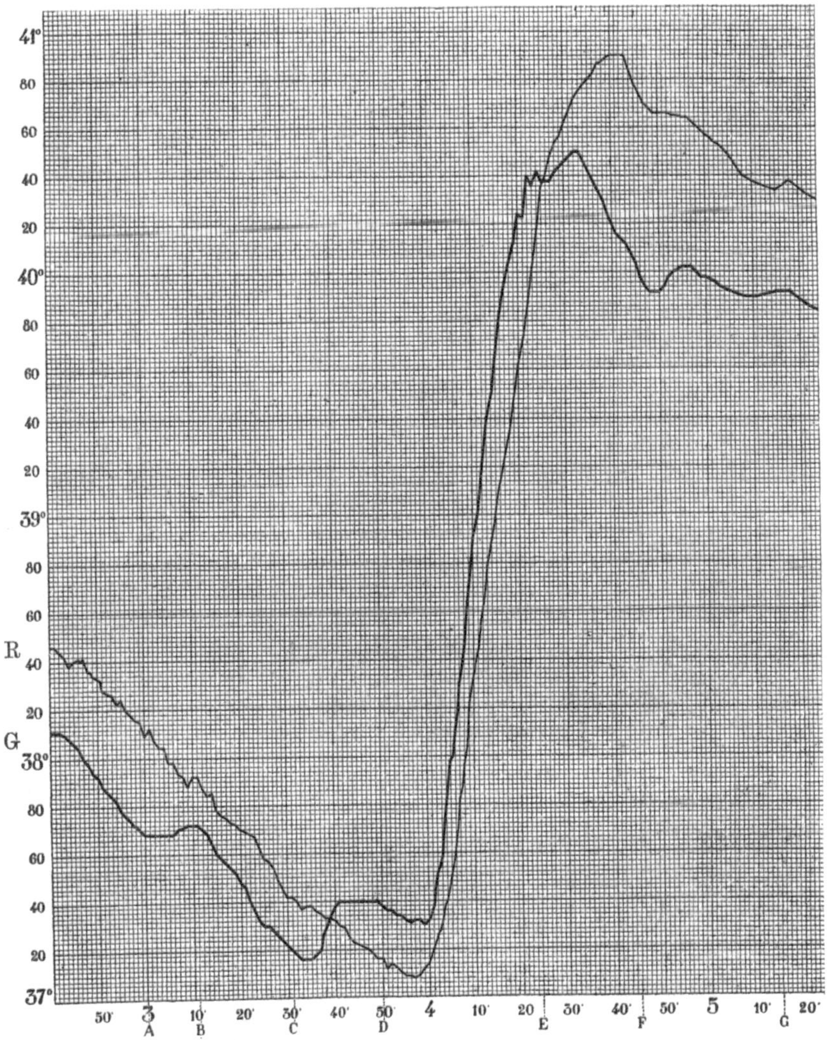

Versuch vom 10. Februar 1886.

Fig. 23.

derjenigen der Gehirntemperatur durch die Wirkung des Chloroforms und des Cocains sich zeigen.

3 Uhr 50′. Es werden noch weitere 0,20 einer salzsauren Cocainlösung an verschiedenen Stelle des Körpers subcutan injicirt. Die Injection wurde um 3 Uhr 54′ beendigt.

3 Uhr 55′. Der Hund beginnt unruhig zu werden.

3 Uhr 58′. Es tritt zuerst Steigerung der Temperatur im Mastdarme auf und zwei Minuten später auch im Gehirn und zwar erfolgte in letzterem die Zunahme der Temperatur rascher, sodass die Differenz um 4 Uhr 5′ ungefähr 0°,5 betrug, Gehirn = 38°, Mastdarm = 37°,5. Es zeigten sich die charakteristischen Erscheinungen der Cocainvergiftung; das Thier wurde unruhig und konnte nur mit Gewalt zurückgehalten werden. Wahre convulsivische Anfälle fehlten jedoch, die Athmung war regelmässig.

4 Uhr 22′. Das Gehirn war so stark mit Blut gefüllt, dass das Thermometer ein wenig herausgedrängt wurde; dieses wurde wieder an Ort und Stelle gelegt und desshalb ist eine geringfügige Aenderung in der Aufzeichnung bemerkbar. Das Thier hat jetzt starke clonische und tonische Muskelcontractionen, die denjenigen ähnlich sind, welche am Maule bei Cocainvergiftung beobachtet werden können.

4 Uhr 24′ in *E*. Es wird Chloroform verabreicht um das Thier zu beruhigen und um zu sehen ob durch Verminderung der Reizung des Gehirns gleichzeitig auch die Entwicklung von Wärme abnimmt.

4 Uhr 33′. Die Temperatur des Gehirns beginnt zu sinken; der Mastdarm erwärmt sich noch 10′ Minuten lang continuirlich, bis 4 Uhr 43′.

4 Uhr 45′ *F*. Es wird kein Chloroform mehr gegeben. Das Thier ist vollständig unempfindlich, es erfolgt kein Lidreflex bei Berührung der Augen. Die Temperatur des Gehirns nimmt 5′ fortwährend ab, später aber steigt dieselbe.

4 Uhr 52′. Der Hund erwacht und scheint bei Bewusstsein zu sein, bewegt sich aber nicht. Die Temperatur des Gehirns steigt neuerdings.

5 Uhr 15′ in *G*. Es erfolgt eine Steigerung der Temperatur des Gehirns und des Mastdarms, deren Ursache jedoch nicht nachgewiesen werden konnte. Das Thier ist ruhig und macht gar keine Bewegungen.

Die wichtigsten Resultate, welche sich aus diesem Experimente ergeben, sind die folgenden:

1. Durch Wirkung des Chloroforms und zwar im Anfangsstadium, in der Periode der Reizung, erfolgt eine locale Wärmeentwicklung im Gehirn.

2. Bei Anwendung von Cocain in kleinen Dosen wird das Gehirn wärmer als der Mastdarm und zwar ist die Wärmeentwicklung auf das Gehirn localisirt.

3. Bei Verabreichung von grossen Dosen von Cocain nahm die Gehirntemperatur in 20′ um mehr als 3° zu, d. h. stieg von 37°,30 auf 40°,40.

4. Nachdem das Gehirn diesen hyperthermischen Wärmegrad

erreichte, konnte es mittelst des Chloroforms wieder zur Erkaltung gebracht werden und das Thier wurde infolgedessen rasch unempfindlich.

5. Die Temperatur des Mastdarms stieg fortwährend, während die des Gehirns infolge der Wirkung des Chloroforms rasch abnimmt.

6. Tiefe Narkose und Unempfindlichkeit stellte sich ein, als die Temperatur des Gehirns 39°,90 erreichte. Diese Beobachtungen zeigen, dass die psychischen Functionen nicht in engem Zusammenhange mit der Temperatur des Gehirns stehen.

7. Nach der Wiederherstellung des Bewusstseins trat eine Steigerung der Gehirntemperatur ein und dann sank sie wieder, während das Bewusstsein bestehen blieb.

8. Die Temperatur des Gehirns und des Mastdarms zeigt im letzten Theile der Fig. 23 synchronische und parallele Modificationen, denen keine äusserlich sichtbare Veränderung am Thiere entsprach. Diese Schwankungen der Temperaturcurven werden im Capitel VIII „Organische Conflagrationen“ eingehender studirt werden.

Die Temperatur des Mastdarms ist unabhängig von der des Gehirns. Dies zeigte in evidenter Weise das vorhergehende Experiment, in welchem die Temperatur des Mastdarms 10′ lang, d. h. von 4 Uhr 33′ bis 4 Uhr 43′ fortwährend zunahm, während das Gehirn sich infolge der Wirkung des Chloroforms rasch abkühlte. Meine sämmtlichen Versuche bestätigen die Thatsache, dass die anästhetischen und narkotischen Mittel zuerst die Temperatur des Gehirns und dann die der anderen Organe modificiren.

Ich habe beobachtet, dass durch Einwirkung von reizenden Mitteln die Temperatur des Mastdarms in erheblicher Weise zunimmt und dass dies auch dann eintritt, wenn die Muskeln durch Curare gelähmt sind. Die Temperatur des Mastdarms ist voraussichtlich die Resultante der Temperatur verschiedener Organe der Bauchhöhle, der Darmwände, der Harnblase und der Muskeln der Bauchwände. Durch Verabreichung von Cocain oder anderer reizender Mittel modificiren wir die Temperatur der Leber und wahrscheinlich auch der Darmdrüsen und der glatten Muskulatur des Darmes und es ist desshalb klar, dass locale Modificationen der Temperatur der Bauchhöhle ganz unabhängig von dem Wechsel der Gehirntemperatur vorkommen können. Herr

Dr. E. Cavazzani hat in meinem Laboratorium die Veränderungen der Temperatur der Leber studirt und gefunden, dass die Organe der Bauchhöhle ihre eigenen Variationen haben können, welche von der Temperatur des arteriellen Blutes unabhängig sind. Auf Grund dieser Thatsache ist es erklärlich, dass unter dem Einflusse von Reizmitteln beträchtliche Steigerungen der Mastdarmtemperatur vorkommen, auch wenn die Muskeln durch Curarewirkung gelähmt werden.

Wenn man erwägt, dass viele Physiologen auch heute noch die Muskeln als Hauptquelle der thierischen Wärme ansehen, dann verdient jedenfalls die Thatsache Beachtung, dass sich die Temperatur des Gehirns durch Anwendung von Reizmitteln um 2°—3° steigern kann, während die durch Curare paralysirten Muskeln stetig erkalten.

Wirkung des Kaffees und des Strychnins beim curarisirten Hunde.

Versuch vom 23. Juni 1891.

Fig. 24.

Ausgewachsener, 17 kg schwerer Hund. Nach der Tracheotomie und Präparation der Saphenvene, wurde der Schädel in der Scheitelregion rechts, mittelst des Trepans geöffnet; nach der Curarisation begann die künstliche Athmung; man führte das Thermometer um 10 Uhr 20′ in das Gehirn ein. Bei der Autopsie sah man, dass das Thermometer die hinter dem sulcus cruciatus gelegene zweite Gehirnwindung perforirte, in den rechten Seitenventrikel und dann in den linken drang und in der hinter dem sulcus cruciatus gelegenen Windung Halt machte. Ein zweites Thermometer wurde in der Richtung des nervus ischiadicus tief zwischen die Schenkelmuskeln eingeführt und ein drittes in den Mastdarm. Die Aufzeichnung begann um 10 Uhr 30′. Gehirn = 39°,31. Mastdarm = 39°,14. Muskel = 38°,68.

Die Temperatur des Gehirns ist, wie man sieht, höher als die des Mastdarms, was wahrscheinlich von der Curarewirkung abhängt.

10 Uhr 45′ in *A*. Wir untersuchten, welche Wirkung ein starkes Infusum von Caffee auf die Gehirntemperatur ausübt. Es waren hierbei zwei Vorsichtsmassregeln nothwendig und zwar erstens gute Filtration der Flüssigkeit, zweitens eine Temperatur derselben, welche derjenigen des Blutes entsprach. Zu letzterem Zwecke verwendeten wir einen besonders construirten Apparat, der aus einer dicken Röhre bestand, die mit Wasser von 39° gefüllt war. Ich injicirte 135 ccm des Caffeeaufgusses in die Saphena. Das Thier war während der Injection unruhig, das Herz schlug stärker und mit grösserer Frequenz, in der Minute 160 mal.

10 Uhr 48′. Die Injection war beendigt. Der Blutdruck ist wahrscheinlich gesteigert, weil das Aussickern von Blut aus der Schädelwunde, das schon aufgehört hatte, von neuem begann. Die Temperatur des Gehirns stieg um 0°,04 in 2′, nachdem sie früher, bis 10 Uhr 52′ auf 39°,05 herabsank. In den anderen Organen war mit Ausnahme einer Verlangsamung des Sinkens der Temperatur

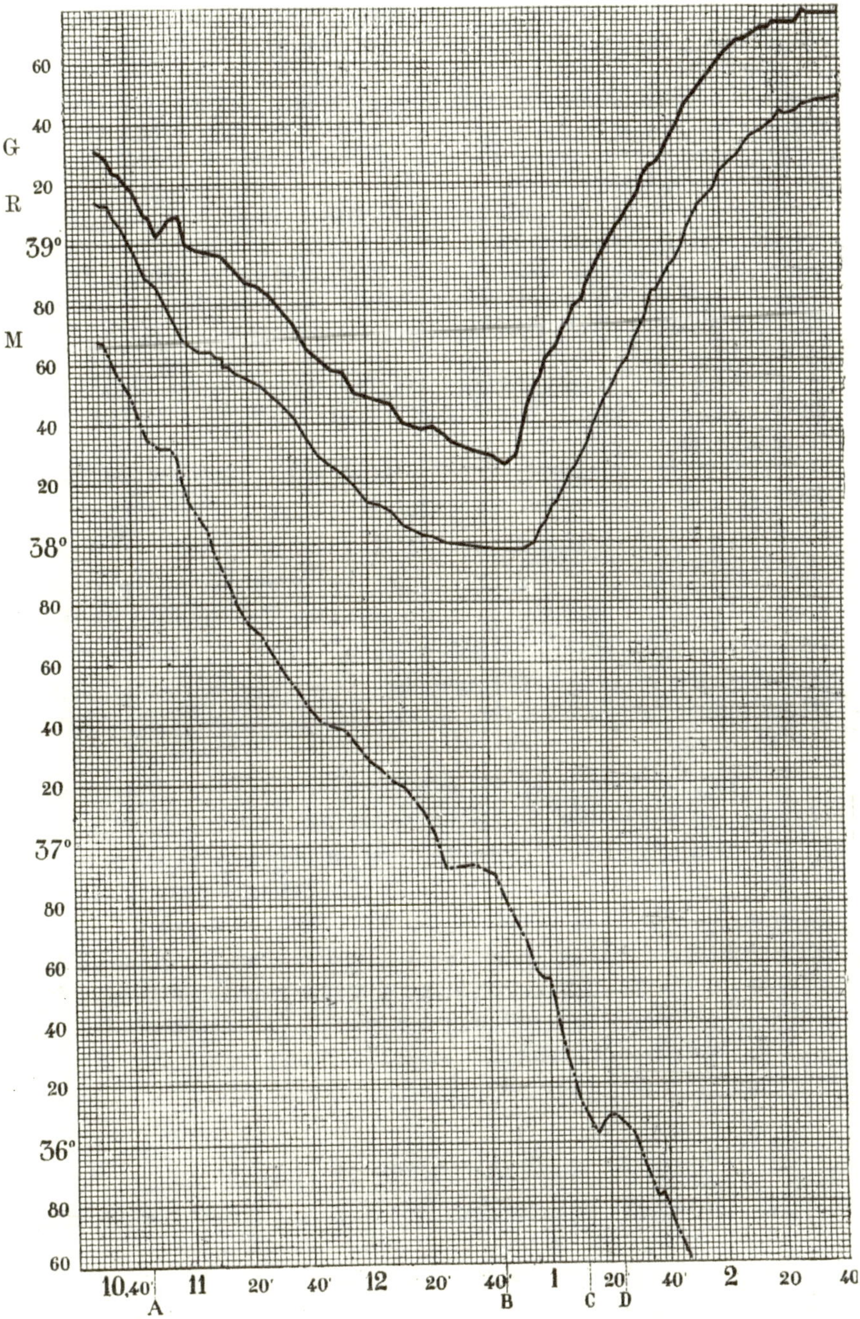

Versuch vom 23. Juni 1893.

Fig. 24.

der Muskeln, gar keine Aenderung bemerkbar. Es wurden rasch weitere 2 ccm von der Curarelösung injicirt weil bemerkt wurde, dass der Hund leichte Bewegungen machte. Die zwei Linien, welche die Temperatur des Gehirns und des Mastdarms andeuten, sinken parallel und regelmässig. Die Curve der Muskeln zeigt, dass diese sich rascher abkühlen, ein Umstand, der von Wichtigkeit ist, weil er anzeigt, dass thermische Processe im Spiele sind, die ihren Sitz ausserhalb der Muskeln haben.

12 Uhr 44′ in *B*. Injection von 1 Centigramm Strychnin in die Saphena; unmittelbar darauf entstand eine Hämorrhogie aus dem Gehirn, der früher schwache, kaum fühlbare Puls wurde stärker und man zählte 160 in der Minute. Nach 4′ begann das Gehirn sich zu erwärmen und nach 8′ auch der Mastdarm und zwar wuchs die Temperatur im ersteren rascher. Die Muskeln kühlten sich fortwährend ab.

1 Uhr 12′ in *C*. Man wechselte das Thermometer in den Muskeln und wahrscheinlich war dies die Ursache, dass man eine Modification der Curve derselben bemerkte.

Um 1 Uhr 24′ und um 1 Uhr 34′ wurden wieder Injectionen von Curare gemacht.

Die wichtigsten Resultate dieses Experimentes, sind:

1. Die Injection von Caffee in die Venen eines curarisirten Thieres bringt eine Steigerung der Temperatur des Gehirns um 0°,06 hervor. Diese Wirkung manifestirte sich 2′ nach der Verabreichung des Caffee und dauerte bloss ungefähr 8′. Im Mastdarme fehlte jede Wirkung und die Schenkelmuskeln zeigten eine leichte Verminderung der Abkühlung.

2. Das Strychnin erzeugte beim curarisirten Thiere in 2 Stunden und 16′ eine Steigerung der Temperatur des Gehirns um 1°,52 (von 38°,26 auf 39°,78). Die Temperatur des Mastdarms stieg in derselben Zeit um 1°,60 (von 37°,98 auf 39°,58). Die Schenkelmuskeln kühlten sich während dieser Zwischenzeit um 2°,09 ab (von 36°,80 auf 34°,71).

Der Gang der Temperatur in den Muskeln wird nicht modifizirt, während die Temperatur des Gehirns und des Mastdarms beträchtlich zunimmt. Die Wärmeausstrahlung ist nämlich so bedeutend, dass das Blut die Temperatur der Schenkelmuskeln nicht zu steigern vermag, wenn diese durch das Curare paralysirt werden.

Absinthöl.

Ich habe mit Absinthöl an Hunden und Affen experimentirt, um dessen Wirkung auf die Temperatur des Gehirns zu studiren, namentlich aber um zu ermitteln, in welcher Art sich die Temperatur des Gehirns während der epileptischen Anfälle modificirt.

Ich werde nur ein Experiment beschreiben, da die verschiedenen Curven einander ähnlich sind und unterlasse auch die Anführung der über diesen Gegenstand veröffentlichten Fachschriften, unter welchen die Arbeit von MAGNAN[1] wegen ihrer Bedeutung in erster Linie zu erwähnen ist.

Wirkung des Absinthöls.

Versuch vom 6. Mai 1892.

Fig. 25.

Ein männlicher, alter und 15 kg schwerer Hund wurde in der gewöhnlichen Weise zum Versuche vorbereitet und dann tracheotomirt. Die Zimmertemperatur war 19°. Ein Thermometer wurde in die linke Hemisphäre und zwar entsprechend dem sulcus cruciatus eingeführt; dasselbe drang bis zu der hinter dem sulcus cruciatus der entgegengesetzten Seite gelegenen Windung vor. Ein zweites Thermometer wurde in die Carotis und ein drittes tief in den Mastdarm eingeführt.

Die Vorbereitungen zum Experiment waren um 3 Uhr 3′ beendigt, dann liess man den Hund in Ruhe. Die Temperatur des Blutes und des Mastdarms sank in ungefähr einer halben Stunde von 38°,40 auf 37°,75. Um 3 Uhr 37′ injicirte man in die Saphenvene 0,10 gr Absinthöl gemengt mit Kochsalzlösung. Der Hund verblieb ruhig, allein der Körper desselben begann unmittelbar sich zu erwärmen. Die Fig. 25 fängt um 3 Uhr 40′ an. Temperatur des Gehirns = 38°,30. Die Steigerung der Temperatur im Beginne war gewiss nicht von der Contraction der Muskeln abhängig, da das Thier bloss geringfügige Bewegungen der Ohrmuscheln zeigte.

4 Uhr 3′ in *A*. Man injicirte in die vena saphena 0,30 gr reines Absinthöl, gemengt mit physiologischer Kochsalzlösung. Nach 2′ stellte sich ein epileptischer Anfall mit starken Convulsionen, unwillkürlicher Koth- und Harnentleerung ein und die Temperatur des Blutes, des Mastdarms und des Gehirns nahm rasch zu.

Es ist bemerkenswerth, dass die Temperatur des Gehirns nach der Verabreichung des Absinthöls, in den dem epileptischen Anfalle vorausgehenden zwei Minuten nicht abnahm, ja mit derselben Schnelligkeit sich steigerte. Wenn die epileptischen Anfälle, wie Einige meinen, von einer Modification der Blutcirculation und speciell von einer Gehirnanämie abhängen würden, dann hätte sich wohl eine Aenderung im Gang der Temperatur des Gehirns zeigen müssen. Das Fehlen einer Abkühlung des Gehirns vor dem Eintritte des Anfalls zeigt, dass nicht die Anämie des Gehirns die Convulsionen erzeugt.

4 Uhr 6′. Es tritt eine geringe Abnahme der Anfälle ein, die aber dann wieder mit der früheren Intensität sich wiederholen; die Extremitäten des Thieres sind starr geworden.

[1] Archives de Physiologie normale et pathologique. 1873. T. V. S. 115.

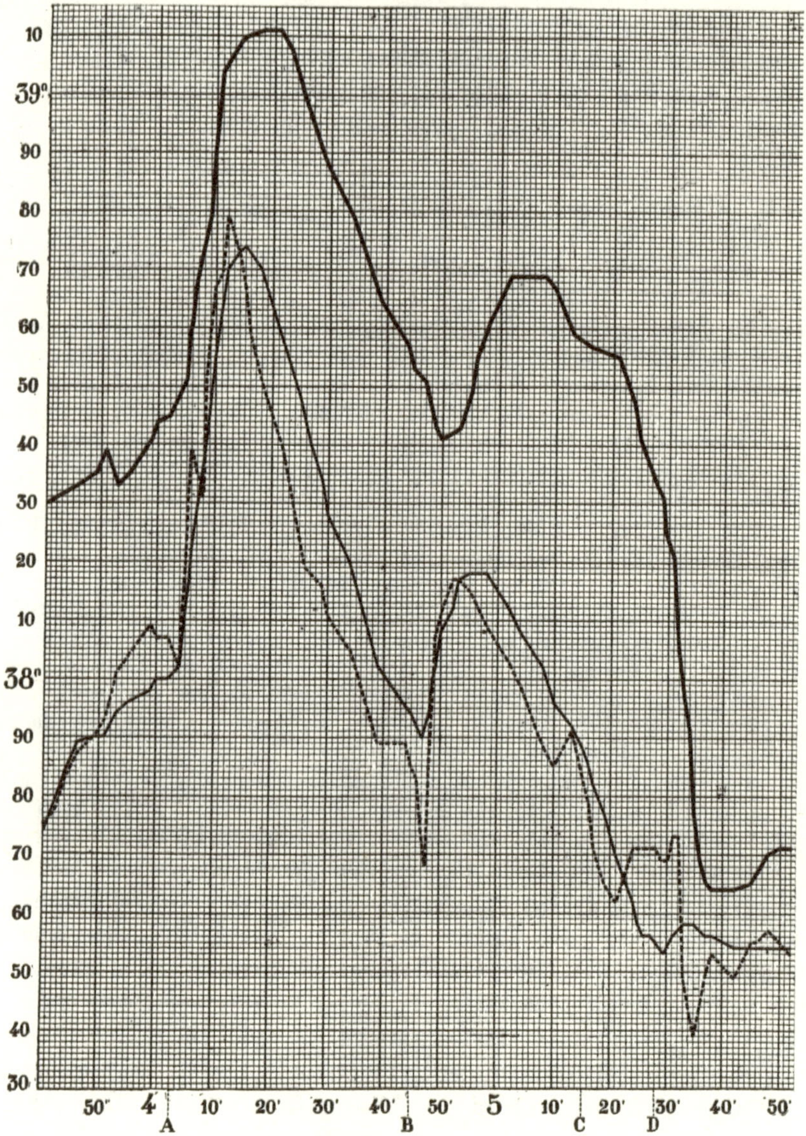

Versuch vom 6. Mai 1892.
Fig. 25.

4 Uhr 10′. Die Convulsionen hörten auf, es ist reichliche Speichelabsonderung vorhanden und die Mundhöhle des Thieres ist mit Schaum erfüllt.

4 Uhr 11′. Es stellte sich nochmals ein epileptischer Anfall ein, der

schwächer war als die früheren. Die tonischen Convulsionen dauerten nur eine sehr kurze Zeit und verwandelten sich rasch in clonische.

4 Uhr 12′. Nach dem Aufhören der Anfälle schien das Thier das Bewusstsein wieder erlangt zu haben, denn es blickt um sich her und verhält sich ruhig. Die Temperatur des Blutes nahm rasch ab, dann die des Mastdarms und 10′ nach dem Ende der epileptischen Anfälle begann auch die Erkaltung des Gehirns.

Die Steigerung der Temperatur während des epileptischen Anfalles war fast gleich gross in den verschiedenen Organen des Körpers, denn in 6′ erwärmte sich das Gehirn um 0°,59, der Mastdarm um 0°,70 und das Blut um 0°,72.

Wenn man der starken Wärmeausstrahlung am Kopfe Rechnung trägt, dann erscheint es wahrscheinlich, dass das Gehirn mehr als die anderen Organe Wärme erzeugte.

Man ersieht aus diesem Experimente, dass die Temperatur des Gehirns nicht streng von derjenigen des Blutes abhängt, da die erstere noch 10 Minuten lang zunahm, während das Blut rasch erkaltete.

4 Uhr 35′. Die Wirkung des Absinthöls scheint aufgehört zu haben. Die Temperatur des arteriellen Blutes und des Mastdarms nimmt regelmässig ab; das Gehirn ist ungefähr um 0°,60—0,70 wärmer als das Blut und der Mastdarm. Es wurde nochmals in B eine Injection von 0,30 Absinthöl in die Saphenvene gemacht. Zwei Minuten nach derselben trat ein epileptischer Anfall auf, die exspirirte Luft des Thieres riecht nach Absinthöl; die erst tonischen Convulsionen verwandelten sich nach 30″ in clonische, die Pupillen waren erweitert und die Gefässe der Conjunctiva zeigten starke Injection.

Das Blut erkaltete gleich nach der Injection, erwärmte sich aber rasch nach dem Auftreten des Anfalles ohne jedoch die Temperatur des Mastdarms zu übertreffen.

Das Gehirn erkaltete continuirlich während des Anfalles; erst 2 Minuten vor dem Ende desselben, um 4 Uhr 50′ begann es sich zu erwärmen.

Dieses Experiment zeigt auf das Deutlichste die Unabhängigkeit der Temperatur der Organe von einander, denn während sich das arterielle Blut und der Mastdarm im epileptischen Anfalle erwärmten, erkaltete das Gehirn und als die ersteren begannen sich abzukühlen, fing im Gegentheile eine Steigerung der Gehirntemperatur an.

Ich bezeichne als organische Conflagrationen jene Erscheinungen thermischer Activität, welche im Gehirn beobachtet werden können und nicht den Perioden der motorischen oder psychischen Aktivität entsprechen. Im vorliegenden Experimente haben wir es mit einer Form dieser organischen Conflagrationen — mit dem Sitze im Gehirne — zu thun, welche uns die Unabhängigkeit der Temperatur des Gehirns von der des Blutes und des Mastdarms beweist. Das Gehirn erwärmte sich in 10′ um fast 0°,30, während sich das arterielle Blut und der Mastdarm in derselben Zeit um ebensoviel abkühlen.

5 Uhr 13′. Es werden 5 Cc. einer gewöhnlichen Curarelösung injicirt, um die Wirkung der Muskeln auszuschliessen, und kurze Zeit nachher begann die künstliche Athmung. Die Temperatur des Gehirns hörte für einige Minuten auf zu sinken, nahm aber dann rascher ab. Bei Vergleichung dieser Curve mit der vorausgehenden (und anderen hier nicht mitgetheilten) sieht man, dass das Curare im absteigenden Theile der Curve einen leichten Buckel erzeugte.

5 Uhr 28′ in *D*. Man injicirte noch 0,30 g Absinthöl. Es erfolgte diesmal kein epileptischer Anfall; man sah bloss im Gesichte fibrilläre Zuckungen und Bewegungen der Augenlider, alle anderen Muskeln waren bewegungslos. Das Herz schlug frequenter als früher, d. h. 160 Mal, während früher bloss 130 Pulsationen vorhanden waren; die Pupillen sind erweitert, Speichelabsonderung sehr reichlich.

Die Temperatur des Blutes nahm ab, während die des Mastdarms etwas zunahm; das Gehirn erkaltete fortwährend 15′ lang, erwärmte sich aber dann um 0°,08.

Es wiederholte sich hier dieselbe Thatsache, die wir schon im Beginne des Abschnittes über das Cocaïn erwähnten; das Curare nämlich reducirt in beträchtlicher Weise die erregende Wirkung des Absinthöls, vermag aber nicht dieselbe ganz aufzuheben. F. Franck[1] hat sich, ausgehend von der Beobachtung, dass bei der akuten Vergiftung mit Absinthöl die Gehirnrinde noch vor dem Auftreten der Convulsionen ihre Reizbarkeit verliert, zu Gunsten der Hypothese ausgesprochen, daß die Gehirnrinde an der Absinth-Epilepsie nicht betheiligt ist. Meine Experimente zeigen, dass die epileptischen Anfälle nach dem Gebrauch von Absinthöl bei durchschnittenem Mark viel weniger intensiv sind. Wir sahen eine Steigerung der Gehirntemperatur auch dann, wenn das Absinthöl in Folge von Anwendung des Curare keine Convulsionen erzeugen konnte; die Temperaturzunahme des Gehirns 15′ nach der Verabreichung des Absinthöls entspricht der Form der organischen Conflagrationen, die nach den vorausgehenden Injectionen beobachtet wurden.

VIII. Die thermischen Erscheinungen des Stoffwechsels und die Conflagrationen.

Das Thermometer zeigt eine Umwandlung der chemischen Energie im Gehirne an, die zur Erzeugung von Wärme Anlass giebt. Was

[1] Fr. Franck, Leçons sur les fonctions motrices du cerveau. Paris 1887. Pag. 125.

diese Wärme bedeuten solle, das wissen wir nicht. Wir wissen aber, dass die stärkeren Erhöhungen der Gehirntemperatur nicht mit den psychischen und motorischen Functionen desselben zusammenhängen.

Die Vorstellung, dass die nervöse Thätigkeit eine beträchtliche Quantität von Wärme erzeuge, wurde durch zwei Entdeckungen veranlasst. Die eine stammt von HELMHOLTZ her, welcher bewies, dass der sich contrahirende Muskel Wärme erzeugt: die zweite von LUDWIG, der zeigte, dass während der Reizung des nervus lingualis der aus der Unterkieferspeicheldrüse austretende Speichel wärmer ist als das arterielle Blut. Auch in Betreff der Temperaturzunahme des Gehirns bewahrheitet sich eine Erscheinung, die in der Wissenschaft im Allgemeinen beobachtet werden kann, dass nämlich erst eine Hypothese aufgestellt wird und dass man nachher zu ermitteln sucht, ob die Thatsachen derselben entsprechen oder nicht. Wenn aber auch eine Analogie als Leitfaden dienen kann, so braucht sie noch nicht richtig zu sein. Zur Entkräftung der Hypothese, dass die psychische und motorische Aktivität des Gehirns in innigem Zusammenhange mit den thermischen Processen in demselben stehen, genügt wohl der Hinweis auf die Beobachtungen der vorangehenden Abschnitte, welche zeigten, dass eine beträchtliche Steigerung der Temperatur des Gehirns ohne nachweisbare Modificationen der psychischen oder motorischen Aktivität desselben erfolgen kann und andererseits, dass sich die Temperatur des Gehirns während der Perioden einer functionellen Aktivität nicht wesentlich ändert.

Durch die Beobachtungen an Menschen werden wir im XI. Abschnitte den Blick eingehender auf dieses Feld lenken. Wir werden nun erst die Curven studiren, welche diese Erscheinungen an Thieren darstellen und dann eine Erklärung derselben versuchen.

Versuch vom 7. December 1891.

Fig. 26.

Einem grossen Jagdhunde wurden um 1 Uhr 40′ 6 cg Morphin injicirt. Nach der Trepanation des Schädels wurde die Carotis präparirt; die Einführung des Thermometers in dieselbe gelang aber nicht, weil ihr Lumen zu klein war.

2 Uhr 21′. Man führt das Thermometer in das Gehirn ein, und zwar in transversaler Richtung; dasselbe drang in die hinter dem sulcus cruciatus gelegene Windung der linken Hemisphäre, verlief über dem corpus callosum und machte in der gleichen Windung der entgegengesetzten Seite Halt. Es entstand gar keine Hämorrhagie, Zeichen von Schmerzempfindungen fehlten und der Hund verhielt sich vollkommen ruhig. Trotz des letzteren Umstandes

sahen wir bei der Einführung des Thermometers in das Gehirn, dass die Quecksilbersäule rasch emporstieg und die Temperatur diejenige des Mastdarms ungefähr um 0°,10 übertraf. Nach kurzer Zeit trat ein epileptischer Anfall und unwillkürlicher Harnabgang auf, die Aenderungen der Temperatur des Gehirns und des Mastdarms in Folge des epileptischen Anfalles waren unbedeutend. Die Aufzeichnung der Curven begann 5 Minuten nach dem Aufhören des Anfalles und wir sahen, dass dieselben parallel verliefen, sodass das Gehirn constant ungefähr um 0°,10 wärmer blieb als der Mastdarm.

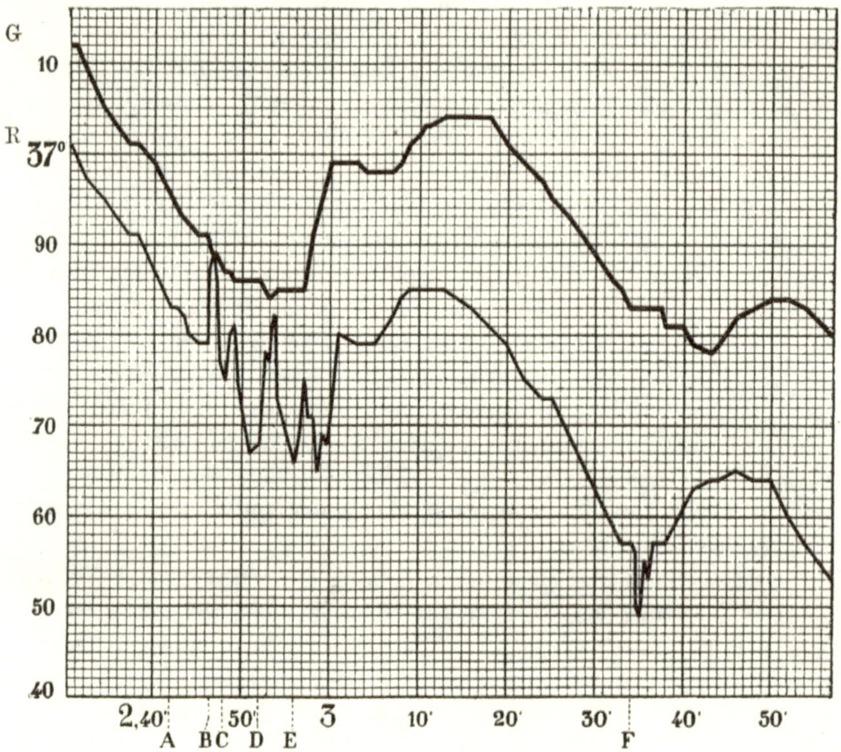

Versuch vom 7. December 1891.

Fig. 26.

2 Uhr 38′. Es wird die Vorbereitung zur electrischen Reizung des Gehirns gemacht; eine Electrode wird in den Stahltubus eingebracht, der das Thermometer festhält, die andere in die Mundhöhle. Der Hund ist ruhig, Respiration 14 in der Minute, Puls 70.

2 Uhr 40′. Es wird das Gehirn mit einem sehr schwachen Strome des graduirten Apparates von Krüger gereizt. Intensität = 500; gar keine Bewegung von Seiten des Thieres.

2 Uhr 42′ in *A*. Reizung mit einem stärkeren inducirten Strome = 800;

es erfolgte eine geringe Steigerung der Temperatur des Mastdarms und des Gehirns.

2 Uhr 46′ 30″ in *B*. Reizung durch 30″ mit einer Stromintensität von 1250. Tetanische Contraction der hinteren Extremitäten. Die Temperatur des Mastdarms stieg um 0°,10, das Gehirn hingegen erkaltete um 0°,02.

2 Uhr 48′ in *C*. Reizung mit derselben Stromintensität 1 Minute lang. Es stellte sich wieder Tetanus der hinteren Extremitäten ein. Trotz der länger dauernden Reizung war jetzt die Zunahme der Temperatur des Mastdarms geringer und die des Gehirns zeigte eine leichte Verminderung.

2 Uhr 52′ in *D*. Electrische Reizung 1′ und 30″ lang mit einem stärkeren Strome = 1500. Heftige Contraction der Muskeln des Gesichts, der vorderen und hinteren Extremitäten. Die Temperatur des Mastdarms nahm um 0°,14 zu, die des Gehirns hingegen verminderte sich um 0°,02.

Wir sehen in diesem Experimente sich dreimal die Thatsache wiederholen, dass die Reizung des Gehirns und vielleicht auch des Markes, welche eine tetanische Contraction der Extremitäten zu bewirken vermag, die Temperatur des Mastdarms ungefähr um 0°,10 steigert, aber auf die Temperatur des Gehirns ohne Einfluss bleibt, ja eine leichte Abkühlung desselben hervorbringt.

2 Uhr 56′ in *E*. Electrische Reizung mit einer Stromintensität von 2000. Heftiger Tetanus der vorderen und hinteren Extremitäten; das Thier respirirt seltener, die Temperatur des Mastdarms nimmt rasch zu, sinkt dann aber wieder. Das Gehirn begann sich gegen das Ende der Reizung zu erwärmen und seine Temperatur wächst rasch nach dem Aufhören derselben um 0°,08, wobei das Thier vollständig unbeweglich blieb.

2 Uhr 58′ 30″. Es tritt ein epileptischer Anfall auf. Die Respiration ist beklommen und beschleunigt, die Speichelabsonderung reichlich und fadenziehend.

3 Uhr. Der epileptische Anfall hörte auf, das Thier ist ganz unbeweglich, wie eingeschlafen. Auch die Temperatur des Mastdarms beginnt zu wachsen, das Gehirn ist um 0°,14 wärmer als früher, Pupille normal.

3 Uhr 5′. Die Curve der Mastdarmtemperatur beginnt nach einem kurzdauernden Stehenbleiben auf derselben Höhe wieder zu wachsen, und nach zwei Minuten zeigt auch das Gehirn eine ähnliche Zunahme. Die Ursache dieser Variationen vermag ich nicht anzugeben, das Thier ist ganz ruhig, Puls 80 in der Minute, Respiration 15, Speichelabsonderung normal, Pupille ebenso. Die Gefässe des Ohres sind nicht injicirt. Die Steigerung der Gehirntemperatur dauert 5′ länger als die des Mastdarms, dann sinken beide Curven parallel fast in einer geraden Linie.

Diese Zunahme der Gehirntemperatur in Folge eines epileptischen Anfalls bei vollständiger Ruhe des Thieres betrachte ich als einen der typischen Fälle der organischen Conflagrationen. Wir müssen annehmen, dass im Gehirne ein Vorrath von chemischer Energie vorhanden ist, auf dessen Kosten sich das Gehirn erwärmen kann, unabhängig von seinen psychischen und motorischen Functionen. Das Thermometer zeigt uns in diesem Experimente die chemischen Vorgänge, welche im Gehirne nach einem epileptischen Anfalle statthaben.

3 Uhr 34′ in *F.* Reizung des Gehirns mit einer Stromintensität von 2000, die der früher angewendeten Stromstärke gleich ist. Es trat ein heftiger Tetanus der vorderen und hinteren Extremitäten ein. Nach dem Aufhören der 1 Minute lang dauernden Reizung öffnete das Thier die Augen und bewegte in geringem Grade die Ohren. Die Temperaturcurve des Gehirns hörte eine kurze Zeit auf zu sinken. Der Mastdarm erkaltete um 0°,05.

3 Uhr 36′. Es tritt ein heftiger epileptischer Anfall auf, der nur eine kurze Zeit dauerte, dann aufhörte, später aber wiederkehrte; die Convulsionen dauerten 1 Minute, die Speichelabsonderung war reichlich. Während der sehr starken Convulsionen fand keine Steigerung der Gehirntemperatur statt, dieselbe hörte nur auf zu sinken. Die Zunahme der Temperatur begann im Mastdarm und betrug 0°,15, während das Gehirn fortwährend erkaltete. Später begann die Temperatur des Gehirns zu wachsen, gleichzeitig blieb die des Mastdarms stationär und letzterer erkaltete früher als das Gehirn.

Dieses Experiment zeigt, dass ein sehr starker epileptischer Anfall ohne beträchtliche Steigerung der Temperatur des Gehirns vorhanden sein kann. Nach dem Aufhören des Anfalles erfolgt eine Zunahme der Temperatur des Mastdarms und nach mehr als 10′ beginnt auch das Gehirn sich zu erwärmen.

Es ist wichtig, zu bemerken, dass die zweite Erhöhung der Temperatur im Gehirne etwas später als im Rectum erscheint. Den Grund dieser Verspätung kenne ich noch nicht. Der zunächst liegende Gedanke ist, dass es sich um Erscheinungen handelt, deren Sitz in den Gefässen ist. Allein eine sorgfältige Beobachtung der Circulationsverhältnisse in der Augenhöhle und in den Gefässen des Ohres zeigten, dass die Entwicklung von Wärme nicht von einem reichlicheren Blutzufluss zum Gehirne abhängig war; ausserdem macht die gleichzeitige Steigerung der Temperatur im Gehirne und im Unterleibe es unwahrscheinlich, dass es sich hierbei um eine passive Erscheinung handelt, deren Ursache ein stärkerer Blutzufluss an zwei Stellen des Körpers wäre.

Der Kürze halber unterlasse ich die Mittheilung anderer Fälle, in welchen als Folge einer elektrischen Reizung des Gehirns, die eine Minute dauerte, eine Steigerung der Temperatur um 0°,50—0°,60 eintrat und zwar in Form einer parabolischen Curve, die sich über eine Stunde erstreckte, worauf der ursprüngliche Gang der Temperatur sich wieder einstellte. Der aufsteigende Theil ist in dieser Curve constant, ein wenig steiler als der absteigende Abschnitt, wie dies auch in der Fig. 26 zu sehen ist.

Im Folgenden werde ich einige Versuche beschreiben, welche an curarisirten Thieren gemacht wurden und vielleicht instructiver sind, weil in denselben das Gehirn von den Muskeln und dem Wechsel der Circulations- und Athmungsverhältnisse unabhängig war. Es soll hier darauf aufmerksam gemacht werden, dass die von mir als Conflagrationen bezeichneten Erscheinungen nicht zu jeder Zeit beobachtet werden können; so geschah es, dass ich an curarisirten Thieren oft stundenlang die Temperatur des Gehirns beobachtete, ohne dass ich irgend einer characteristischen Veränderung begegnet wäre.

Versuch vom 17. Juli 1891.

Fig. 27.

23·500 g wiegender Hund. Der erste Theil dieses Experiments wurde in der Fig. 21 des VII. Abschnitts mitgetheilt, der über die Cocaïnwirkung handelt. Die Aufzeichnung der Fig. 27 begann um 1 Uhr 20′. Gehirn = 38°,50. Mastdarm = 38°,16. Temperatur der Schenkelmuskeln = 38°. Das Gehirn ist um 0°,34 wärmer als der Mastdarm.

1 Uhr 38′. Der Hund zeigt leichte Zuckungen; es werden 1·5 Cc. Curarelösung in die Saphenvene injicirt und die Injection wird um 1 Uhr 54′ wiederholt. Puls 160 in 1′.

2 Uhr 14′ in *A*. Injection von 4 Cc. Curarelösung. Trotz dieser wiederholten Einspritzungen stieg unter dem Einflusse des Cocaïns regelmässig die Temperatur des Gehirns, des Mastdarms und der Muskeln.

2 Uhr 56′. Das Gehirn erkaltet, während im Gegentheil die Temperatur des Mastdarms fortwährend zunimmt. Der Hund ist unbeweglich.

Das Thermometer ist in der richtigen Lage; ich versicherte mich, dass weder in der Circulation noch in der künstlichen Athmung sich eine Aenderung einstellte. In 14′ erkaltete das Gehirn um 0°,24 und der Mastdarm erwärmte sich um 0°,04.

Die Erkaltung des Gehirns und die gleichzeitige Erwärmung des Mastdarmes in diesem Falle bietet ein characteristisches Beispiel der Veränderungen, welche in der Intensität der chemischen und thermischen Processe unabhängig von der Temperatur der anderen Organe auftreten. In den Muskeln ist eine geringe Verminderung der Temperatur bemerkbar, die isochronisch mit der des Gehirns verläuft, allein ohne dass wir die Ursache derselben angeben könnten.

3 Uhr 40′. Die Temperatur des Gehirns fängt an wieder zu wachsen und nimmt in 18′ um 0°,22 zu. Die Ursache dieser Erscheinung ist auch diesmal

unbekannt geblieben, weil das Thier unbeweglich war und die Bedingungen des Versuchs nicht modificirt wurden.

4 Uhr 3′ in *B*. Der Hund macht kleine Bewegungen; es werden 4 Cc. Curare in die Saphena injicirt, in deren Folge eine geringfügige Verminderung der Temperatur des Gehirns eintritt, die aber dann wieder zunimmt und später, nach 18′, nochmals eine rasche Abnahme um 0°,26 zeigt. Man könnte annehmen, dass die Erkaltung des Gehirns von der Injection des Curare abhängig war, da aber 18′ nach derselben verstrichen waren, so ist diese Vermuthung nur wenig begründet. Dass es sich aber nicht um eine paralysirende Wirkung des Curare handelt, beweist der Umstand, dass der Hund während des Sinkens der Temperatur des Gehirns einige Bewegungen ausführte, sodass wir demselben um 4 Uhr 28′ in *C* 5 Cc. Curare injiciren mussten, um ihn unbeweglich zu machen.

Gleich nachdem das Thier tief curarisirt war, gab man demselben um 4 Uhr 36′ in *D* 0,10 g Cocaïn, worauf die Temperatur des Gehirns in 25″ rasch um

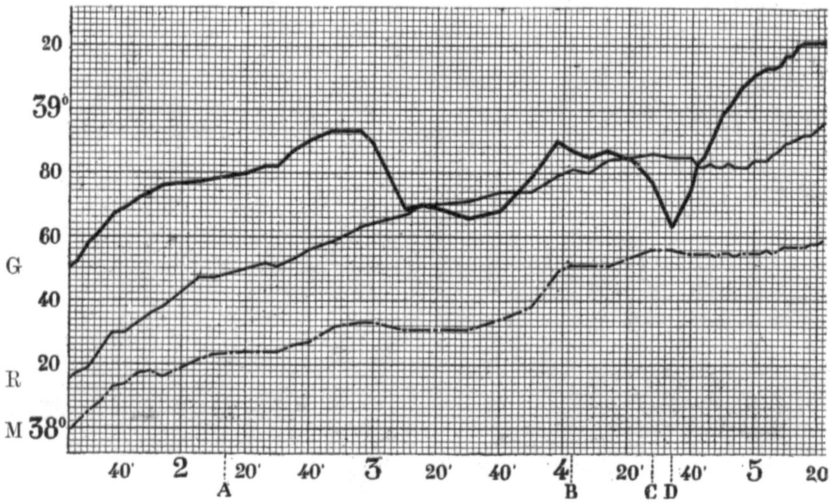

Versuch vom 17. Juli 1891.
Fig. 27.

0°,58 zunahm. Im Mastdarm und den Muskeln war die Steigerung der Temperatur nur unbedeutend.

Aus den Beobachtungen dieses Versuches geht hervor, dass die Curve der Temperatur des Gehirns sehr beträchtliche Schwankungen zeigt, während die des Mastdarms und der Muskeln gleichmässig zunimmt. Der letzte Theil dieser Aufzeichnung bestätigt die schon im VII. Abschnitte mitgetheilte Thatsache, dass das Cocaïn eine auf das Gehirn localisirte Steigerung der Temperatur hervorbringt. Die Temperatur der Muskeln in Folge der Cocaïnwirkung hat sich nicht modificirt; sie betrug um 4 Uhr 36′ 38°,56, um 5 Uhr 16′ 38°,57. Der Mastdarm zeigte 38°,85 und stieg auf 38°,92, erwärmte sich also um 0°,07; die Temperatur des Gehirns nahm gleichzeitig um 0°,58 zu, indem sie von 38°,63 auf 39°,21 stieg.

Bei den Hunden in normalem Zustande habe ich oft beobachtet, dass die Temperatur des Gehirns stieg, ohne dass irgend eine Spur einer Bewegung in den Muskeln oder eine Variation der Temperatur am Rectum nachweisbar wäre. Die schönsten Beispiele dieser Conflagrationen werden wir bald an Menschen finden.

Zum Studium der Circulationsveränderungen im Gehirne bediente ich mich des Ophthalmoscops, und zwar machte ich die wichtigsten Beobachtungen bei Reizung des Gehirns mit inducirten Strömen, beim Auftreten epileptischer Anfälle und bei Injection von Absinthöl. Bei diesen Versuchen sah ich zuweilen, dass der Augenhintergrund stark injicirt war, während die Temperatur abnahm, und dass in anderen Fällen die Temperatur des Gehirns rasch stieg, wie z. B. bei den Cocaïnversuchen, während am Augenhintergrunde nichts Abnormes zu bemerken war, ja eine geringere Injection als sonst sich zeigte.

Einen Beweis dafür, dass die in Rede stehenden, als „organische Conflagrationen“ bezeichneten Erscheinungen nicht als passive Erwärmungen durch den Blutstrom aufgefasst werden können, bieten uns diejenigen Experimente, in welchen das verlängerte Mark durchschnitten wurde und trotzdem in der Curve der Gehirntemperatur die Schwankungen fortbestanden haben.

Versuch vom 20. Mai 1892.

Fig. 28.

27 kg schwerer Hund. Nach der Tracheotomie wurde die Carotis präparirt, das Mark in der Occipitalregion freigelegt, dann durchschnitten und schliesslich die künstliche Athmung eingeleitet.

3 Uhr. Es wird das Thermometer in das Gehirn eingeführt. Bei der Autopsie fand man, dass dasselbe in den linken sulcus cruciatus eindrang, in der linken Hemisphäre stehen blieb und mit der Spitze die Hemisphärenspalte berührte; das Mark, zwischen dem Atlas und dem Hinterhauptbeine, war vollständig durchschnitten. Man bedeckte den Hund mit einer Decke, um seine rasche Abkühlung zu verhindern. Zimmertemperatur 20°. Ein zweites Thermometer wurde tief zwischen die Schenkelmuskeln eingeführt.

3 Uhr 20′. Der Hund scheint sich relativ wohl zu befinden, denn er schaut um sich herum, wenn man Lärm macht und schliesst die Augen, wenn man vor

denselben Bewegungen macht, oder dreht sie nach der Seite hin, wo Leute in das Zimmer eintreten. Temperatur des Gehirns = 39°,41, Carotis = 38°,80, Muskeln = 38°,80.

3 Uhr 32'. Da die Temperatur des Gehirns und des Blutes seit 20 Minuten constant blieb, so wurden 0,30 g Absinthöl in physiologischer Kochsalzlösung injicirt. Das Thier hat einen leichten epileptischen Anfall; die Masseteren contrahiren sich und es sind Bewegungen der Augenlider und der Ohrmuscheln vorhanden. Auch die Extremitätenmuskeln zeigen Contractionen und Zuckungen; der Harn geht unwillkürlich ab, die Temperatur des Gehirns und des Blutes nimmt zu, während die Muskeln erkalten. Das Thier hat starke Zuckungen, die Augenbindehaut desselben ist injicirt, die Pupillen sind erweitert, die Speichelabsonderung erscheint reichlicher und es zeigen sich clonische Convulsionen. Es bildete sich, trotz der Durchschneidung des Markes in der Cervicalregion, hier ein epileptischer Anfall aus; das Absinthöl wirkte isolirt und zwar reizend auf das Gehirn und auf das Mark, und die Steigerung des Blutdrucks war so gross, dass aus sämmtlichen Wunden eine grössere Quantität Blut austritt. Trotz dieses Umstandes nahm die Temperatur der Muskeln ab, während die des Blutes und des Gehirns um mehr als 0°.20 stiegen.

Die Aufzeichnung begann um 3 Uhr 58'. Die Convulsionen haben schon seit mehr als 10' aufgehört; das Thier ist unbeweglich und trotzdem wuchs die Temperatur des Gehirns, des Blutes und der Muskeln. Puls 90 in der Minute, dann und wann erscheinen Zuckungen an den Extremitäten.

4 Uhr. In Folge der Wirkung des Absinthöls modificirt sich ganz bedeutend der Zustand des Thieres. Dasselbe scheint nicht mehr zu sehen, denn wenn man vor seinen Augen Bewegungen macht, bleiben die Lider offen, die Augen sind unbeweglich, die Reflexe desselben sind normal, aber es scheint, dass Geräusche von dem Thiere nicht mehr wahrgenommen werden.

4 Uhr 31' in *A*. Es werden 0,40 g Absinthöl in die vena saphena injicirt.

4 Uhr 34'. Leichtes Zucken, geringfügige Bewegungen in der Zungenbeingegend, langsame Hebung des Schwanzes und dann ein tetanischer Anfall mit starkem Trismus.

4 Uhr 37'. Es erfolgt ein zweiter Anfall. Die Temperatur des Gehirns und des Blutes steigt um 0°,20, die der Muskeln hingegen nimmt um 0°,36 ab.

Die Unabhängigkeit der Temperatur des Gehirns von derjenigen des Blutes geht aus diesem Experimente klar hervor, denn die Curve des ersteren zeigt nach dem Aufhören der Convulsionen eine abermalige Steigerung, während die Curve des arteriellen Blutes sinkt, und die Curve der Muskeln kaum eine Spur einer solchen aufweist. Wir haben hier einen Beweis dafür, dass diese Schwankungen der Gehirntemperatur nicht von Variationen in dem Zustande der Gefässe abhängen, da das verlängerte Mark in diesem Falle durchschnitten wurde.

Nicht weniger interessant ist die Verminderung der Temperatur in den Muskeln während des epileptischen Anfalls, der nach Verabreichung des Absinthöls auftrat. Man injicirte dem Hunde dreimal

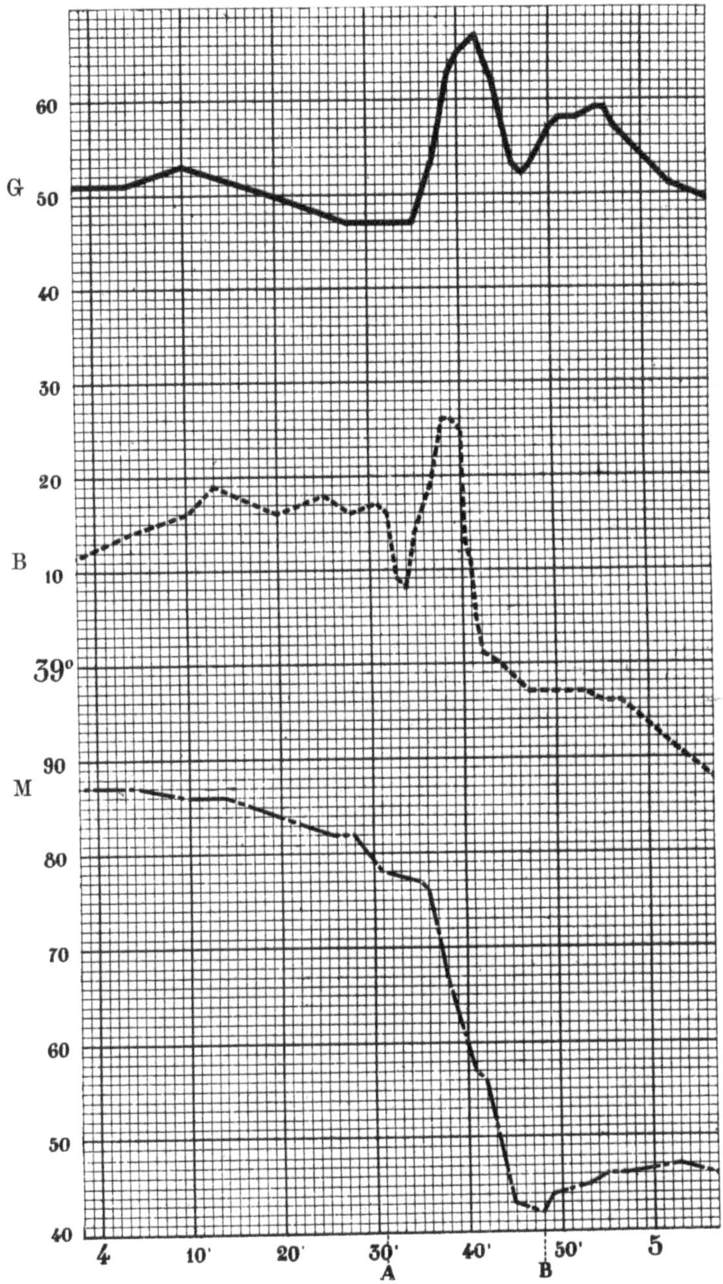

Versuch vom 20. Mai 1892.

Fig. 28.

hintereinander dieselbe Quantität von Absinthöl und jedesmal trat eine Erkaltung der Muskeln auf, ähnlich derjenigen, die in der reproducirten Curve dargestellt ist. Diese Erscheinung kann nicht durch die Annahme erklärt werden, dass während der Contraction eine Erweiterung der Gefässe stattfindet. Wenn dies erfolgen würde, dann müsste, da das Blut in einem solchen Falle wärmer wäre, die Temperatur der Muskeln zu- aber nicht abnehmen. Wahrscheinlich ist in diesem Falle die Contraction der Muskeln so stark, dass sie die Blutcirculation behindert, und daher kommt es, dass trotz der durch die tetanische Contraction in den Muskeln entstehenden Wärme die Temperatur in den Schenkelmuskeln statt zu steigen, eine Abnahme zeigt.

Im letzten Theil dieses Versuches sieht man, dass die Temperatur des Blutes während der Ruhe keine Veränderung zeigt. Im Gehirn und in den Muskeln sieht man eine Schwankung in *B*, wie sie oft nach epileptischen Anfällen zum Vorschein kommt.

Diese organischen Conflagrationen bilden den thermischen Ausdruck der metabolischen Erscheinungen, welche in den Organen unabhängig von ihren specifischen Functionen erfolgen. Ich schliesse mich der Anschauung an, die schon mein Bruder äusserte,[1] dass nämlich der Muskel sich auch dann erwärmen kann, wenn er nicht functionirt; es bedarf zu diesem Zwecke eines Reizes von Seite der nervösen Centralorgane, und zwar eines Reizes, der verschieden von demjenigen ist, der ihn zur Bewegung anregt, oder aber der Einwirkung eines Giftes. Die thermischen Erscheinungen des Metabolismus manifestiren sich im Gehirn mit einer viel grösseren Intensität als in den anderen Organen.

Die organischen Conflagrationen erfolgen leichter, wenn die Reizbarkeit des Gehirns gesteigert ist; man kann bezüglich derselben geradeso wie bezüglich der Epilepsie sagen, dass sie durch alle diejenigen Ursachen hervorgebracht werden können, welche die Reizbarkeit des Gehirns steigern.

---

[1] VIRCHOW's Archiv 106. Bd. 1886. S. 89. 101.

IX. Anämie des Gehirns und Asphyxie.

Es ging aus den angeführten Thatsachen hervor, dass die Entwicklung von Wärme im Gehirn von zwei Ursachen abhängig ist, und zwar einerseits von der specifischen Activität der Ganglienzellen, andererseits von den metabolischen Processen, welche unabhängig von den psychischen und motorischen Functionen des Gehirns vor sich gehen. Die Natur der Processe, welche im Gehirn Wärme hervorrufen, kennen wir nicht. Es ist möglich, dass es sich, wie schon bezüglich der Muskeln behauptet wurde, statt einer Oxydation um eine Dissociation handelt. Mit dem Worte „Conflagration" wollte ich nur andeuten, dass im Gehirn Wärmeentwicklung stattfindet, die unabhängig von der specifischen Function der Nervenzellen vor sich geht. Das Wort „Conflagration" bezieht sich bloss auf die Thatsache und nicht auf die Natur des thermischen Processes. Ich werde im Folgenden einige Experimente mittheilen, um zu zeigen, dass die wärmeerzeugenden Processe intensiver werden, wenn die normalen Nutritionsvorgänge im Gehirne gestört sind. Wenn wir bei Modificationen der psychischen Functionen des Gehirns durch Anämie und Ischämie, oder bei vollständiger Vernichtung derselben im Tode durch Asphyxie, sehen, dass das Gehirn noch weiter Wärme zu erzeugen vermag, dann müssen wir annehmen, dass die Entwicklung von Wärme in solchen Fällen nicht von den physiologischen Processen des Denkens und der Bewegung, sondern von anderen Ursachen abhängt.

Es verknüpfen sich mit diesen Untersuchungen diejenigen Fälle, bei welchen in natürlichem Schlafe oder unter der Wirkung des Chloroforms nach Aufhören des Bewusstseins die Temperatur des Gehirns noch Schwankungen zeigt. Diese Beobachtungen an Menschen und Thieren werden wir später genau studiren.

Versuch vom 11. December 1891.

Fig. 29.

Ein männlicher, ungefähr 12 kg schwerer Hund. Während der Chloroformirung werden die Vertebralarterien unterbunden, die Carotiden präparirt und eine Canüle in die Trachea eingeführt. Um 2 Uhr 40′ wurde das Thermometer in das Gehirn eingelegt. Bei der Autopsie fand man, dass dasselbe in den gyrus centralis posterior der linken Hemisphäre eindrang, dann über dem corpus callosum verlief, durch den rechten Seitenventrikel drang und im unteren Theile des rechten Schläfen-Scheitellappens Halt machte, ohne die äussere Oberfläche der rechten Hemisphäre zu perforiren.

Die Aufzeichnung begann um 3 Uhr 10′. Das Thier war kurz vorher aufgeregt und in Folge der Bewegungen nahm die Temperatur um 0°,06 ab.

3 Uhr 15′ bei *A*. Während das Thier sich ruhig verhält und die Temperatur des Gehirns und des Mastdarms zunahm, wurden die beiden Carotiden geschlossen und es wurde auf diese Weise Anämie des Gehirns erzeugt. Kurz darnach wurde der Hund sehr unruhig. Die Behinderung der Blutcirculation im Gehirn dauerte bloss 1 Minute. Gleich nachdem die Carotiden wieder geöffnet

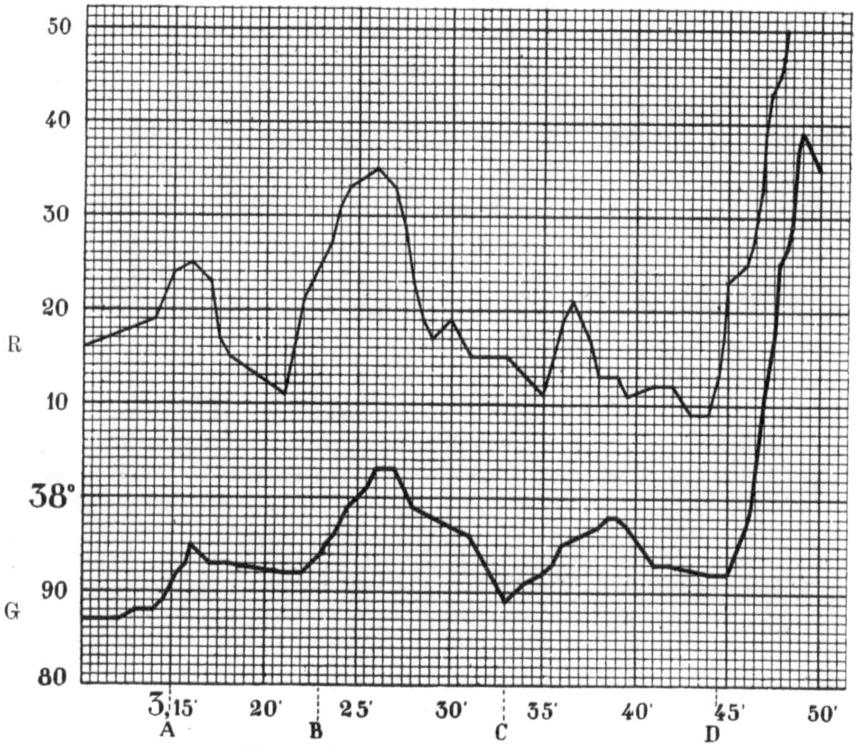

Versuch vom 11. December 1891.

Fig. 29.

waren, wurde das Thier wieder ruhig. Die Temperatur des Gehirns wuchs um 0°,04 in 2′, im Mastdarm bloss um 0°,01. Die Temperatur sowohl des Gehirns als des Mastdarms fuhr noch 1′ nach dem Aufhören der Anämie des Gehirns fort zu steigen.

3 Uhr 16′, unmittelbar nach Oeffnung der Carotiden, beginnt das Fallen der Temperatur.

3 Uhr 23′ bei *B*. Da das Thier sich schon seit einigen Minuten ruhig verhielt, so behinderte man neuerdings die Blutcirculation im Gehirn durch Schliessung der Carotiden. Der Hund war diesmal nicht so unruhig wie im vorausgehenden Falle, obwohl die Steigerung der Temperatur im Gehirn und im Mastdarm dies-

mal beträchtlicher war. Nach 4 Minuten entfernte man die Ligatur an den Carotiden. Nach Wiederherstellung der Circulation im Gehirn wurde das Thier wieder ruhig, und trotz der lange dauernden Behinderung derselben ist der Hund nicht unempfindlich geworden, denn er reagirte mit den Augen bei Berührung der Bindehaut derselben.

Die Zunahme der Temperatur des Gehirns betrug während der Anämie 0°,09, die des Mastdarms 0°,10. Nach Aufhebung der Ligatur an den Carotiden kühlten sich beide sofort ab.

3 Uhr 33′ bei *C*. Es wurden die Carotiden noch einmal für 6′ unterbunden. Obwohl diesmal die Circulation im Gehirn längere Zeit hindurch aufgehoben war, ist der thermische Effect auf das Gehirn und den Mastdarm geringer gewesen. Ersteres begann sich zu erwärmen, sobald die Carotiden geschlossen wurden, letzterer erst nach 2′, und erkaltete dann nach 4′, noch während die Anämie fortdauerte. Sowohl das Gehirn, wie auch der Mastdarm erwärmten sich diesmal um 0°,10.

Diese drei Experimente über die Anämie zeigen in übereinstimmender Weise, dass die Aufhebung der Blutcirculation im Gehirn eine Steigerung der Temperatur hervorruft, und zwar erfolgt dies nicht nur im Gehirn, sondern wahrscheinlich im ganzen Organismus, da ja gleichzeitig auch die Temperatur des Mastdarms zunimmt. Das Zusammentreffen dieser Erscheinungen ist hinreichend beweisend dafür, dass es sich hier nicht um einen passiven Vorgang handelt. Die Aufhebung der Circulation ist nicht so aufzufassen, als wenn eine die Temperatur herabsetzende Vorrichtung in ihrer Function behindert würde, sondern es muss angenommen werden, dass die chemischen Processe beim Auftreten einer Anämie des Gehirns in Folge der abnormen Ernährung der Ganglienzellen so intensiv werden, dass eine Steigerung der Temperatur trotz der Wärmeausstrahlung eintritt.

Dass man es hier mit nervösen Erscheinungen zu thun hat, deren Zustandekommen von der grösseren oder geringeren Reizbarkeit des Gehirns abhängig ist, zeigt die Thatsache, dass, als die Circulation zum letzten Male aufgehoben wurde (in *C*), die Steigerung der Gehirntemperatur geringer war als bei der Anämie im vorausgehenden Falle *(B)*, obwohl die Unterbrechung des Blutumlaufs im Gehirn 2′ länger dauerte.

Es ist wichtig, zu wissen, dass die Temperatursteigerung in Folge der Anämie im Gehirn länger andauert als im Mastdarm. Diese mit den Gesetzen der Wärmeausstrahlung nicht stimmende Beobachtung spricht für das Andauern eines Reizzustandes, den die Anämie im Gehirn hervorruft.

3 Uhr 44′ 30″. Um die Reizbarkeit des Gehirns zu prüfen, befestigte ich an der Stahlröhre, welche das Thermometer trägt, einen Kupferdraht, den ich bis in die Gehirnwindungen eindringen liess. Bei *D* reizte ich dann mittelst eines inducirten Stromes, dem man mit der Zunge kaum auszuhalten vermochte. Es erfolgte starker Tetanus und die Athembewegungen hörten fast vollständig auf. Als ich nach 50″ die Reizung sistirte, brach ein intensiver epileptischer Anfall aus, die Temperatur des Gehirns wuchs in weniger als 6′ um 0°,54, die des Mastdarms um 0°,65. Das Thier wurde dann ruhig, allein die Temperatur des Gehirns und des Mastdarms blieb erhöht. Um 4 Uhr 1′ d. h. 17′ nach dem Auftreten des epileptischen Anfalls zeigte das Gehirn 38°,41 und der Mastdarm 38°,67.

Wie aus dem letzten Theil der Fig. 29 hervorgeht, wuchs nach dem epileptischen Anfall die Temperatur des Gehirns in 6′ um 0°,54. Die des Mastdarms erhob sich um 0°,65.

Dieser Hund wurde getödtet, indem man ihn verbluten liess und man bemerkte dabei gar keine Steigerung der Gehirntemperatur, vielleicht deshalb, weil in Folge der starken Conflagration, welche dem epileptischen Anfalle folgte, die Reizbarkeit des Gehirns erschöpft wurde, oder der Vorrath an Stoffen, durch deren Umwandlungen Wärme entsteht.

Schon Heidenhain zeigte, dass die Temperatur im Innern des Körpers merklich ansteigt,[1] wenn man durch reichliche und schnelle Blutentziehung den arteriellen Druck beträchtlich herabsetzt und damit auch die Blutgeschwindigkeit vermindert. In der Arbeit von Heidenhain werden die Ursachen angegeben, von welchen die Steigerung der Temperatur in den inneren Theilen des Körpers abhängen kann, wenn der Blutkreislauf verlangsamt oder unterbrochen wird. Die Schwierigkeit besteht in der Entscheidung, ob die Temperatursteigerung vom Nervensysteme abhängig ist oder ob bei unveränderter Wärmeerzeugung der Wärmeverlust herabgesetzt wird, d. h. bloss aus physikalischen Gründen eine Zunahme der Temperatur stattfindet. Das Studium dieser Erscheinungen führt uns zu der streitigen und sehr verwickelten Frage der postmortalen Temperatursteigerung. Die folgenden Experimente zeigen, dass die Temperatur nicht nur deshalb zunimmt, weil die Abfuhr der Wärme erheblich sinkt, sondern weil die Unterbrechung des Blutumlaufs im Gehirn (wie dies z. B. bei der Asphyxie stattfindet) eine Reizung der Nervenzellen und eine Ernährungsstörung derselben verursacht, in deren Folge eine Temperatursteigerung eintritt. Wenn es sich einfach um einen physi-

[1] Pflüger's Archiv. Bd. 3. S. 519.

kalischen Process handeln würde, wie dies von Heidenhain angegeben wird, dann würde in Folge einer Hämorrhagie die Temperatur des Gehirns constant zunehmen. Aus meinen Experimenten geht im Gegentheil hervor, dass beim Tode der Thiere in Folge von Verblutung oft gar keine beträchtliche Temperaturzunahme im Gehirn erfolgt. Dieses inconstante Verhalten der Ergebnisse der Experimente ist davon abhängig, dass das Gehirn der Hunde in gewissen Fällen mehr reizbar ist, in anderen hingegen weniger. Wenn das Gehirn im Gefolge von stattgehabten Conflagrationen schon erschöpft ist oder sich unter dem Einflusse von narcotischen Mitteln befindet, dann fehlt die Entwicklung von Wärme nach einer Hämorrhagie, oder sie ist nur sehr gering.

Ich werde ein Experiment mittheilen, bei welchem in Folge einer tödtlichen Hämorrhagie Steigerung der Gehirntemperatur eintrat.

Versuch vom 28. Mai 1886.

Fig. 30.

10 kg schwerer Hund. Das Thermometer drang in das Gehirn durch die hinter dem sulcus cruciatus gelegene Windung und verlief durch die rechte Hemisphäre hindurch bis zum linken Stirnlappen, einige Millimeter vor dem Knie des corpus callosum. Ein anderes Thermometer wurde in die Jugularvene bis in die Nähe des Herzens eingeführt, ein drittes in den Mastdarm.

Um 5 Uhr 10′ werden 0,08 g einer salzsauren Cocaïnlösung subcutan injicirt; kurz darnach stieg die Temperatur des Gehirns, des Mastdarms und des venösen Blutes. Das Thier blieb ruhig und unbeweglich. Respiration 20 in 30″.

Um 5 Uhr 27′ werden bei *A* weitere 0,08 g salzsaures Cocaïn injicirt. Das Thier zeigt Bewegungen des Gesichts und der Ohrmuscheln, welche characteristisch für Cocaïnvergiftung sind. Pupille ist erweitert, das Thier schreit nicht und ist bewegungslos, die Temperatur nimmt zu.

5 Uhr 38′ bei *B*. Man verursacht dem Thiere Schmerzen, indem man dessen Pfoten stark drückte. Es erfolgte gar keine Modification der Temperatur des Gehirns und des Mastdarms, nur das venöse Blut zeigt einige Variationen.

5 Uhr 50′ bei *C*. Es beginnt die Verblutung aus der Carotis; die Temperatur des Gehirns fängt an zu wachsen; der Mastdarm erwärmt sich noch 5′ lang und bleibt dann fast constant. Eine beträchtliche Steigerung erfolgt bloss im venösen Blute, das sich in 15′ um 0°,70 erwärmte.

5 Uhr 56′. Das Thier hat fast sein ganzes Blut verloren (denn dieses fliesst bloss tropfenweise aus der Carotis), es reagirt nicht mehr und seine Augen sind unempfindlich, Respiration noch 11 in der Minute.

6 Uhr bei *D*. Das Herz hat aufgehört zu schlagen, die Temperatur des

Gehirns fängt an zu sinken, während der Mastdarm und das venöse Blut noch fortfahren sich zu erwärmen.

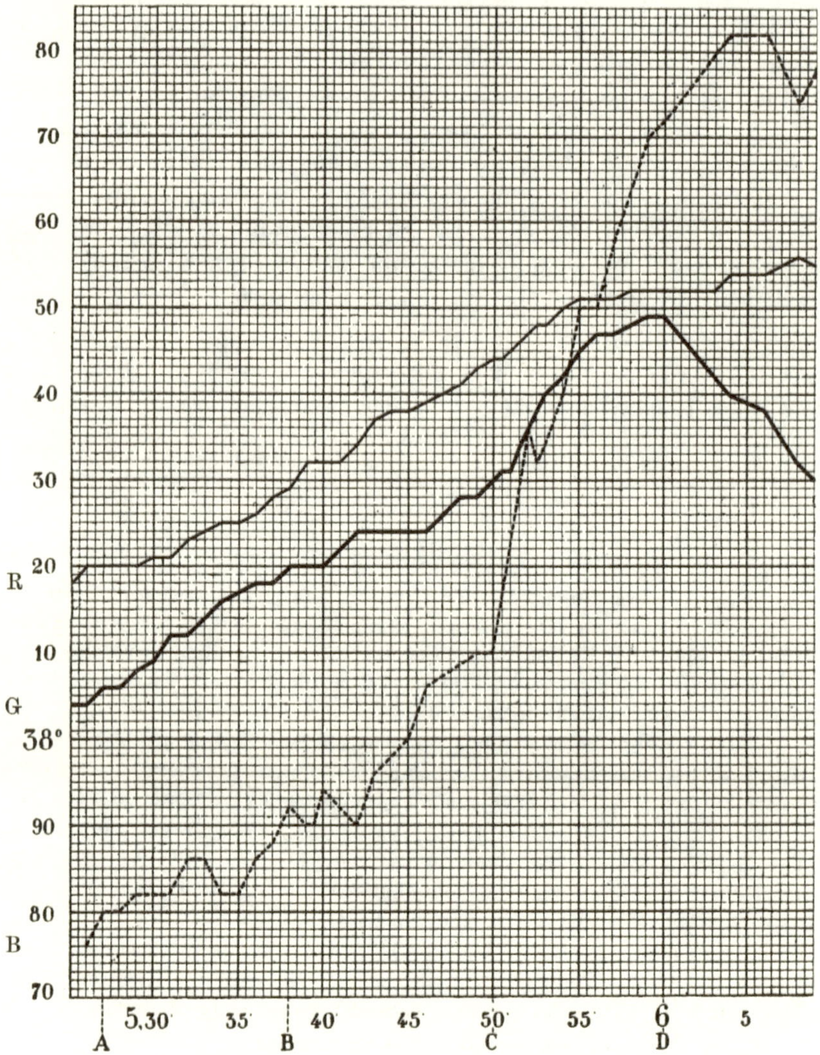

Versuch vom 28. Mai 1886.
Fig. 30.

Dieser Versuch zeigt deutlich die Erwärmung des Gehirns in Folge einer tödtlichen Hämorrhagie. Der Mastdarm nimmt daran nicht Theil. Im venösen Blute erfolgt eine Steigerung der Temperatur von 0°,72.

Der Versuch ist ein weiteres Beispiel von beträchtlicher Temperaturentwicklung ohne nachweisbare Contraction der Muskeln.

Asphyxie.

Die Beobachtungen, welche ich bezüglich der Asphyxie anstellte, sind sehr zahlreich, indem ich viele Versuche damit beendete, dass ich die Hunde durch Erstickung tödtete. Die Resultate waren insoweit constant, als der Effect der Asphyxie nur gering war oder vollständig fehlte, wenn die Thiere durch vorausgegangene epileptische Anfälle oder in Folge der Wirkung des Cocaïns oder des Strychnins erschöpft waren, oder wenn sie unter dem Einflusse von narcotischen Mitteln standen. Thiere, die sich wohl befanden, zeigten immer eine beträchtliche Steigerung der Gehirntemperatur.

Ich werde zunächst als Beispiel ein Experiment mittheilen, welches an einem curarisirten Hunde gemacht wurde. Da bei einem solchen Thiere die Action der Muskeln behindert ist, so treten die Effecte der sistirten Respiration deutlicher hervor.

Versuch vom 10. Mai 1887.

Fig. 31.

12 kg schwerer Hund. Nach der Trepanation des Schädels um 10 Uhr wurde das Thermometer in die hinter dem sulcus cruciatus gelegene Windung eingeführt; dasselbe durchdrang transversal das Gehirn und machte in der gleichnamigen Windung der rechten Seite Halt. Ein anderes Thermometer legte man in den Mastdarm und ein drittes wurde in die Vena jugularis externa, bis in die Nähe des Herzens, eingeführt.

11 Uhr. Es werden 10 cg einer Lösung von salzsaurem Cocaïn subcutan injicirt und dann allmählich noch weitere 20 cg. Der Hund erwärmte sich ungefähr um 1° in $1^1/_2$ Stunden.

Ich unterlasse die Mittheilung des ersten Theils dieses Versuchs; er diente dem Studium der Cocaïnvergiftung.

1 Uhr Nachmittag. Der Mastdarm ist um 0°,70 wärmer als das Gehirn und das venöse Blut.

Um 1 Uhr 20′ wird der Hund curarisirt und um 1 Uhr 25′ beginnt die Aufzeichnung. Das Thier ist unbeweglich und die künstliche Respiration functionirt regelmässig, da der Blasebalg von einem Gasmotor bewegt wird.

1 Uhr 29′ bei *A*. Die künstliche Respiration wird aufgehoben, um Asphyxie zu erzeugen. Der Hund liegt bewegungslos; zunächst erfolgt eine geringe Abkühlung des venösen Blutes, gleich darauf aber eine Steigerung der Temperatur desselben. Im Gehirn ist die Zunahme der Temperatur anfangs nur langsam, später sehr rasch, und zwar beträgt sie 0°,25 in 3′.

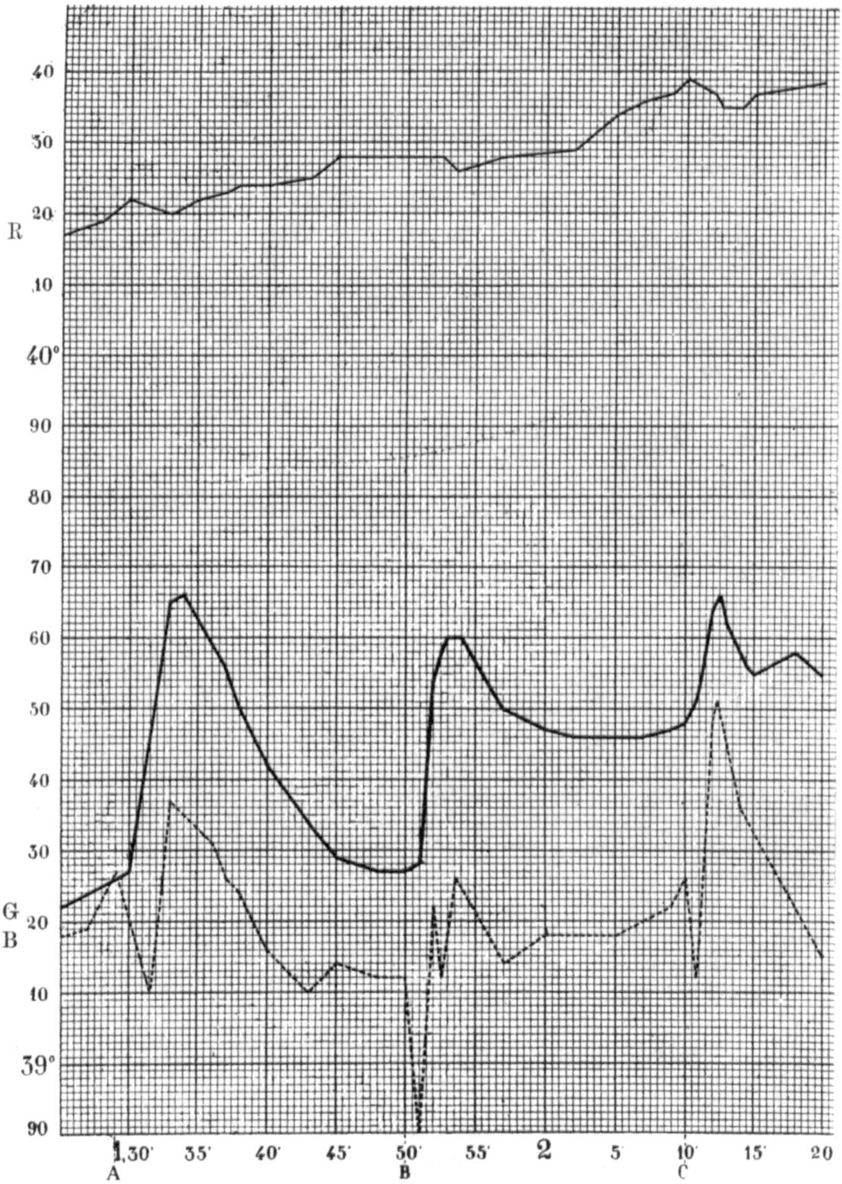

Versuch vom 10. Mai 1887.

Fig. 31.

1 Uhr 32′. Es beginnt wieder die künstliche Athmung und das Gehirn erwärmt sich noch weiter. Das venöse Blut kühlt sich sofort ab. Im Mastdarm erfolgte eine geringe Abnahme der Temperatur in Folge der Asphyxie. Später kehrte die Temperatur des venösen und arteriellen Blutes langsam zur Norm zurück.

1 Uhr 50′ bei *B*. Es wird die künstliche Athmung aufgehoben. Auch diesmal trat eine Abkühlung und später eine Steigerung der Temperatur des venösen Blutes ein und auch das Gehirn erwärmte sich; auf die Alterationen, welche die Herzschläge in Folge der Asphyxie erleiden, will ich nicht eingehen, weil diese bekannt sind. Als ich sah, dass die Pupille sehr stark erweitert war und dass die Herzschläge, nachdem sie sich verlangsamt hatten, wieder schneller zu werden begannen, wurde wieder die künstliche Athmung eingeleitet. Die Unterbrechung der Athmung dauerte auch diesmal 3′, die Temperatur des Gehirns nahm um 0°,32 zu, die des venösen Blutes bloss um 0°,13, im Mastdarm erfolgte auch jetzt eine geringe Herabsetzung derselben.

2 Uhr. Es wird eine weitere Dosis von Curare in die Saphenvene injicirt.

2 Uhr 10′ bei *C*. Die künstliche Athmung wird neuerdings aufgehoben und in Folge der Asphyxie treten wieder dieselben Effecte auf. In der Curve des Gehirns erscheint nach der ersten Erhebung eine zweite, wie wir dies schon bei anderen Conflagrationen sahen, welche einem epileptischen Anfalle folgen.

Die Fig. 31 ist eine derjenigen, in denen die Erwärmung des Gehirns in Folge der Asphyxie grösser war. In den anderen Fällen betrug die Wärmeentwicklung nicht mehr als 0°,20 und fehlte oft ganz, und ich habe schon angedeutet, unter welchen Bedingungen die Conflagration in Folge der Asphyxie fehlte.

Man möchte meinen, dass nach der Aufhebung der künstlichen Athmung sogleich eine Erhöhung der Temperatur des venösen Blutes auftreten müsste, da die Ursache der Abkühlung der Lungen zu wirken aufhört. Es erfolgt aber im Gegentheil eine Abkühlung des Blutes. Dies hängt möglicherweise von der Contraction der peripherischen Gefässe ab, in deren Folge dem rechten Herzen eine beträchtliche Quantität kälteren Blutes zufliesst. Später scheint zum Herzen das Blut der tiefer gelegenen Organe zu strömen und die Temperatur nimmt in Folge dessen zu.

Dass es sich bei Aufhebung der Respiration um eine Reizung des Gehirns handelt, in deren Folge Wärme entsteht, beweist die Langsamkeit, mit der sich das Gehirn im Vergleiche mit dem venösen Blute abkühlt, wenn — wie in den Experimenten *B* und *C* der Fig. 31 — die künstliche Athmung wieder aufgenommen wird.

Um die Annahme auszuschliessen, dass die beobachtete Temperatursteigerung im Gehirn von vasomotorischen Einflüssen abhängen könnte, versuchte ich bei anderen Hunden das verlängerte Mark zu durchschneiden und beobachtete auch dann noch eine Wärmeentwicklung in Folge der Asphyxie, obwohl dieselbe weniger bedeutend war.

Die beschriebenen Erscheinungen beziehen sich bloss auf dasjenige Stadium, welches als Reizperiode der Asphyxie angesehen werden kann. Wir werden im folgenden Experimente sehen, dass bei fortgesetzter Asphyxie eine Abkühlung des Gehirns erfolgt; das Gehirn stirbt ab.

In der Fig. 5 des II. Abschnitts habe ich schon ein Beispiel mitgetheilt, aus dem die Modificationen der Temperatur des Gehirns, der Jugularis und des Mastdarms beim Tode durch Asphyxie ersichtlich sind. Es ergiebt sich aus derselben, dass die Steigerung der Temperatur des Gehirns erfolgte, solange noch die Circulation des Blutes fortdauerte.

Ich werde im Folgenden einen Versuch beschreiben, in welchem diejenigen Veränderungen studirt wurden, welche die Temperatur des arteriellen Blutes in der Aorta gleichzeitig mit der des Mastdarms und des Gehirns zeigt.

Versuch vom 19. Februar 1886.

Fig. 32.

Ein grosser Hund wird um 2 Uhr 20′ chloroformirt und trepanirt. Das Thermometer durchdringt den gyrus centralis posterior der rechten Seite und erreicht die gleichnamige Windung der entgegengesetzten Seite. Ein Thermometer wird in den Mastdarm, ein anderes in die Carotis bis in die Nähe der Aorta eingeführt. Es wurden an diesem Hunde verschiedene Experimente mit Inhalationen von Dämpfen von Amylnitrit ausgeführt.

Um 4 Uhr wurden 2 g Chloralhydrat in die Saphena injicirt und succesiv in getheilten Gaben weitere 4 g bis der Hund tief eingeschlafen war. Die Temperatur des Thieres nahm langsam ab; diejenige des Gehirns war im Beginn des Experimentes um $0^0,10$ höher als die des arteriellen Blutes, sank aber um 4 Uhr 40′ unter diese herab. Das Thier schlief tief, seine Augen waren von der Nickhaut bedeckt und nach innen oben gewendet.

4 Uhr 47′ bei *A*. Man injicirt in die Vena saphena wieder 1 g Chloralhydrat in 5 ccm Wasser. Das Thier fühlte diese Operation, obwohl es schlief. Das Gehirn zeigte eine Erwärmung um $0^0,04$; im Mastdarm und im arteriellen Blute erfolgte nichts Bemerkenswerthes.

4 Uhr 57′ bei *B*. Man verursacht dem Hunde Schmerzen, indem man seine Zehen kneipt; er reagirte durch Zurückziehen der Beine, erwachte aber nicht, die Respiration wurde viel intensiver und geräuschvoller. Das Gehirn und der Mastdarm kühlten sich nicht weiter ab und das arterielle Blut erwärmte sich um $0^0,04$ in 3′; der Schmerz dauerte bloss 2′.

5 Uhr 8′ in *C*. Man injicirte 20 cg einer salzsauren Cocaïnlösung in die Saphena. Die Steigerung der Temperatur des arteriellen Blutes hatte schon be-

gonnen als die Injection gemacht wurde und kann deshalb nicht als Effect der letzteren angesehen werden. 2′ nach der Injection begann eine rasche Entwicklung von Wärme im Gehirn, im arteriellen Blute und im Mastdarm.

Um 5 Uhr 21′ werden wieder 10 cg Cocaïn injicirt und es erfolgt eine weitere Steigerung der Temperatur im Gehirn und im Blute.

Die Effecte des Cocaïns sind bei diesem Thiere weniger intensiv, da ihm von 4 Uhr bis 5 Uhr 20′ 6 g Chloral in die Venen injicirt worden waren.

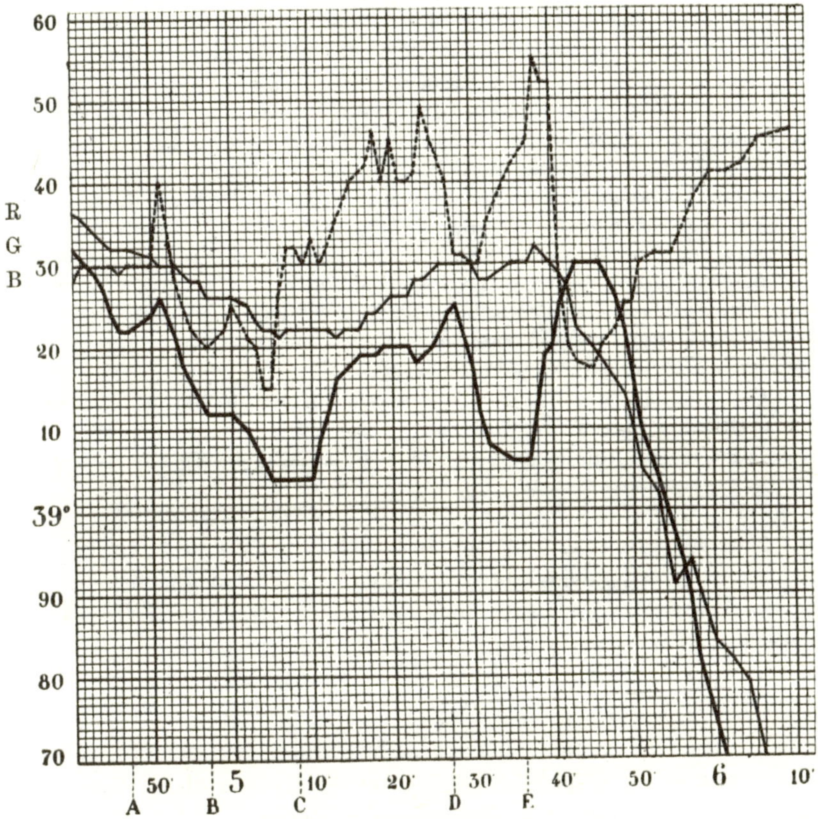

Versuch vom 19. Februar 1886.
Fig. 32.

Um 5 Uhr 27′ (bei *D*) zeigt das Thier leichte Convulsionen und seine Respiration ist beklommen, die Temperatur des Gehirns nimmt rasch ab, viel weniger diejenige des Mastdarms, während sich das Blut in der Aorta erwärmte.

Um 5 Uhr 36′ schliesst man bei *E* mittelst einer starken Schraubenpincette die Luftröhre. Die Temperatur des Gehirns blieb constant durch 1′ und wuchs dann um 0°,24 in 3′.

Das arterielle Blut erwärmte sich erst um 0°,09, kühlte sich aber dann rasch ab, ebenso der Mastdarm nach einer leichten Steigerung um 0°,02. Die Herzschläge verlangsamten sich anfangs, wurden aber dann wie gewöhnlich wieder rascher. In diesem Momente, wo die Abkühlung des Mastdarms erfolgte und das Gehirn sich erwärmte, öffneten wir die Luftröhre und suchten durch die künstliche Respiration mittelst eines Blasebalges das Thier zu retten; allein es war schon zu spät. Das Herz hörte kurz darnach auf zu schlagen. Das starke Sinken der Temperatur des arteriellen Blutes fällt mit der Periode zusammen, in welcher die künstliche Athmung gemacht wurde. Sobald diese Ursache der Abkühlung zu wirken aufhörte, fing das arterielle Blut wieder an sich zu erwärmen, erreichte langsam 39°,60 und übertraf so um Weniges die ursprüngliche Temperatur.

Obwohl die Sistirung der Herzaction eine raschere Abkühlung des Gehirns und des Mastdarms hervorzurufen strebt, so bemerken wir hier trotzdem im Gehirn eine Steigerung der Temperatur. Dieser Unterschied hängt von der intensiven Wärmeentwicklung ab, welche die Asphyxie in den nervösen Centren verursacht. Es ist dies eine Conflagration, welche im Gehirn auftritt und im Mastdarm und den Organen der Bauchhöhle fehlt. Die Wärmeentwicklung im Gehirn in Folge der Asphyxie könnte sich nicht deutlicher offenbaren, da dasselbe durch 8′ fortfährt, sich zu erwärmen, während der Mastdarm sich abkühlt. Nach dem Aufhören der Conflagration im Gehirn erkaltet dieses rascher als der Mastdarm und die Curven kreuzen sich, indem sie dem im 2. Abschnitt beschriebenen Gesetze der Abkühlung folgen.

Die Ablesung der Thermometer wurde bis um 9 Uhr 40′ fortgesetzt: Um 8 Uhr 25′ begann die Todtenstarre und ich unterlasse die Mittheilung dieses Theiles der Aufzeichnung, welche der 2. Tafel des 2. Abschnittes ähnlich ist.

Das Experiment, auf welches sich die Fig. 32 bezieht, ist wichtig, weil es in evidenter Weise folgende Thatsachen demonstrirt:

1. Dass die Temperatur des Gehirns in dem durch Chloral bewirkten Schlafe rascher abnimmt als die des Mastdarms.

2. Dass das Gehirn, welches erst wärmer ist als das Blut, in Folge des Schlafes kälter wird als dieses.

3. Dass im Schlafe eine Erwärmung des Gehirns erfolgt, wenn in die Venen 1 g Chloralhydrat injicirt wird. Von dieser Steigerung der Temperatur zeigt der Mastdarm gar keine Spur.

4. Dass das schlafende Gehirn in Folge schmerzlicher Einwirkungen zu erkalten aufhört.

5. Dass die Wärmeentwicklung, welche das Cocaïn hervorruft, geringer ist in einem Thiere, welches sich unter dem Einflusse des Chloralhydrats befindet.

6. Dass das Gehirn während der durch das Cocaïn verursachten Convulsionen sich um mehr als 0°,10 abkühlen kann.

7. Dass die Entwicklung von Wärme im Gehirn in Folge der

Asphyxie so gross ist, dass sich das Gehirn im Tode langsamer abkühlt als der Mastdarm.

8. Dass sich das Gehirn rascher abkühlt als der Mastdarm, nachdem die das Absterben begleitende Conflagration aufgehört hat.

X. Die Temperatur des Gehirns bei psychischen und motorischen Vorgängen.

Das Studium der psychischen Erscheinungen war der Hauptzweck meiner Experimente über die Temperatur des Gehirns. Fast in jedem Abschnitte dieser Arbeit ist irgend eine Beobachtung, welche sich auf dieselben bezieht und meine Croonian Lecture hatte dieses Argument zum Gegenstande.

Der Zusammenhang zwischen der Blutfülle des Gehirns und den psychischen Vorgängen kann kurz folgendermaassen geschildert werden: Durch meine plethysmographischen Beobachtungen[1] habe ich gezeigt, dass im Gefolge der Gemüthsbewegungen und der Verstandesthätigkeit eine Zusammenziehung der Gefässe am Vorderarm und am Fusse zum Vorschein kommt. In einer Arbeit über die localen Veränderungen des Pulses[2] hatte ich es bereits als allgemeine Regel aufgestellt, dass die beim Uebergange von der tiefen Ruhe zur Geistesthätigkeit stattfindende Aufregung immer von einer Modification des Pulses begleitet ist. Bei einigen Personen mit Schädeldefecten[3], wo die Möglichkeit gleichzeitiger Bestimmung des Zustandes der Gefässe des Gehirns und der der Peripherie vorlag, fand ich, dass bei jeder geistigen Arbeit das Volumen der Extremitäten verkleinert wird, dagegen dasjenige des Gehirns zunimmt. Diese Frage der entgegengesetzten Aenderungen in den peripherischen und den Gehirngefässen bei psychischen Functionen werde ich im Capitel XII näher betrachten.

[1] A. Mosso, Sur une nouvelle méthode pour écrire les mouvements des vaisseaux sanguins chez l'homme. Comptes rendus. Janvier 1876. — Application de la balance à l'étude de la circulation du sang chez l'homme. Archives italiennes de Biologie. 1884. Tome V. pag. 130.

[2] A. Mosso, Die Diagnostik des Pulses. Leipzig 1879. Veit & Comp.

[3] A. Mosso, Ueber den Kreislauf des Blutes im menschlichen Gehirn. Leipzig 1881. Veit & Comp.

Obwohl die geistige Arbeit an und für sich eine vermehrte Blutzufuhr zu ihrem materiellen Substrat zu bedingen scheint, ist doch die Temperatur des Gehirns von diesen Veränderungen des Blutkreislaufes unabhängig.

Dass die Temperaturänderungen des Gehirns nicht in unbedingtem Zusammenhange mit den Kreislaufsänderungen stehen, geht klar aus allen meinen Untersuchungen hervor. In diesem Abschnitte will ich einige Beispiele geben, wo gleichzeitig die Temperatur in den grossen venösen Gefässen studirt wurde. Bei grossen Hunden kann man leicht vom unteren Ende der vena jugularis externa in beide Abtheilungen des rechten Herzens und in die untere Hohlvene das Thermometer einführen. In dieser Weise habe ich die Innentemperatur des Körpers und die Veränderungen des Blutkreislaufes näher verfolgt.

Bezüglich des arteriellen Blutes machte ich eine Reihe von entscheidenden Experimenten. Wenn man einen Hund tracheotomirt, dann kann die Temperatur des arteriellen Blutes (wie wir schon im IV. Abschnitte in der Fig. 10 gesehen haben) um einen Grad abnehmen, während die des Gehirns im Gegentheile oft eine Steigerung zeigt. Die Abkühlung des arteriellen Blutes kann leicht erklärt werden, da die Respiration unmittelbar nach der Tracheotomie gewöhnlich eine intensivere wird; da nun in die Lungen eine grössere Quantität von Luft eindringt, so ist auch die Quantität des verdampfenden Wassers eine grössere. Uebrigens wird auch bei gleichem Luftwechsel das arterielle Blut des tracheotomirten Thieres stärker abgekühlt, weil die Luft einen kürzeren Weg bis zur Lunge zurückzulegen hat und nicht in der Nase vorgewärmt wird.

Versuch vom 23. April 1889.

Fig. 33.

Ein 25 kg schwerer Hund, der schon seit mehreren Wochen im Laboratorium war, wurde in der gewöhnlichen Weise vorbereitet. Das Thermometer wurde in das Gehirn in der Nähe der Hemisphärenspalte, in der Gegend des sulcus cruciatus eingeführt, durchdrang die ganze linke Hemisphäre von oben nach unten und von hinten aussen nach vorn innen, ging durch das linke corpus striatum in den Seitenventrikel und gelangte in die Nähe des chiasma nervi optici. Die Hämorrhagie war verhältnissmässig gering.

Ein anderes Thermometer wurde in die Vena jugularis eingeführt und man fand bei der Autopsie, dass dasselbe bis 2 cm weit vom Vorhof vordrang; ein drittes Thermometer, das in die Carotis gelegt wurde, überschritt die Theilungsstelle des truncus anonymus; schliesslich führte man ein viertes Thermometer tief in den Mastdarm ein. In das Gehirn wurde das Thermometer um 9 Uhr 24′

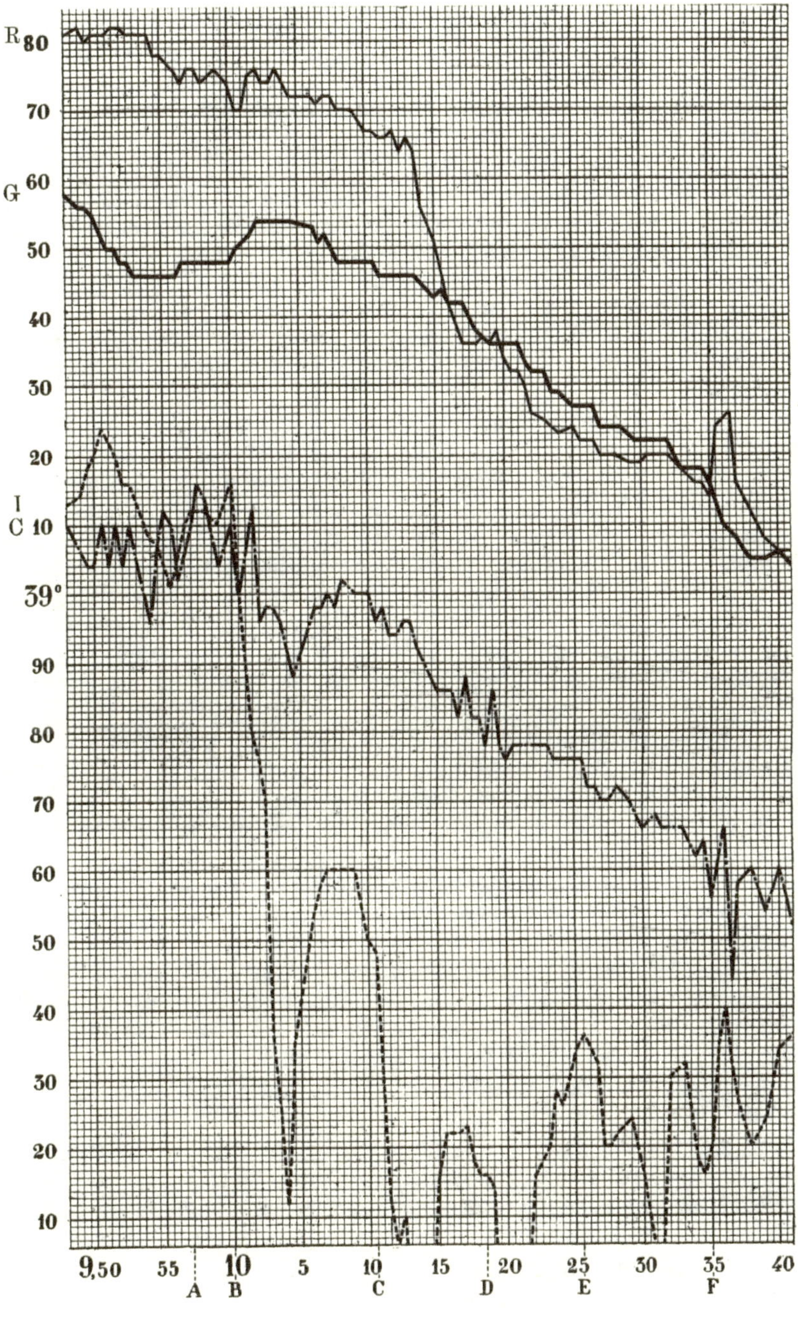

Versuch vom 23. April 1889.

Fig. 33.

eingelegt. Um 9 Uhr 47′ versuchte ich, dem Thiere Schmerz zu verursachen und drückte zu diesem Zwecke stark die Beine desselben; in der Temperatur des Gehirns jedoch konnte gar keine Veränderung wahrgenommen werden, während sich das arterielle und venöse Blut um 0°,04 abkühlte. Die Aufzeichnung beginnt um 9 Uhr 48′. Der Hund hatte keine Convulsionen, war aber sehr unruhig. Gehirn = 39°,58, Mastdarm = 39°,81, Carotis = 39°,10, Jugularis = 39°,12.

9 Uhr 48′. Das arterielle Blut erwärmte sich um 0°,15, das Gehirn hingegen erkaltete in 4′ um 0°,10, der Hund wurde ruhiger und die Temperatur des Mastdarms blieb constant. Die Ursache der Erkaltung des Gehirns vermag ich nicht anzugeben, denn die Annahme, dass es sich hier um eine Erschöpfung in Folge des Schmerzes handelt, scheint mir nicht begründet zu sein, da, wie wir im letzten Theile der folgenden Tafel sehen werden, als Folge einer viel stärkeren Schmerzempfindung eine Zunahme der Gehirntemperatur auftrat, die länger als 15′ andauerte.

9 Uhr 56′ 30″. Das Gehirn beginnt sich zu erwärmen, während der Mastdarm erkaltet; auch die Temperatur des arteriellen Blutes zeigt eine Zunahme.

9 Uhr 57′ in *A*. Man schreit stark in die Ohren des Thieres, allein ohne irgend einen Einfluss auf die Gehirntemperatur, die constant 39°,48 bleibt.

In der Curve des venösen Blutes bemerkt man starke Schwankungen von 0°,06—0°,10. Diese Variationen der Temperatur sind nicht von einem Wechsel in der Intensität der Respirationsbewegungen, sondern vielmehr von Bewegungen des Körpers oder von Gefässcontractionen abhängig, in deren Folge das zum Herzen gehende Blut kälter wird. In der Lunge bleibt der grössere Zufluss von kälterem Blute ohne wesentlichen Einfluss auf die Temperatur des arteriellen Blutes.

10 Uhr in *B*. Es wird die Tracheotomie gemacht. Das arterielle Blut erkaltet in 4′ um 1°. Das Thier wird ruhiger und athmet tief, das Gehirn erwärmt sich um 0°,06, der Mastdarm kehrt nach einer geringen Abnahme der Temperatur wieder zu seinem früheren Zustande zurück und das Blut in der Jugularis erkaltete um 0°,20.

Die Ursache der Temperaturzunahme im Gehirn ist mir nicht bekannt. Man könnte an einen psychischen Vorgang denken, allein es ist auffallend, dass die Thiere unmittelbar nach der Tracheotomie sich ruhiger verhalten; auch die Annahme, dass die Zusammensetzung des Blutes in Folge der grösseren Activität der Respiration eine Modification erlitt, ist nicht ganz zutreffend, weil die Erscheinung andere Male nicht eintrat und sich auch bei Einathmung von reinem Sauerstoff keine Steigerung der Gehirntemperatur einstellte.

10 Uhr 4′. Das arterielle Blut erwärmt sich wieder um 0°,48 in 3′, obwohl das Thier ruhig ist.

10 Uhr 7′. Man schreit stark in die Ohren des Thieres. Das Gehirn erkaltet um 0°,04, das Blut in der Carotis zeigt keine Veränderung; die Temperatur des Mastdarms nahm um 0°,02 ab und die des venösen Blutes um 0°,02 zu. Der Hund verblieb ruhig.

10 Uhr 10′ 30″ in *C*. Man verursacht dem Thiere Schmerzen durch Kneipen seiner Vorderbeine mittelst einer Zange.

Die Erkaltung des arteriellen Blutes, die schon früher begonnen hat, wurde stärker sobald der Hund zu schreien und mit einer grösseren Intensität zu athmen anfing. Der Schmerz dauerte 2', und während dieser Zeit erkaltete das arterielle Blut um 0°,50, die Temperatur des Gehirns änderte sich nicht.

10 Uhr 14'. Es tritt im Mastdarm eine starke und rasche Abkühlung ein, deren Ursache mir unbekannt blieb, während die Curven des venösen Blutes und des Gehirns eine kleine Verminderung der Temperatur zeigen und mit kleinen Schwankungen parallel verlaufen. Ich halte es für möglich, dass die Temperaturabnahme im Innern des Körpers im Zusammenhange mit der Reizung der sensibeln Nerven steht.

10 Uhr 18' 30" in *D*. Man versucht, dem Thiere durch Anwendung eines inducirten Stromes Schmerz zu verursachen. Die Electroden wurden auf den Unterschenkel und auf die Zehen angesetzt, die Reizung dauerte 1'. Es erfolgte unmittelbar eine Abkühlung des Blutes um 0°,48, während die Temperatur des Gehirns unbeeinflusst blieb und auch die Variationen der Temperatur des Mastdarms und des venösen Blutes nur geringfügig waren.

10 Uhr 25' 30" in *E*. Da der Hund bis zu diesem Momente vollkommen ruhig blieb, so waren die Bedingungen günstig, um ein anderes Experiment über die psychischen Vorgänge anzustellen. Man schrie zu diesem Zwecke in das Ohr des Thieres und versuchte 1 Minute lang alles Mögliche, um es zu erschrecken. Die Temperatur des Gehirns blieb constant = 39°,26, nahm aber unmittelbar nach dem Aufhören der Geräusche um 0°,03 ab und sank dann fortwährend.

10 Uhr 35' in *F*. Man schliesst die Oeffnung in der Trachea während einer Minute, um einen geringen Grad von Asphyxie hervorzubringen. Es stieg sofort die Temperatur des arteriellen Blutes und des Mastdarms und auch des venösen Blutes in geringem Maasse, während die Temperatur des Gehirns abnahm. Gleich nachdem man die Trachea wieder öffnete, erkaltete das arterielle Blut neuerdings, die Temperatur des Mastdarms sank erst nach 30" und das Gehirn fuhr fort sich abzukühlen. Das Thier verblieb ruhig.

Die Abkühlung des arteriellen Blutes um 1 Grad trat in diesem Experimente in Folge der Tracheotomie ein und das Gehirn erkaltete nicht, sondern erwärmte sich um 0°,06. Dies beweist, dass die Temperatur des Gehirns innerhalb gewisser Grenzen von derjenigen des arteriellen Blutes unabhängig ist. Wollten wir einen groben Vergleich anstellen, dann könnte die nervöse Masse des Gehirns mit einem Schwamme verglichen werden, der in seinen Hohlräumen eine so geringe Quantität von Blut enthält, dass bei Aenderung der Temperatur des letzteren die Temperatur des Gehirns nur wenig beeinflusst wird. Die chemischen Processe, welche in den Zellen der Gehirnmasse stattfinden, sind es, welche dem Gehirn die ihm eigene Temperatur verschaffen.

Es wurde in diesem Experimente dem Thiere dreimal Schmerz verursacht und dreimal versuchte man durch fortgesetztes Schreien dasselbe in Erregung zu setzen. Das Thier empfand die Schmerzen und reagirte in intensiver Weise, indem es den Respirationstypus änderte; in der Temperatur des Gehirns konnte jedoch keine constante und nennenswerthe Aenderung nachgewiesen werden.

Der Einfluss des Schmerzes auf die Erzeugung von Wärme, auf die Contractionen des Herzens und der Gefässe wurde zu ersten Male von Mantegazza[1] und von Heidenhain[2] studirt. Wir haben in dem vorausgehenden Versuche gesehen, dass die schmerzhaften Empfindungen, die Perzeption von starken Geräuschen keine wesentlichen und constanten Veränderungen in der Temperatur des Gehirns hervorbringen.

Eine längere schmerzhafte Empfindung hat eine Herabsetzung der inneren Temperatur im Mastdarm von 0°,40 in 4′ zur Folge gehabt. Bei Menschen werden wir bald eine ähnliche Erscheinung treffen. Heidenhain[3] hat schon gezeigt, dass bei Reizung der Empfindungsnerven die Temperatur im Innern des Körpers sinkt. Das letzte Experiment, wobei das Thier asphyktisch gemacht wurde, ist interessant, da in demselben einer raschen Steigerung der Temperatur des Mastdarms und des arteriellen Blutes eine Abkühlung des Gehirns entsprach.

Man könnte meinen, dass in dem vorausgehenden Experimente die thermische Aeusserung der psychischen Vorgänge fehlte, weil eine schwere Läsion des Gehirns vorhanden war; dass das Thier sensibel war, ist sicher, denn es reagirte, d. h. machte Bewegungen mit den Extremitäten, schrie und zeigte Contractionen der Blutgefässe. Uebrigens sah ich oft jede Spur einer Erwärmung des Gehirns auch bei Hunden, bei welchen das Gehirn intact war und das Thermometer zwischen den Hemisphären lag. Wir haben in den vorausgehenden Experimenten Fälle beschrieben, in welchen das Thermometer in innigem Contacte mit der psychisch-motorischen Sphäre und das Thier vollständig bei Bewusstsein war, da es hin und her schaute, Alles erkannte u. s. w., und doch fehlte jedwede für die Leistung des Gehirns charakteristische Modification der Wärmeerzeugung.

Das Studium der physikalischen Zustände des Gehirns während

---

[1] Mantegazza, Fisiologia del dolore. Firenze 1880.

[2] Heidenhain, Pflüger's Archiv. 4. Bd. S. 350.

[3] R. Heidenhain, Pflüger's Archiv. 3. Bd. S. 508.

seiner Activität bietet Schwierigkeiten, welche gleichfalls von individuellen Variationen abhängen und deren Erklärung gegenwärtig noch nicht möglich ist.

Im Folgenden will ich aus einer Gruppe von Experimenten eines als Beispiel anführen, in welchem als Begleiterscheinung einer willkürlichen Reizung, von psychischen Erscheinungen und von Schmerzempfindungen, eine Steigerung der Temperatur auftrat.

Versuch vom 28. Mai 1886.

Fig. 34.

Ein 8750 g schwerer Dachshund wurde chloroformirt und in gewöhnlicher Weise vorbereitet. Ein Thermometer wird in die Jugularis bis in die Nähe des Herzens eingeführt, ein anderes in den Mastdarm, ein drittes in das Gehirn, und dieses letztere drang in die hinter dem sulcus cruciatus gelegene Windung, ging durch die rechte Hemisphäre hindurch und machte im linken Stirnlappen Halt, indem es einige Millimeter vor dem Knie des corpus callosum vorbeistreifte.

Die Tafel beginnt um 3 Uhr 41′. In dem vorausgehenden Theile des Versuchs, den ich der Kürze wegen nicht mittheile, wurde dreimal beobachtet, dass die Temperatur des Gehirns, des Mastdarms und des venösen Blutes gleichzeitig anstieg, sobald der Hund gereizt wurde. Gleich nachdem er sich beruhigte, sank auch die Temperatur seines Körpers. Die Respiration war auch während der Ruheperiode sehr frequent = 150 in der Minute.

3 Uhr 43′ in *A*. Das Thier bewegt sich spontan und schreit stark. Es wächst sofort die Temperatur des venösen Blutes um 0°,64. Nach 30″ erwärmten sich auch das Gehirn und der Mastdarm, ersteres um 0°,10, der Mastdarm bloss um 0°,05.

3 Uhr 44′. Der Hund wird wieder ruhig und sofort sinkt die Temperatur des venösen Blutes. Gehirn und Mastdarm erwärmen sich continuirlich bis 3 Uhr 45′, erkalten aber später. Die Augen des Thieres sind während der Ruheperioden geschlossen.

3 Uhr 48′ in *B*. Der Hund schreit und ist unruhig und die Temperatur des venösen Blutes wächst sofort um 0°,70. Nach 30″ stieg auch die des Gehirns und des Mastdarms. Die totale Zunahme der Temperatur des venösen Blutes betrug 0°,80 und dauerte 2′.

Die Temperatur des Gehirns wuchs bis 3 Uhr 52′, d. h. noch weitere 2′ nachdem das venöse Blut seine ursprüngliche Temperatur wieder erreicht hatte. Der Mastdarm verhielt sich in gleicher Weise.

Diese Verspätung lässt vermuthen, dass es sich hier nicht einfach um eine passive Erwärmung des Gehirns und des Mastdarms handelt. Die früheren Beobachtungen, und hauptsächlich die der Fig. 10 und 33 zeigten uns, dass dieselbe für die Temperatur des Gehirns von geringer Bedeutung ist. Dazu ist nicht wahrscheinlich, dass die Steigerung der Temperatur des venösen Blutes in diesem Falle sich auch auf das arterielle Blut erstreckte.

Das Thier war sehr klein und das Thermometer konnte deshalb nicht in die Carotis eingeführt werden, es ist aber wahrscheinlich, dass, wie in anderen Fällen, das zum rechten Herzen gehende Blut auch hier sich in den Lungen abkühlt, wenn das Thier kräftig respirirt. Ich halte es deshalb für wahrscheinlich,

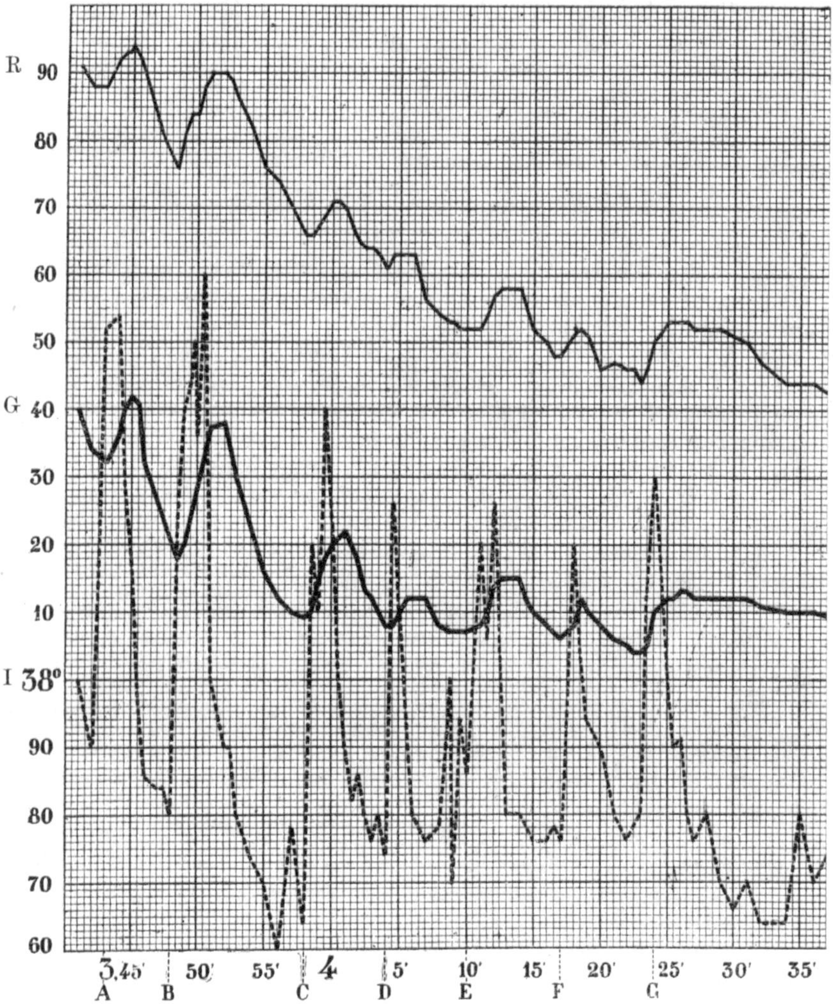

Versuch vom 28. Mai 1886.
Fig. 34.

dass im Gehirn und im Mastdarm des in Rede stehenden Hundes während seiner Erregung eine wirkliche Wärmeproduction stattfand, und dass es sich nicht um eine einfach passive Erwärmung handelte, und zwar um so mehr, als die Temperaturzunahme im Gehirn in allen unseren Beobachtungen constant grösser war als im Mastdarm.

Die Thatsache, dass die Zunahme der Temperatur im Gehirn grösser ist als im Mastdarms, wenn das Thier sich in gereiztem Zustande befindet, ist vom psychologischen Standpunkte wichtig.

3 Uhr 58′ in *C* und 4 Uhr 4′ in *D*. Es erfolgen noch weitere zwei Perioden von Erregung mit Veränderungen, die den schon beschriebenen gleich waren, wie man aus der Curve ersieht.

4 Uhr 8′. Man schreit durch ein Hörrohr in das Ohr des Thieres. Dieses blieb ruhig, aber es stellte sich eine vasomotorische Erscheinung ein, denn es modificirte sich die Temperatur des venösen Blutes; im Gehirn und im Mastdarm zeigte dieselbe gar keine Aenderung.

4 Uhr 10′ in *E*. Es tritt wieder ein Reizzustand ein und die oben beschriebenen Erscheinungen wiederholten sich nochmals.

4 Uhr 17′ in *F*. Man drückte die Zehen der rechten hinteren Extremität 5″ um Schmerz zu erzeugen. Das Thier wurde unruhig und es zeigte sich jetzt eine Differenz in dem Verhalten des Gehirns, denn die Erwärmung wurde unmittelbar gefolgt von einer Abkühlung, so dass die Curve einen spitzen Winkel bildete, während die Scheitel der anderen Curven stumpf sind.

4 Uhr 24′ in *G*. Man liess jetzt den Schmerz längere Zeit andauern, um zu sehen, in welcher Weise sich die Gehirntemperatur modificirt. Es wurden nämlich die Zehen der hinteren Extremitäten 30″ lang mittelst einer Zange gedrückt. Die Temperatur des venösen Blutes stieg jetzt um 0°,50. Gleich nach dem Aufhören des Schmerzes wurde das Thier wieder ruhig, die Temperatur des venösen Blutes nahm ab und sank tiefer als es ursprünglich der Fall war. Anders verhielten sich der Mastdarm und das Gehirn; letzteres war noch nach 15′ um 0°,05 wärmer als früher.

Der letzte Theil dieses Experiments beweist, dass es sich hier nicht um eine passive Erwärmung handelt, die von dem Zufluss von wärmerem Blute zum Gehirn abhängig ist. Die in Folge des Schmerzes entstehende Wärmezunahme dauert im Gehirn länger als im Mastdarm, obwohl auf das erstere die Ursachen der Abkühlung mit grösserer Intensität einwirken. Wir haben es hier offenbar mit Erscheinungen zu thun, die den früher beschriebenen organischen Conflagrationen ähnlich sind. Nachdem der Schmerz als psychischer Factor zu wirken aufhörte, blieb das Thier ruhig, das Gehirn kehrte aber nicht gleich wieder in den normalen Zustand zurück. Aehnliche Erscheinungen beobachtete ich bei Erzeugung einer kurz dauernden Asphyxie. Während des Aussetzens der Athmung war die Steigerung der Gehirntemperatur nur gering, als es aber wieder anfing zu athmen, wuchs dieselbe und erhielt sich einige Minuten lang über der ursprünglichen Höhe.

Die Resultate, welche wir im Versuch 33 und 34 erhielten, stehen im Widerspruch, obgleich die Bedingungen, unter welchen die Empfindungsnerven gereizt wurden, identisch waren. Die hier angeführten

Versuchsbeispiele mögen für jetzt genügen, um zu zeigen, wie gross die individuelle Differenzen sind.

Bei Menschen und Affen konnte ich mich überzeugen, dass sich im Gehirn psychische Vorgänge abspielen können, ohne dass die denselben entsprechende Temperaturerhöhung 0°,001 erreicht. Dieselben, sowie die Anspannung der Aufmerksamkeit, Schmerz u. s. w. haben nur einen sehr geringen Einfluss auf die Gehirntemperatur im Vergleiche mit anderen tiefergreifenden Gemüthsbewegungen.

Im V. Abschnitte (Fig. 14) habe ich Beobachtungen an einem Affen mitgetheilt, bei welchem die Bedingungen zum Studium der psychischen Vorgänge sehr günstig waren. Die Fälle von negativen Resultaten und auch von einer beträchtlichen Abkühlung während der Gehirnthätigkeit sind ziemlich zahlreich. Der Kürze wegen sollen diese Beobachtungen hier nicht weiter erörtert werden und ich will nur bemerken, dass meiner Meinung nach jene negativen Fälle als Experimente anzusehen sind, die unter ungünstigen Bedingungen gemacht wurden und bei welchen die thermischen Vorgänge, welche ihrer Natur nach nur sehr schwach sind, durch anderweitige Begleiterscheinungen maskirt werden.

Man könnte annehmen, dass die moleculare Bewegung der Gehirnsubstanz, welche die psychischen Processe begleitet, intensivere thermische Effecte hervorbringe, wenn das Gehirn wärmer ist, wie z. B. bei der Hyperthermie in Folge des Gebrauchs von Excitantia oder in Folge von physiologischen Ursachen. Die Resultate entsprachen aber dieser Voraussetzung nicht. Die evidentesten Wirkungen auf die Temperatur des Gehirns erzielte ich bei eingeschläferten Thieren und bei solchen, welche niedrige Gehirntemperaturen hatten. Es waren aber die Ausnahmen auch hier so zahlreich, dass man auf die Aufstellung eines Gesetzes wohl Verzicht leisten muss.

Ich hatte oft Gelegenheit epileptische Anfälle zu beobachten, welche nicht von einer Wärmeentwicklung im Gehirn begleitet waren. Diese Beobachtung hat eine gewisse Bedeutung, da wir annehmen müssen, dass die Entwicklung von Wärme im Gehirn innerhalb gewisser Grenzen von dessen motorischen Functionen unabhängig ist.

Bei willkürlichen Bewegungen habe ich an Hunden, Affen und Menschen keine constante Veränderung der Temperatur im Gehirn beobachtet. Auch wenn das Thermometer mit der motorischen Region des Gehirns in Berührung stand, habe ich während starker Bewegungen der Extremitäten die Temperatur bis auf 0°,001 gleich bleiben sehen.

In anderen Experimenten bei Thieren führte ich, nach der Trepanation des Schädels auf einer Seite, das Thermometer in das Gehirn ein, so dass es transversal dasselbe durchdrang und mit der Spitze die Windungen der entgegengesetzten Seite berührte; dann legte ich mittelst des Trepans die motorische Region an der dem bulbus des Thermometers entsprechenden Stelle bloss, setzte die Electroden an und rief mittelst des inducirten Stromes Contractionen auf der entsprechenden Seite hervor. Auch in diesen Fällen bemerkte man, dass, wenn der Strom schwach war, der motorischen Action keine Vermehrung der Temperatur entsprach.

Man muss annehmen, dass die Entwicklung von Wärme im Gehirn keine nothwendige Folge der nervösen Thätigkeit sei. Diese Frage schien mir so wichtig zu sein, dass ich an Thieren unter denselben normalen Umständen viele Beobachtungen anstellte, um zu sehen ob in den Windungen wirklich keine Entwicklung von Wärme vor sich gehe, wenn von der motorischen Region des Gehirns Impulse ausgehen. Bei einem Affen führte ich ein Thermometer in der Gegend der Lambdanaht in der Weise zwischen die Hemisphären ein, dass diese nicht verletzt wurden, und brachte dann das Thermometer mit denjenigen Windungen in Contact, welche von Horsley als Centrum der Bewegungen der hinteren Extremitäten erkannt wurden. Diese Windungen wurden dann electrisch gereizt. Das Experiment wurde zweimal, und zwar mit schwachen Strömen, wiederholt, die nur eine leichte Contraction der Beine hervorriefen und es konnte gar keine Veränderung der Temperatur des Gehirns constatirt werden; auch wurde der Affe mit Aufmerksamkeit beobachtet als er spontan die hinteren Extremitäten bewegte, allein das Gehirn erwärmte sich auch diesmal nicht einmal um $^1/_{1000}$ Theil eines Grades.

Nach Anwendung von narcotischen Mitteln ist die Wärmeentwicklung im Gehirn in Folge von epileptischen Anfällen gewöhnlich bedeutend geringer als bei normalen Thieren, auch wenn die epileptischen Anfälle scheinbar gleiche Intensität haben. Ich will an dieser Stelle nicht die Frage erörtern, ob die Epilepsie ihren Sitz inner- oder ausserhalb des Gehirns habe[1]; man kann mit Brown-Sequard[2] an-

---

[1] L. Luciani, Sulla patogenesi della epilessia. Rivista sperimentale di Freniatria. 1878.

[2] Brown-Sequard, Comptes rendus. 1892. 12. Sept.

nehmen, dass die Gehirnrinde nicht das autonome Centrum der Epilepsie sei, sondern dass vom Gehirn bloss die Reizung ausgehe, welche andere Centren anregt, die dann den epileptischen Anfall hervorrufen. Man muss aber auch bei dieser Annahme mit Rücksicht auf die vorangehenden Beobachtungen sich vor Augen halten, dass die nervösen Vorgänge, die sich im Gehirn ausbreiten, um dann auf das Rückenmark zu wirken und einen epileptischen Anfall hervorzurufen, keine Wärmeentwicklung veranlassen. Die Activität der Nervenzellen, welche zur Erhaltung des Bewusstseins nothwendig ist, unterscheidet sich vielleicht nicht von derjenigen, die einen motorischen Impuls hervorruft und möglicher Weise ist die Natur und Intensität der chemischen Processe identisch bei der Entstehung von psychischen und motorischen Erscheinungen.

Sehr wahrscheinlich bildet eine Molecularbewegung in den Gehirnzellen die Grundlage der psychischen Vorgänge und wenn sich die Spannkraft in nervöse Bewegung umsetzt, dann wird eine gewisse Quantität von Wärme frei. Die Messungen der Gehirntemperatur während des Schlafes werden uns im XIV. Capitel zeigen, dass durch den Stoffwechsel im Gehirn, welcher nothwendig ist, um das Bewusstsein wach zu erhalten, sehr kleine Veränderungen der Temperatur des Gehirnes zum Vorschein kommen. Das erklärt uns, warum bei thätiger Aufmerksamkeit der Uebergang des Geistes von einer Sache zur anderen die Temperatur nur wenig beeinflussen wird. Auch der Schmerz, der uns tief erregt, ist eine Erscheinung, die sich in den Gehirnzellen abspielt, ohne eine nennenswerthe Modification der Temperatur hervorzubringen.

XI. Beobachtungen über die Temperatur des Gehirns beim Menschen.

J. S. Lombard war der Erste, der die Temperatur des Gehirns beim Menschen zu bestimmen versuchte, indem er thermoelectrische Säulen auf den Kopf applicirte. Dann folgten die Untersuchungen von Broca, welcher statt der thermoelectrischen Säulen äusserlich Thermometer anwendete. Die Kritik, welche Fr. Franck an dieser Methode übte, ist bekannt. Auch die neueren Untersuchungen von

Istamonoff[1] zeigten, dass die Temperaturbestimmungen äusserlich am Kopfe keinen Werth zur Feststellung der Variationen der Gehirntemperatur besitzen. Das Thermometer, auch wenn es tief in den Gehörgang eindringt, giebt nur über die Circulationsverhältnisse der Haut Aufschluss. Ein wesentlicher Beobachtungsfehler liegt darin, dass die Blutgefässe der Haut sich anders verhalten als die Gefässe des Gehirns. Der Kürze wegen werde ich nicht auf die zahlreichen Arbeiten eingehen, welche sich mit der Kopftemperatur beschäftigen und citire von den wichtigeren bloss die Arbeit von Maragliano[2], in welcher auch die Litteratur dieses Gegenstandes angeführt wird.

Als sich mir die günstige Gelegenheit zum Studium der Gehirntemperatur beim Menschen darbot, habe ich vor Allem festzustellen gesucht, ob die Variationen der Circulation in empfindlicher Weise die Temperatur des Gehirns alteriren oder nicht. Da die Modificationen des Blutkreislaufs im Gehirn unter physiologischen Bedingungen durch vorausgegangene Studien am Menschen bekannt sind, so war es wichtig zu entscheiden, ob einem reichlicheren Zufluss von Blut zum Gehirn eine Steigerung der Temperatur in demselben entspreche und umgekehrt eine Verminderung der Blutcirculation im Gehirn eine Abkühlung dieses Organs hervorbringe. Ich fand nun, dass beim Menschen die Temperatur des Gehirns zu steigen strebt, wenn an der Peripherie des Körpers eine Contraction der Gefässe erfolgt und im Gegentheil sinkt, wenn diese sich erweitern. Diese beiden Erscheinungen treffen jedoch nicht in dem Maasse zusammen, dass man daraus auf eine unbedingte Abhängigkeit der Gehirntemperatur von den Kreislaufsänderungen schliessen könnte.

Bezüglich der thermischen Erscheinungen des Gehirns beim Menschen fand ich eine Bestätigung dessen, was ich schon in den vorausgehenden Abschnitten bezüglich der Thiere auseinandergesetzt habe. Diese Uebereinstimmung der Untersuchungsergebnisse war vorauszusehen; doch glaube ich, dass der Nachweis einer vollständigen Identität der Resultate bei Anwendung des Thermometers zur Bestimmung der Gehirntemperatur bei Thieren und beim Menschen für die Physiologie von Wichtigkeit ist.

---

[1] Istamonoff, Ueber die wechselseitige Beziehung zwischen den Temperaturschwankungen im äusseren Gehörgange und dem Blutkreislauf im Gehirne. Pflüger's Archiv. Bd. 38. 1886. S. 113.

[2] E. Maragliano, La temperatura cerebrale. Rivista clinica. Bologna 1880.

Durch die Güte des Herrn Dr. A. Nota, Primarius des Kinderspitals Königin Margherita in Turin, hatte ich zu wiederholten Malen Gelegenheit, Beobachtungen an Menschen zu machen und es freut mich, den Herren Dr. A. Nota und L. Dogliotti für die bereitwillige Unterstützung, die sie mir angedeihen liessen, an dieser Stelle öffentlich meinen besten Dank aussprechen zu können.

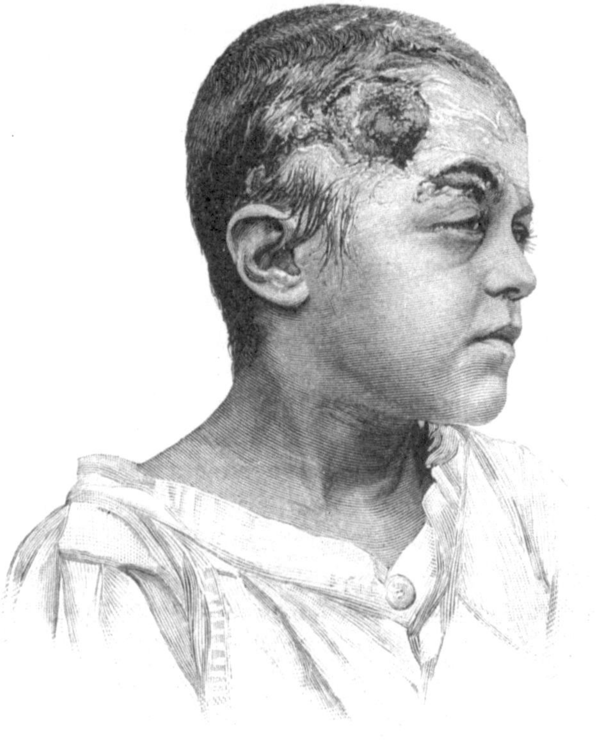

Delphina Parodi.
Fig. 35.

Delfina Parodi aus Susa, 12 Jahre alt, betrat am 16. August 1892 die chirurgische Abtheilung des Kinderspitals. Die Mutter derselben theilte mit, dass das Mädchen 5 Monate früher einen Schlag auf den Kopf erhalten habe, dass die Wunde offen blieb und dass das Kind seither an convulsivischen Anfällen litt. Bei der Untersuchung im Krankenhause constatirte man eine Wunde in der rechten Stirn-Scheitelgegend, und zwar an der Vereinigungsstelle der sutura coronalis mit der sutura temporoparietalis von 3—4 cm Durchmesser, von etwas elliptischer Form, mit der grösseren Axe von vorn nach hinten gerichtet. Die

Wunde reichte bis zu den Gehirnhäuten, aus den Oeffnungen der Knochen, welche mit der Schädelhöhle communicirten, entleerte sich stinkender Eiter, das Centrum der Wunde war von käsigen Vegetationen erfüllt. Bei Gelegenheit der ersten Operation, welcher man das Mädchen im Krankenhause unterzog, wurde ein ungefähr 3 cm breiter Sequester entfernt. Der mit käsigen Granulationen besetzte Grund der Wunde war gegen die Augenhöhle gerichtet; nach Auskratzung derselben sah man die verdickte Dura mater, welche an einem Punkte perforirt war, so dass durch die Oeffnung derselben eine Sonde durchgeführt werden konnte.

Die Wunde besserte sich und das Kind ging nach Hause, jedoch am 27. Februar 1893 kehrte dasselbe mit offener Wunde wieder in das Krankenhaus zurück. Die Mutter des Mädchens sagte, dass es in der Anstalt, wo es arbeitete, nochmals einen Schlag auf den Kopf erhalten habe; da sich aber an der Kopfhaut desselben tuberculöse Abscesse bildeten, so muss die Ursache, welche die Kopfwunde offen hielt, anderswo und nicht in den Traumen gesucht werden.

Das in Rede stehende Mädchen war, als ich es untersuchte, gut entwickelt und wohlgenährt, aber etwas blass, geistig aufgeweckt, von normalem Gange; die Kraft der rechten Hand war nach der Messung am Dynamometer = 13, die der linken = 15, an den Bewegungen der Muskeln, sowie an der Sensibilität der verschiedenen Theile des Körpers bemerkte ich nichts Abnormes. Nur die Augenuntersuchung mit den SNELLEN'schen Tafeln ergab, dass die Sehschärfe des linken Auges etwas herabgesetzt war. Die Photographie des Kindes zeigt, wie der Substanzverlust am Schädel in dem Momente war, als ich die Gehirntemperatur bei demselben zu studiren anfing.

Der Grund der Wunde pulsirte und war vertieft, sowohl bei aufrechter als auch bei sitzender Stellung des Kindes; wenn es sich dagegen beugte oder auf dem Bette oder dem Operationstische derart ausgestreckt lag, dass der Kopf tiefer als die Beine war, dann schwoll die Wundnarbe an und bildete eine sphärische hervorragende Geschwulst. In der Mitte der Narbe ist eine Oeffnung, die sich von selbst schliesst; führt man in diese bei horizontaler Lagerung des Mädchens eine Sonde, so fliessen 3—4 ccm Cerebrospinalflüssigkeit heraus.

Die Sonde drang 8 cm tief in senkrechter Richtung ein, ohne dass die Kranke es bemerkt hätte. Aus der Richtung der Sonde glaube ich schliessen zu können, dass sie in die Sylvi'sche Furche eindrang. In gleicher Weise konnte ich ein Thermometer einführen.

Herr Prof. C. GIACOMINI, der wohl eine der grössten Autoritäten auf dem Gebiete der Topographie der Gehirnwindungen ist und der von mir zur Untersuchung der Kranken gebeten wurde, war gleichfalls der Meinung, dass das Thermometer die Richtung der Gehirnbasis einnahm und in die Sylvi'sche Furche eindrang. Man fühlte in der That die Resistenz der Gehirnwindungen, und wenn man das vertical eingeführte Thermometer gegen das Hinterhauptsbein und dann gegen die Fissura Sylvii bewegte, dann konnte man bemerken, dass dasselbe in letzterer Richtung leichter vordrang.

Zum Gebrauch des Thermometers nahm ich einen Korkstöpsel, der ungefähr 6 cm breit und 3 cm dick war, und versah denselben mit einer Oeffnung von 5 mm Durchmesser, in welchem sich das Thermometer mit sanfter Reibung bewegen konnte. Korkstöpsel und Thermometer wurden durch Eintauchen in Sublimatlösung aseptisch gemacht. Ich bediente mich bei diesen Untersuchungen immer des Thermometers Nr. 13498. Dasselbe drang 5 cm tief in den Schädel ein, und zwar entfielen hiervon 1,5 cm auf den Tubus, der Rest auf den Bulbus des Thermometers. Der Korkstöpsel wurde mit einer Gazebinde auf dem Kopfe befestigt. Das Thermometer drang auf diese Weise gewiss mit dem ganzen Bulbus in die Schädelhöhle und man hatte fast die Gewissheit, dass ein grosser Theil desselben in der Sylvi'schen Furche mit den Gehirnwindungen in Berührung kam. Die Einführung des Thermometers verursachte keine Schmerzen und aus der äusseren Oeffnung entleerte sich gar kein Blut.

In den Mastdarm führte ich ein Thermometer Nr. 13497 ein, das demjenigen vollständig gleich war, welches in das Gehirn gelegt wurde. Die zwischen Kugel und Scala befindliche Ampulle des Mastdarmthermometers berührte die Haut der Oberschenkel, während die Ampulle des Hirnthermometers im Korkstöpsel verborgen lag. Dies bedingt eine Differenz von $0^{0},02$ bis $0^{0},03$ zwischen den beiden Thermometern; auf eine Correctur dieser Differenz wurde verzichtet. Dagegen wurden die Ablesungen beider Thermometer auf Grund der Vergleichung mit dem Normalthermometer corrigirt.

Erste Beobachtung an Delphina Parodi am 25. Juni 1893.

Fig. 36.

Die Temperatur des Zimmers, in welchem die Untersuchung gemacht wurde, war um 8 Uhr 30′ = $24^{0},8$. Das Mädchen hatte noch nicht gefrühstückt. Man legte das Thermometer um 8 Uhr 35′ in den Schädel ein. Umwickelt war der Korkstöpsel mit einer Lage von Gaze, so dass das Thermometer senkrecht auf der Oberfläche des Schädels stand. Die Kranke lag horizontal auf dem Bette, mit der linken Wange auf dem Kissen. Um 8 Uhr 38′ führte man das zweite Thermometer in den Mastdarm ein.

Um 8 Uhr 45′ begann die Aufzeichnung. Die Temperatur des Gehirns wächst fortwährend, obwohl das Thermometer schon seit 10′ an Ort und Stelle ist. Die 10′ lang dauernde Beobachtung ergab, dass die Temperatur des Gehirns von 8 Uhr 44′ bis 8 Uhr 55′ ungefähr um 0°,20 stieg, während diejenige des Mastdarms um 0°,04 sank. Die Temperatur des Gehirns war um 8 Uhr 56′ = 37°,69, die des Mastdarms = 37°,74.

Der zunächst liegende Gedanke ist der, dass es sich hier um eine passive Erwärmung handelt, dass sich nämlich das Gehirn abkühlte als der Verband vom Kopfe entfernt wurde und dass bei der Anlegung des Korkstöpsels die Wärmeausstrahlung wieder verhindert wurde und dass das Gehirn deshalb sich wieder erwärmte. Gegen diese einfache Erklärung steht die Thatsache, dass nach der

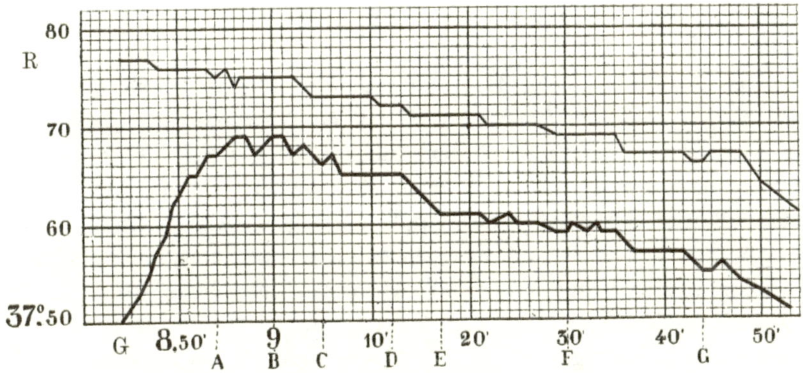

Erste Beobachtung an Delphina Parodi am 25. Juni 1893.
Fig. 36.

Einführung des Thermometers die Temperatur des Gehirns eine Höhe zeigt, die später nicht mehr vorhanden ist. Am Anfange, um 9 Uhr, ist die Differenz zwischen der Temperatur des Gehirns und der des Mastdarms bloss 0°,06, und später von 9 Uhr 20′ bis 9 Uhr 50′ betrug sie ungefähr 0°,10. Die Einführung des Thermometers hat möglicherweise eine mechanische Irritation des Gehirns verursacht und dadurch eine Steigerung der Gehirntemperatur, wie wir schon an den Thieren beobachtet haben. Die Ursachen dieser Erscheinung sind verwickelter Natur und es ist wahrscheinlich, dass daran auch die starke Erregtheit der Kranken betheiligt war, obwohl wir bestrebt waren, jedes Geräusch, überhaupt Alles, was ihre Aufmerksamkeit zu erregen geeignet war, fernzuhalten und ihr vollständige Ruhe zu gönnen.

8 Uhr 54′ bei *A*. Wir liessen das Mädchen ungefähr 2 Minuten lang reden und sie erzählte uns ihre Krankengeschichte. Die Temperatur des Gehirns fuhr fort zu wachsen, und zwar mit derselben Raschheit wie früher; der Mastdarm, der sich früher in 1′ um 0°,01 abkühlte, erwärmte sich um 0°,01 während die

Kranke redete, erkaltete dann wieder in der folgenden Minute und stellte sich schliesslich — während des Redens — nach 3′, um 8 Uhr 57′, auf die frühere Temperatur ein. Die Temperatur des Gehirns nahm 1′ nachdem die Kranke zu reden aufgehört hatte, um 0°,02 ab. Ohne eine bekannte Ursache erhöhte sich dieselbe wieder und erreichte um 9 Uhr, bei *B*, die ursprüngliche Höhe.

9 Uhr bei *B*. Die Kranke schliesst zu wiederholten Malen stark die Kiefer, wie wenn sie kauen wollte. Diese Bewegungen dauern 1′ und es wurde während derselben das Thermometer beobachtet, um zu sehen, ob sich Wärme bildete oder nicht. Es wurde jedoch keine Veränderung wahrgenommen. Gleich nach dem Aufhören der Bewegungen nahm die Temperatur des Gehirns um 0°,01 ab.

9 Uhr 5′ bei *C*. Nach einer Pause liess man das Mädchen wieder reden. Das Gehirn erwärmte sich um 0°,01. Dann erfolgte eine tiefe Einathmung, wie ein Seufzer, und das Gehirn erkaltete um 0°,02, um hiernach 5′ lang constant zu bleiben. Auch der Mastdarm zeigt das Bestreben sich abzukühlen.

9 Uhr 12′ bei *D*. Das Mädchen presst 1 Minute lang beide Hände stark zusammen. Die Temperatur des Gehirns blieb während dieses Actes und auch in der folgenden Minute constant.

Die Resultate dieser Beobachtungen sind nicht beweisend, und obgleich ich von dem Contact so sensibler Thermometer, wie sie von mir angewendet wurden, mit dem menschlichen Gehirn sehr viel erwartete, so täuschte ich mich doch rücksichtlich der Ergebnisse bei Untersuchung der psychischen und motorischen Erscheinungen an unserer Kranken. Obwohl das Thermometer in nächster Umgebung, vielleicht in Berührung mit den Centren der articulirten Sprache, der Bewegungen des Gesichtes, der Muskeln der oberen Extremität war, so konnte ich doch gar keine thermische Erscheinung beobachten, als die erwähnten Theile des Gehirns in Action traten.

Wenn auch eine Steigerung der Temperatur des Gehirns stattfand, als das Mädchen die Hände zusammenpresste oder die Kaumuskeln stark contrahirte, so betrug dieselbe gewiss nicht mehr als 0°,001.

Dem Umstande, dass sich das Gehirn bei *C*, während das Kind sprach, erwärmte, kann keine grosse Bedeutung zugeschrieben werden, da sich dieselbe Erscheinung, ohne eine bekannte Ursache, um 9 Uhr 2′ und um 9 Uhr 22′ wiederholte.

Da diese ersten Versuche fruchtlos blieben, so versuchte man eine stärkere Erregung hervorzurufen. Herr Dr. Nota sagte bei *E* zu dem Mädchen, dass er die Wunde am Kopfe bald öffnen werde und ein Stück der Schädelknochen entfernen müsse. Die Kranke bewegte sich nicht und schwieg, die Temperatur des Gehirns blieb stationär, ebenso die des Mastdarms. Wir schlossen aus diesem negativen Resultate, dass das Mädchen schon früher so viel Furcht hatte, dass eine Mittheilung, wie die obige, ihre Erregung nicht mehr zu erhöhen vermochte.

9 Uhr 29′ bei *F*. Patientin zählt laut bis 100. Die Temperatur des Gehirns und des Mastdarms ändert sich gar nicht. Nach 1 Minute, um 9 Uhr 30′, erfolgt eine Steigerung um 0°,01 und in den folgenden 2 Minuten ein Sinken der Temperatur um 0°,01. Ich glaube jedoch nicht, dass diese Variation von der vollführten psychischen Arbeit abhing, da gleich nachher ohne einen scheinbaren Grund eine starke Erhöhung eintrat. Einige Male beobachtete ich, dass diese Schwankungen der Temperatur tieferen Respirationsbewegungen entsprachen, andere Male jedoch war dies nicht der Fall.

Vor dem Schlusse dieses Experiments versuchte man wieder eine starke Erregung. Herr Dr. Nota sagte dem Mädchen in barscher Weise bei *G*, dass es sich zu stark bewege und befahl, dass man das Chloroform bringe, um das Kind einzuschläfern. Es erfolgte sofort eine Steigerung um 0°,01 im Gehirn und im Mastdarm. Die Kranke wurde aus Furcht vor dem Chloroform so unruhig, dass man die Beobachtung unterbrechen und die Thermometer entfernen musste, da sie Gefahr liefen zu zerbrechen.

Die hervorstechendste Thatsache in der Fig. 36 ist die Erwärmung des Gehirns im Beginne, die wahrscheinlich von der mechanischen Irritation und von der Erregtheit der Kranken abhing.

Die psychischen und motorischen Erscheinungen übten keinen deutlichen Einfluss auf die Temperatur des Gehirns aus. Nur die starke Erregung in Folge der Furcht vor dem Chloroform rief eine Steigerung derselben um 0°,01 hervor. Im Mastdarm dauerte die Erwärmung längere Zeit an.

Entgegengesetzt der normalen Curve der täglichen Variationen der Temperatur sehen wir, dass die Temperatur des Gehirns und des Mastdarms nicht zunahm, sondern im Gegentheil fiel, und zwar um 0°,15 in einer Stunde.

Es ist wahrscheinlich, dass auch diese Störung der normalen Curve in Folge der Erregung erfolgte. Die Kranke frühstückte nicht und fürchtete, dass man ihr etwas zufügen würde, und es ist wahrscheinlich, dass die Temperatur ihr Maximum schon in Folge der psychischen Einwirkung erreicht hatte, als wir die Beobachtungen anfingen.

Zweite Beobachtung an Delphina Parodi am 26. Juni 1893.

Fig. 37.

Die Temperatur des Zimmers, in welchem die Beobachtung gemacht wurde, war um 4 Uhr 15′ = 22°,7. Die Kranke hatte eine Angina leichten Grades und ihre Tonsillen waren geröthet. Das Thermometer wird um 4 Uhr 11′ in den Schädel eingeführt; man verbindet in der gewöhnlichen Weise, legt die Kranke auf die linke Seite und führte dann das Thermometer in den Mastdarm ein. Die

Aufzeichnung beginnt um 4 Uhr 19′ 8, Die Temperatur des Mastdarms = 38°,24, die des Gehirns 38°,14.

Diese hohe Temperatur ist nicht ausschliesslich von der Angina abhängig, sondern zum Theile von der starken psychischen Erregung der Patientin, denn man sagte ihr den Tag vorher, dass sie am nächsten Tage operirt werden würde. Obgleich dies nicht stattfand, weinte das Mädchen stark.

Wichtig ist, dass sich bei diesem Mädchen die Erscheinung wiederholte, die wir schon bei Thieren beobachteten, dass nämlich die Wärmeentwicklung im Gehirn in Folge von psychischen Processen diejenige im Mastdarme übertreffen kann, obwohl die Abkühlung am Kopfe in Folge der Wärmeausstrahlung stärker ist.

Um 4 Uhr 32′ (bei *A*) sprach das Kind 30″ lang. Es modificirte sich weder die Temperatur des Gehirns noch die des Mastdarms. Respiration 22, Herzschläge 96 in 1′.

Um 4 Uhr 35′ (bei *B*) presste das Mädchen periodenweise, (eine Minute lang mit Intervallen von je einer Secunde) fest meine Hand mit seiner linken Hand zusammen. Es war keine Modification der Temperatur des Gehirns nachweisbar.

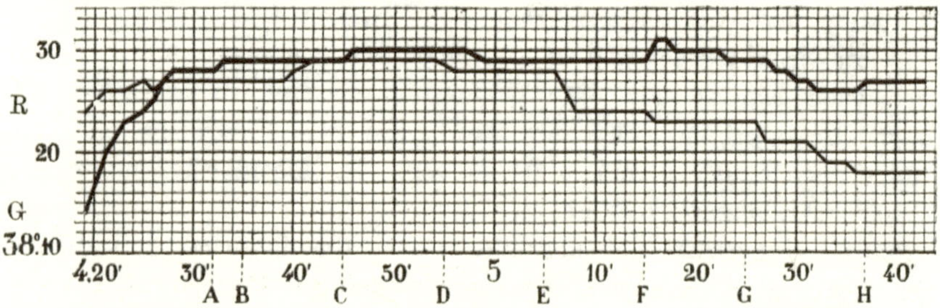

Zweite Beobachtung an Delphina Parodi am 26. Juni 1893.
Fig. 37.

Um 4 Uhr 45′ (bei *C*) liess man das Mädchen bis 30 zählen, dann die ungeraden Zahlen bis 100. Dies war für dasselbe schon eine angestrengtere geistige Arbeit, da es andere Rechnungen nicht ausführen konnte. Die Temperatur, welche schon im Beginne der Zählung um 0°,01 gestiegen war, nahm nicht zu.

Um 4 Uhr 55′ (bei *D*) zählte Patientin mit lauter Stimme noch einmal und zwar erst die geraden, dann die ungeraden Zahlen. Es war auch diesmal kein Einfluss auf die Gehirntemperatur nachweisbar.

Um 5 Uhr 5′ (bei *E*) drückte das Kind mit seinen beiden Händen sechsmal stark die meinigen. Der Mastdarm erkaltete um 0°,04, im Gehirn erfolgte jedoch gar keine Aenderung.

Um 5 Uhr 15′ (bei *F*) presste Patientin 30″ lang fest die linke Hand zusammen. Die Temperatur des Gehirns stieg um 0°,02, während die des Mastdarms um 0°,01 abnahm.

Um 5 Uhr 25′ wurden 2′ leichte Bewegungen mit der Hand gemacht, indem diese abwechselnd zur Faust geschlossen und dann wieder geöffnet wurde. Es nahm diesmal die Temperatur des Mastdarms um 0°,02 ab, die des Gehirns änderte sich nicht, erst eine Minute nach Beendigung jener Bewegungen kühlte es sich auch um 0°,01 ab.

Um 5 Uhr 32′ trat ein Assistent in das Zimmer und wir sprechen untereinander. Das Mädchen, das früher ganz ruhig und zerstreut gewesen war, wurde aufmerksam und sprach einige Worte. Das Gehirn kühlte sich nicht weiter ab.

Um 5 Uhr 37′ (bei *H*) liess man das Kind sechsmal nach einander, mit Intervallen von 1″ die Hände stark zusammenpressen. Im Gehirne, dessen Temperatur zwei Minuten früher, im Momente, wo der Mastdarm um 0°,01 erkaltet, ohne eine bekannte Ursache um 0°,005 zunahm, zeigte sich diesmal gar keine Veränderung.

5 Uhr 40′. Das Gehirn ist um 0°,09 wärmer als der Mastdarm.

Aus der Fig. 37 geht hervor, dass bei starker Erregung die Entwicklung von Wärme im Gehirne so gross werden kann, dass die Temperatur dieses Organs sich um 0°,09 über derjenigen des Mastdarms erhält. Ich glaube nicht, dass dies auf das geringe Fieber zu beziehen ist.

Bei fiebernden Thieren fand ich die Temperatur des Gehirns nie höher als die des Mastdarms und ich glaube deshalb, dass die Wärmeentwicklung in dem in Rede stehenden Falle von psychischen Vorgängen abhing.

Die Experimente, welche auf die Beantwortung der Frage gerichtet waren, ob die motorischen Processe im Gehirne und die Denkarbeit Wärme erzeugen oder nicht, waren resultatlos. Man könnte glauben, dass die Erregtheit oder Furcht des Kindes so stark war, dass die geistige Arbeit des Zählens oder die Bewegungen mit den Händen eher als eine Erleichterung denn eine Anstrengung desselben aufzufassen sind, indem es sicher war, dass solange es diese Aufgaben ausführte, nichts Schlimmeres kommen konnte.

Was die febrile Temperatur betrifft, welche sich bei dem Mädchen in Folge der Furcht vor einer Operation einstellte, so entspricht sie den Beobachtungen, welche ich beim Menschen unter anderen Umständen machte.

Studien in meinem Laboratorium am Menschen zeigten, dass die Steigerung der Temperatur des Körpers in Folge einer Erregung viel grösser ist als man glauben würde. Ich will an dieser Stelle nur zwei Experimente citiren. Herr Dr. Patrizi, nachdem er eine Woche lang die täglichen Variationen seiner Mastdarmtemperatur notirte. wurde von mir mit der Supplirung im Unterrichte betraut. Als er nach dem ersten Vortrage — früher hatte er nie eine Vorlesung gehalten — aus dem Hörsaale herauskam, war seine Mastdarmtemperatur, statt 37°,20—37°,30 wie früher, 38°70[1].

Ein anderes Experiment machte ich an meinem Bruder. Er war seit mehr als einer Woche mit der täglichen Bestimmung seiner Mastdarmtemperatur beschäftigt, deren er wegen bestimmter Studien bedurfte, als ich ihm am 18. März 1885 um 5 Uhr ankündigte, dass ich gesonnen wäre mich zu verheirathen. Schon nach einer Stunde war seine innere Temperatur 37°,90 d. h. um 0,°90 höher als in den früheren Tagen[2].

In der ersten Veröffentlichung meiner Croonian Lecture habe ich schon ein Beispiel angeführt, welches zeigt, dass die Veränderungen der Gehirntemperatur in Folge von psychischen Processen im Schlafe intensiver sind als im wachen Zustande. In jenem Falle war der künstliche Schlaf durch Laudanum hervorgerufen worden. Ich werde eine Beobachtung an Menschen im normalen Schlafe mittheilen.

Wichtig ist der Nachweis, dass beim Hunde, beim Affen und beim Menschen sich dieselbe Thatsache wiederholt, dass es nämlich für die Entwickelung von Wärme nach dem Wiederauftreten des Bewusstseins gleichgiltig ist, ob die Aufmerksamkeit von einer Sache zur anderen schreitet, oder ob eine starke oder schwache Empfindung ausgelöst wird.

Dritte Beobachtung an Delphina Parodi am 27. Juni 1893.

Fig. 38.

Ueber den ersten Theil dieses Experimentes werde ich im Abschnitte XIV, der über den Schlaf handelt, sprechen. Das Thermometer wurde um 8 Uhr 55′ Nachmittags in den Schädel eingeführt. Das Mädchen befand sich ungefähr seit einer Stunde liegend allein im Zimmer in der Absicht zu schlafen, in ihrem Misstrauen aber erwartete es uns mit einer gewissen Unruhe. Dies erklärt die erhöhte Temperatur des Gehirns und des Mastdarms, die nicht der Temperatur des vorangehenden und des folgenden Tages entsprach, als die Temperatur ohne weitere Vorbereitung gemessen wurde. — Herr Dr. M. Patrizi half mir bei diesen Beobachtungen über den Schlaf. Er las das Thermometer ab, welches im Schädel lag, ich selbst das andere im Mastdarme. Um das Mädchen ruhig schlafen zu lassen, waren wir allein im Zimmer. Ein Blatt Papier diente als Schirm, damit das Gesicht desselben im Schatten bleibe. Die Temperatur wurde jede Minute verzeichnet.

---

[1] A. Mosso. Die Ermüdung. Leipzig. 1892. S. 258.

[2] U. Mosso. Einfluss des Nervensystems auf die thierische Temperatur Virchow's Archiv 1886. 106. Bd. S. 125.

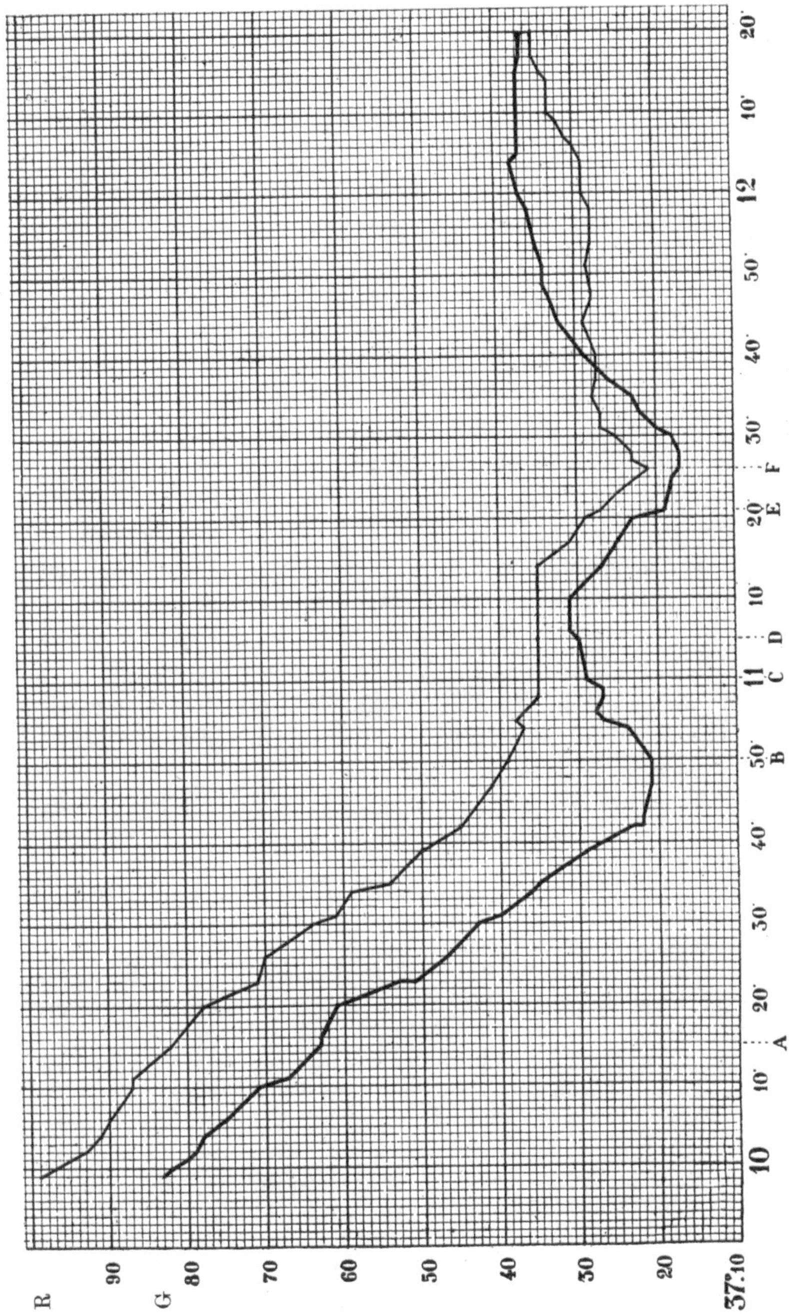

Dritte Beobachtung an Delphina Parodi am 27. Juni 1893.

Fig. 38.

Die Aufzeichnung beginnt um 9 Uhr 59′, nachdem das Kind schon seit mehr als einer halben Stunde schlief und vollständig unbeweglich war. Die Temperatur des Gehirns = 37°,83, die des Mastdarms 37°,99.

Wenn man die Curven des Gehirns und des Mastdarms vergleicht, dann sieht man, dass sie untereinander divergiren. Dies wäre noch evidenter, wenn ich den ersten Theil der Aufzeichnung der Kürze halber nicht weggelassen hätte. Der Mastdarm übertrifft in der That um 9 Uhr 35′ das Gehirn um 0°,06 und um 10 Uhr 42′ um 0°,24. Dies zeigt — wie wir dies übrigens besser noch im folgenden Abschnitte sehen werden — dass das Gehirn sich während des Schlafes rascher als der Mastdarm abkühlt. Diese Divergenz der Curven hängt von zwei Factoren ab. Erstens handelt es sich hier um die physikalische Erscheinung der grösseren Wärmeausstrahlung des Kopfes, welcher im Vergleiche mit dem hinteren Theile des Körpers eine kleinere Masse darstellt. Zweitens um eine Verminderung der chemischen Processe im Nervensystem während des Schlafes. In meiner Croonian Lecture habe ich schon gezeigt, dass nach einer Injection von Laudanum die Temperatur des Gehirns rasch abnimmt, während die Temperatur der inneren Organen steigt. Wir haben hier eine Divergenz der Curven vor uns, wie bei der Vergiftung mit Curare in der Fig. 19 des VI. Abschnittes, mit dem Unterschiede jedoch, dass dort der Mastdarm, im vorliegenden Experimente hingegen das Gehirn sich rascher abkühlte.

Die Temperaturcurven dieser zwei Organe sind in Fig. 38 nicht gleichförmig, sondern zeigen kleine Schwankungen.

10 Uhr 15′ (bei *A*). Das Mädchen machte im Schlafe eine tiefe Inspiration. Ungefähr 5′ lang erkaltete das Gehirn langsamer; wahrscheinlich wurde der Schlaf weniger intensiv. Nach der tiefen Einathmung bewegte sich P. nicht. Um 10 Uhr 22′ befand sich die Curve des Gehirns wieder in der Verlängerung der früheren. Respiration 22, Puls 93 in einer Minute. Von Zeit zu Zeit bewegte das Mädchen die Arme, in der Temperatur des Gehirns konnte jedoch gar keine Veränderung wahrgenommen werden. Die Respiration war, wie sie im Schlafe zu sein pflegt, d. h. die Inspiration war länger als die Expiration. Die Muskeln der oberen Extremitäten waren erschlafft.

10 Uhr 50′ (bei *B*). In einem dem Krankenhause benachbarten Garten begann ein Hund zu bellen. Trotz des grossen Geräusches bewegte sich die Kranke nicht; das Gehirn erwärmte sich um 0°,08 in 10′. Die Temperaturcurve des Gehirns zeigt Schwankungen, wie sie für die Conflagrationen charakteristisch sind, welche den epileptischen Anfällen zu folgen pflegen. Im Mastdarme erscheint nur eine schwache Spur des thermischen Vorganges, welcher sich im Gehirne bemerkbar machte.

11 Uhr. Herr Dr. Patrizi hustete unwillkürlich; das Gehirn erwärmte sich continuirlich.

11 Uhr 5′ (bei *D*). Der Hund fuhr fort zu bellen. Die Temperatur des Gehirns nahm im Ganzen um 0°,10 in 15′ zu, während die des Mastdarms constant blieb. Die Erwärmung des Gehirns muss in diesem Falle einzig und allein psychischen Processen zugeschrieben werden, da das Mädchen gar keine Bewegungen machte und, wie es schien, ungehindert schlief.

11 Uhr 10′. Die Temperatur des Gehirns beginnt zu sinken; die Curven des Gehirns und des Mastdarms nehmen nach kurzer Zeit in fast paralleler Weise ab.

11 Uhr 21′ (bei *E*). Das Mädchen ist so tief eingeschlafen, dass es zu schnarchen beginnt. In dem Momente, wo es dies thut, erfolgt eine raschere Abnahme der Gehirntemperatur, und zwar um 0°,04 in einer Minute.

11 Uhr 26′ (bei *F*). Da der tiefe Schlaf der Pat. noch weiter fortdauerte, so weckte man sie durch den Ruf ihres Namen, worauf sie Antwort gab. Es trat sofort eine Erwärmung des Mastdarms ein, während das Gehirn erst nach 2′ eine Zunahme der Temperatur nachweissen liess. Pat. fuhr fort zu sprechen, aber in unverständlicher Weise, und schlief dann wieder ein.

11 Uhr 31′. Bei der Beobachtung des im Mastdarm liegenden Thermometers bemerkte ich, dass die Patientin Harn liess; die Dienerschaft des Krankenhauses sagte mir, dass sie dieses manchmal thäte. In der Temperaturcurve des Mastdarms ist eine geringe Einbiegung, die eine langsamere Erwärmung anzeigt. Um 11 Uhr 39′ übertraf die Temperatur des Gehirns jene des Mastdarms. Die Patientin schläft und bewegt sich nicht.

Um 11 Uhr 44′ bewegt das Kind wiederholt die Hände und seufzt. Wahrscheinlich ist der Schlaf desselben jetzt bloss oberflächlich, denn es spricht einzelne Silben; hält die Augen geschlossen und antwortet nicht, wenn man es beim Namen ruft oder sagt, dass schon alles fertig sei. Das Gehirn erwärmte sich diesmal während einer unbewussten psychischen Thätigkeit, und zwar um 0°,10 in 20 Minuten, während die Temperatur des Mastdarms constant blieb.

Um 12 Uhr 5′ wird das Mädchen durch Rütteln und Ruf beim Namen geweckt; auf die Frage, ob es geträumt habe, wird negativ geantwortet; dasselbe besinnt sich auch darauf nicht, ob der Hund gebellt habe, behauptet, wenig oder gar nicht geschlafen zu haben; es wusste nicht, dass es Harn gelassen hatte, obgleich das Bett stark durchnässt war. Eigenthümlich ist, dass beim Erwachen die Temperatur des Gehirns constant blieb, während die des Mastdarms in 15′ um 0°,06 zunahm.

Aus dieser Aufzeichnung, welche Beobachtungen darstellt, die bei tiefem Schlafe des Mädchens ungefähr 3 Stunden lang gemacht wurden, gehen einige wichtige Thatsachen hervor:

1. Dass die Abkühlung des Gehirns im Schlafe rascher als die des Mastdarms erfolgt, und in einer Stunde und 20 Minuten 1° erreichen kann.

2. Dass die Abnahme der Temperatur des Gehirns und des Mast-

darms im Schlafe einförmig vor sich geht, so dass die Curven beider im ersten Theile der Fig. 38 nur wenige Schwankungen aufweisen.

3. Dass, wenn im Schlafe eine Erwärmung des Gehirns erfolgt, diese — wie wir der Aufzeichnung entnehmen können — mit einer von aussen her kommenden Reizung und mit inneren nervösen Vorgängen, die sich durch Modification des Athmungstypus manifestiren, zusammenhängen.

4. Es existiren unbewusste Processe im Gehirne, welche durch Einflüsse von aussen her entstehen, und welche von einer Steigerung der Gehirntemperatur um 0°,10 in 15′ oder um 0°,20 in 35′ begleitet werden, wie man in *B* und *F* der Fig. 38 sieht.

5. Die Zunahme der Temperatur des Gehirns im Gefolge von psychischen Processen während des Schlafes wird nicht von einer entsprechenden Veränderung der Mastdarmtemperatur begleitet.

6. Die nervösen Processe, welche die starken Erwärmungen des Gehirns erzeugen, lassen gar keine Spur in der Erinnerung zurück.

7. Als das Mädchen zu schnarchen anfing, kühlte sich das Gehirn rascher ab, und zwar um 0°,04 in einer Minute.

8. Das Gehirn kann sich im Schlafe so stark erwärmen, dass seine Temperatur diejenige des Mastdarms um 0°,10 übertrifft.

9. Die Wiederkehr des Bewusstseins ist nicht von Wärmeentwicklung im Gehirne begleitet.

10. Beim Erwachen des Mädchens hörte die Erwärmung des Gehirns, die während des Schlafes sich einstellte, auf, dagegen nahm die Temperatur des Mastdarms rascher als früher zu.

Man könnte bei Beurtheilung des letzten Theiles der Fig. 38 meinen, dass die Steigerung der Gehirntemperatur vor dem Erwachen des Mädchens diejenige Modification der Temperatur anzeige, welche als physikalische Basis nothwendig ist, damit das Bewusstsein wieder zurückkehren könne. Nach dieser Annahme kann es nicht Wunder nehmen, dass die Gehirntemperatur der Parodi bei ihrem vollständigen Erwachen nicht mehr zunahm.

Die Erklärung der in dieser Aufzeichnung beobachteten Erscheinungen ist viel schwieriger; ich glaube, dass die Zunahme der Temperatur im Gehirne bei *B* und *F* als einfache Conflagrationen in Folge einer Reizung der sensitiven Nerven aufgefasst werden müssen.

Gegen die Annahme, dass die Temperatursteigerungen in dieser Aufzeichnung die chemischen Processe ausdrücken, welche die physikalische Basis der psychischen Vorgänge darstellen, spricht der Umstand, dass die Gehirntemperatur nach dem Wiedereintreten des Bewusstseins nicht mehr zunahm; und wir werden im Folgenden noch andere entscheidende Thatsachen kennen lernen, welche zeigen, dass das Bewusstsein zurückkehren kann, während die Temperatur des Gehirns fortwährend sinkt.

Da einmal erkannt wurde, dass die Wärmeentwicklung im Gehirne in der ersten Zeit der Activität des wiedererwachten Bewusstseins nur minimal ist, so folgt, dass die starken Schwankungen von 0°,1 und 0°,2 bei *B* und *F* nicht eine Wärmeentwicklung in Folge von psychischen Processen ausdrücken, sondern einfach Conflagrationen darstellen, welche sich durch Reizungen von aussen her entwickelten.

Diese Erklärung wird auch durch die Thatsache bekräftigt, dass es sich hier um unbewusste Processe im Gehirne handelt. Denn das Mädchen, welches in dem Momente geweckt wurde, wo die Wärmeentwicklung im Gehirne am intensivsten war, erinnerte sich nicht, dass es get-äumt oder an irgend etwas gedacht habe.

XII. Ueber den Kreislauf des Blutes im menschlichen Gehirn

„Unter den Körpertheilen, an welchen ich bisher die Erscheinungen des Blutkreislaufs studirt habe, ist es das Gehirn, an dem die Veränderungen im Zustande der Gefässe gewiss am häufigsten und erheblichsten sind. Bei der ungemeinen Unruhe welche die Hirngefässe an den Tag legen, ist die Physiologie noch ausser Stande, die durch centripetale Erregung der vasomotorischen Centra hervorgerufenen Reflexbewegungen, von den rein localen Erscheinungen zu unterscheiden, die auf chemischen Umsetzungen im Bereiche der betreffenden Hirnabschnitte beruhen. Dass aber auch Erscheinungen dieser letzteren Art anzunehmen seien, ist kaum zu bezweifeln“[1].

So habe ich mich in meinem Buche über den Kreislauf im Gehirne ausgedrückt, und ich möchte nur auf die Beobachtungen verweisen, die von mir an zwei anderen Personen gemacht wurden, um die Beziehungen festzustellen, welche zwischen den Modificationen des Kreislaufs im Gehirne und der Temperatur dieses Organs stattfinden.

---

[1] A. Mosso. Ueber den Kreislauf des Blutes im menschlichen Gehirn. Leipzig, 1881, S. 203.

Das Studium der Blutcirkulation im Gehirne ist so schwierig, dass die Physiologen auch heute noch nicht darüber einig sind, ob der Sympathicus einen Einfluss auf die Gefässe des Gehirns habe oder nicht. Bei Durchschneidung des Sympathicus und Reizung des centralen Stumpfes des Vagus sah Hürthle[1] gar keine Aenderung in den Circulationsverhältnissen des Gehirns. E. Cavazzani[2] fand, dass der Sympathicus in der Cervikalregion an der Innervation der Gehirngefässe mit gefässverengernden und erweiternden Fasern theilnehme. Roy[3] studirte die Blutcirkulation im Gehirne nach der plethysmographischen Methode mittelst seines Oncographen und fand, dass bei Reizung der Hautnerven eine Vermehrung des Gehirnvolumens stattfindet; er schrieb diese Erscheinung einem reichlicheren Blutzufluss, einer passiven Dilatation in Folge einer Drucksteigerung im arteriellen Systeme zu. Roy bestreitet die Existenz von vasomotorischen Nerven im Gehirne und meint, dass die chemischen Produkte, welche aus dem metabolischen Processen im Gehirne resultiren, in der Lymphe enthalten sind, die Wände der kleinen Gehirnarterien umspülen und Variationen im Caliber der Gehirngefässe hervorrufen können. Dies wäre, wie ich schon früher gesagt habe, der Mechanismus, welcher den Zufluss des Blutes zu den verschiedenen Regionen des Gehirns je nach der Modification der funktionellen Aktivität regulirt.

Diese sich widersprechenden Resultate und die sorgfältigen Untersuchungen von Francois-Franck[4], welche feststellten, dass zur pia mater und zum Gehirn von zwei verschiedenen Seiten her Gefässnerven ziehen, machen es wahrscheinlich, dass diese Nerven leicht ermüden und zu funktioniren aufhören, wenn noch in anderen Organen die vasomotorischen Nerven auf Reizung reagiren. Aehnliche Meinungsverschiedenheiten herrschten auch bezüglich der Muskeln, in denen man die Existenz von vasomotorischen Nerven früher bestritt, jetzt aber zugibt, wenn auch ihre Wirksamkeit gering angeschlagen wird. Jedenfalls ist es bemerkenswerth, dass im Gehirne und in den Mus-

[1] K. Hürthle. Pflüger's Archiv. Bd. 44, 1889, S. 578.

[2] E. Cavazzani. Sur l'influence vaso-motrice du sympathique cervical. Archives italiennes de Biologie, XIX, 1893, I, 214.

[3] Roy and Sherrington. On the regulation of the blood-supply of the Brain. Journal of Physiology. Vol. XI, S. 96.

[4] François-Franck. Recherches sur les nerfs vasculaires de la tête. Travaux du Laboratoire de Marey 1875, S. 305.

keln, zwei Organen, in welchen der Stoffwechsel gewiss lebhaft ist, die Aktion der vasomotorischen Nerven weniger intensiv und leichter erschöpfbar zu sein scheint.

Die Anwendung der plethysmographischen Methode und zwar gleichzeitig an verschiedenen Theilen des Körpers ist beim Menschen leichter als bei Thieren. Denn die Unbeweglichkeit, welche eine der wesentlichsten Bedingungen ist zum Gelingen von so feinen Untersuchungen wie die in Rede stehenden, kann so vollständig wie beim Menschen, bei keinem sonstigen Versuchsobjekte erzielt werden. Und was die psychischen Erscheinungen betrifft nebst den dieselben begleitenden sehr geringfügigen Modificationen in der Function des Herzens und der Gefässe, so treten dieselben bei Experimenten an Thieren nie so deutlich hervor wie beim Menschen.

So oft wir genaue Messinstrumente auf das menschliche Gehirn anwenden, regt sich in uns mit Recht die Hoffnung, die physikalischen Grundlagen des Bewusstseins kennen zu lernen, und wenn wir auch zu keinem befriedigenden Resultate gelangen, so sind wir doch gewiss, auf dem richtigen Wege zur Erforschung zu sein.

Die Methode zur Aufzeichnung der plethysmographischen Curven des Gehirns ist sehr einfach, und ich will hier kurz den Apparat beschreiben, der mir bei den Untersuchungen an der Parodi diente. Aus einer Guttaperchaplatte schnitt ich eine kreisförmige Scheibe heraus (Fig. 39), die einen Durchmesser von 8 cm hatte und etwas breiter war als der Substanzverlust am Schädel; die Scheibe wurde in warmem Wasser ein wenig erweicht und bis zum Erkalten auf eine Glaskugel gedrückt, die so gross war wie der Kopf der Parodi. Sie nahm dadurch dauernd die Form einer kleinen Haube an. Nun schnitt ich ein rundes Scheibchen von 2 cm Durchmesser zurecht, erwärmte dasselbe leicht über einer Flamme auf der unteren Seite und klebte es auf das Centrum der Guttaperchahaube, und zwar auf der convexen Seite. Mittelst eines Lochbohrers machte ich in der Mitte desselben eine Oeffnung, durch welche eine genau passende Glasröhre durch-

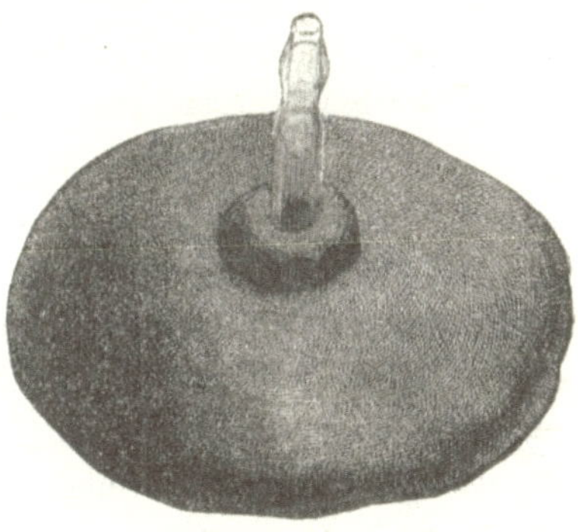

Fig. 39.

gesteckt wurde. Die Glasröhre wurde vor ihrer Einfügung erwärmt, wodurch eine feste und luftdichte Verbindung zwischen ihr und der Guttaperchaplatte erzielt wurde.

Vor der Anlegung des Apparates müssen die Haare an den Wundrändern sorgfältig rasirt werden. Damit die Haube von Guttapercha sich dem Schädel dicht anlegt, muss man dieselbe zum ersten Male in warmem Wasser erweichen, an ihren Rändern leicht andrücken und dann erkalten lassen. Zum Schliessen der Ränder verwende ich Vaselin oder eine Mischung von Vaselin und Fett, die etwas consistenter ist, oder Glaserkitt, der durch Oel erweicht wird. Die elastische Membran der Marey'schen Trommeln muss dünn, wenig gespannt und, wenn möglich, neu sein; vor der Applikation derselben muss man sich versichern, dass sie den Druck gut aushalten und dass der Hebel an der Gelenkverbindung nicht schwankt, da sonst die Curven modificirt werden. Die plethysmographischen Curven des Gehirns der Parodi schrieb ich mit den von Hürthle[1] modificirten Marey'schen Trommeln, welche von dem Mechaniker E. Albrecht in Tübingen bezogen wurden.

Delphina Parodi.

Beobachtungen über die Blutcirkulation im Gehirne.

31. Juli 1893.

Tafel I.

Das Mädchen stand aufrecht. Die normale Form des Gehirnpulses ist in den ersten Pulsationen der oberen Linie (Fig. 1 Taf. I) dargestellt. Bei $\mathfrak{J}$ (Curve 2) liess ich drei tiefe Inspirationen machen und wir sehen, dass dreimal nach einander eine Depression erfolgt; der letzten Inspiration folgen vier Pulsationen fast auf demselben Niveau und dann zeigt sich eine starke Abnahme des Volumens des Gehirnes. Die Veränderung der Form des Pulses ist derjenigen ähnlich, welche man an den plethysmographischen Curven eines Armes dadurch erzeugt, dass man ihn in kaltes Wasser taucht; ich glaube dass hier eine Contraktion der Gehirngefässe erfolgte. Die Basis der vier Pulsationen in dem tiefsten Theile der Curve ist

[1] K. Hürthle. Beiträge zur Hämodynamik, Pflüger's Archiv. Bd. 53, S. 291.

unterbrochen, weil der Hebel den Rand der Trommel berührte und nicht tiefer steigen konnte. Dann stieg wieder das Volumen des Gehirns, und die Pulsationen wurden höher als früher. Dass hier wirklich eine Modifikation im Tonus der Blutgefässe vor sich ging, beweist der Umstand, dass die Spitze der Pulsationen dort, wo das Gehirn das ursprüngliche Volumen wieder hatte, von der Form der vorausgehenden Pulsationen abweicht. Dieser Unterschied erhält sich auch noch im Beginne der dritten Linie und die Spitze dieser Pulsationen ist um ein Geringes mehr tricuspidal als die der höher gelegenen. Leider kann ich nur ein Stück des ganzen Bogens reproduciren. Anfang und Ende der Curven haben weggelassen werden müssen.

Zu Anfang der Linie 3 erfolgte eine Modifikation des Pulses zugleich mit einer Abnahme des Gehirnvolumens, deren Ursache mir unbekannt ist. Diese dauerte 7″—8″ und ich glaube sie dem Herzen zuschreiben zu müssen, da die Gefässreflexe gewöhnlich längere Zeit andauern.

In der Linie 4 liess ich die Parodi eine forcirte Expiration machen von α bis ω. In Folge des Hindernisses, welches durch dieselbe dem venösen Kreislauf gesetzt wurde, nahm das Volumen des Gehirnes zu; nach Beseitigung des Hindernisses entleerten sich die Venen wieder, allein der Zufluss von arteriellem Blute zum Gehirne wurde sogleich lebhafter und es nahm an Volumen wieder zu. Der Tonus der Gefässe hat sich verändert und möglicherweise waren die Arterien mehr erweitert als die Venen. Die wichtigste Erscheinung war aber jetzt diejenige Modification, welche die Form der Pulsationen erlitt. Diese wurden nämlich tricuspidal (Curve 5) und es dauerte ungefähr 1 Minute lang bis der Puls seine frühere Form wieder erlangt hatte.

Um die Anstrengung und die Behinderung der Lungencirculation zu vermeiden, welche das vorausgehende Experiment begleiten, habe ich versucht, die Venae jugulares mittelst eines um den Hals gelegten Bandes leicht zu comprimiren, und fand, dass eine wenn auch nur 8″—10″ lang dauernde, leichte Behinderung der venösen Circulation hinreicht, damit der Gehirnpuls hinterher beträchtlich höher wurde. Der Kürze halber will ich an dieser Stelle die diesbezüglichen Aufzeichnungen nicht mittheilen, weil sie mit denjenigen identisch sind, welche schon in meinem Buche, Tafel IX, Fig. 44 angeführt wurden.

In diesem Experimente schrieb ich auch die plethysmographische

Curve des Vorderarmes um mich zu überzeugen, dass die Modification des Gehirnpulses eine locale Erscheinung war, die sich nicht gleichzeitig am Arme wiederholte. Diese Beispiele zeigen, mit welcher Raschheit sich die Form des Gehirnpules in Folge von kleinen Modificationen, welche in der Zusammensetzung des Blutes und der Ernährung des Gehirns eintreten, ändert. Die Höhe der Pulsationen wurde nach der venösen Congestion, die 8″ dauerte, zweimal so gross als sie früher war, und die Erweiterung der Gefässe dauerte länger als eine Minute nach Aufhören des Hindernisses in der venösen Circulation.

Die Narbe, welche das Gehirn deckte, war so schlaff, dass die Modification des Pulses nicht einer Verschiedenheit in der Tension derselben zugeschrieben werden kann.

Die Alterationen in den Circulationsverhältnissen des Gehirns sind viel evidenter, wenn sie auf einen Cylinder geschrieben werden, der sich langsam bewegt, wie man dies an der Curve 6 sieht. Die Gummiplatte wurde in derselben Weise, wie früher, auf den Kopf der Parodi applicirt; diese lag jedoch jetzt im Bette, und sowohl der Kopf wie die Schultern waren durch ein Kissen erhöht. In Curve 6 sehen wir die drei charakteristischen Bewegungen des Gehirns, die ich schon in meinem Buche beschrieb, d. h. die Pulsationen, die respiratorischen Schwankungen und dann die Ondulationen, die sich in einem gewissen Rhythmus, der ungefähr acht Athembewegungen umfasst, wiederholen. Das Mädchen war vollkommen ruhig.

Bei A begann das Mädchen zu sprechen, und es erfolgte sofort eine Zunahme des Gehirnvolumens mit stärkeren respiratorischen Schwankungen, und die Höhe der Pulsationen wurde geringer. Man könnte meinen, dass durch die Vergrösserung des Gehirns eine Dehnung der Narbe verursacht wird, welche stärkere Pulsationen nicht zulässt. Diese Annahme ist jedoch nicht richtig, denn wie man an der Curve 7 sieht, kann das Gehirn ein viel grösseres Volumen annehmen und dennoch stark pulsiren. Die Pulsationen sind in unserem Falle deshalb klein, weil der Tonus der Gehirngefässe trotz der passiven Vermehrung des Gehirnvolumens zunahm, während in Curve 7 der Tonus der Gehirngefässe herabgesetzt ist. Auf diese Differenzen werden wir später noch zurückkommen.

In B bat ich das Mädchen, nicht zu sprechen; das Gehirnvolumen nahm ab. Unterdessen fand eine Wärterin unerwartet ein Geschenk, das ich der P. zu geben beabsichtigte, und liess sie dasselbe erblicken.

In Folge dieser angenehmen Erregung entstand in C ein reichlicherer Blutzufluss zum Gehirne als früher in Folge des einfachen physikalischen Processes des Sprechens.

In D trat wieder eine kleine Erhebung auf, deren Ursache nicht ermittelt werden konnte und das Gehirn nahm dann allmählig sein ursprüngliches Volumen an.

Ich könnte noch andere Experimente anführen, in denen ein Geräusch, oder das Eintreten einer Person in das Zimmer denselben Effekt hervorbrachte; der Kürze halber will ich dies jedoch unterlassen. Statt dessen werde ich einen Versuch mittheilen, der kurz darauf gemacht wurde und aus welchem man ersieht, wie empfindlich das Gehirn gegen Veränderungen in der Composition des Blutes ist. Man liess nämlich das Mädchen (Curve 7, 3 I) drei tiefe Inspirationen machen, und es erfolgte eine Verminderung des Gehirnvolumens ebenso wie unter ähnlichen Bedingungen am Arme und am Fusse.

Ich habe in meinem Buche über die Circulation des Blutes im Gehirne den Einfluss studirt, welchen tiefe respiratorische Bewegungen auf den Blutdruck und auf den Kreislauf jenes Organs ausüben.

Bei dem in Rede stehenden Mädchen war die Sensibilität der Gefässe ebenso gross wie bei den Männern, an denen ich Versuche zu machen Gelegenheit hatte. Der Anfang einer nur geringen Apnoe wurde von einer so starken Steigerung des Gehirnvolumens begleitet, dass ich diese Erscheinung nur als eine Paralyse oder vielleicht noch besser als eine Erweiterung durch depressorische Nerven (Erweiterungsnerven) auffassen konnte. Weder nach einer Congestion oder starken Exspiration, noch nach Inhalationen von Amylnitrit sah ich jemals eine so starke Zunahme des Gehirnvolumens auftreten. Dieses Experiment wurde öfters wiederholt, und obwohl nach drei kräftigen Inspirationen die Zunahme des Gehirnvolumens nicht immer so stark war, so erstreckte sich doch die Erhebung über das ursprüngliche Niveau stets auf acht oder zehn Respirationen, die nach der letzten tiefen Inspiration gemacht wurden. In meiner ersten Arbeit über den Plethysmographen[1] habe ich schon gezeigt, dass, wenn bloss zwei inspiratorische Bewegungen, die tiefer sind als die normalen, gemacht werden, eine Verminderung des Volumens der Vorder-

[1]) A. Mosso, Sopra un nuovo metodo per scrivere i movimenti dei vasi sanguigni. R. Accademia delle scienze di Torino 1875.

arme erfolgt, so dass auf jeder Seite ungefähr 10 ccm Blut austreten. In dem in Rede stehenden Falle trat eine analoge Herabsetzung im Volumen des Gehirns ein. Aus Experimenten, die ich an einem anderen Individuum vornahm, ging hervor, dass eine gleichzeitige und fast gleiche Abnahme des Volumens im Gehirne, am Fusse und am Vorderarme erfolgt, und dass sie sehr wahrscheinlich von der Blutansammlung in den Lungen abhängig ist. In unserem Falle war die chemische Alteration des Blutes so unbedeutend, dass auch die Apnoë fehlte. In der That sieht man an der Curve, dass das Mädchen fortwährend respirirte, nur mit dem Unterschiede, dass der Athmungsrythmus etwas langsamer war.

Dass es sich hier um einen nervösen Einfluss auf die Blutgefässe handelte, wird durch die starke und andauernde Erweiterung der Gefässe des Gehirns und des Fusses erwiesen; man könnte fast annehmen, dass erst die gefässverengenden und dann die gefässerweiternden Nerven im Gehirne, im Vorderarme und im Fusse in Aktion traten. Hier möchte ich aber besonders den Umstand betonen, dass zum Unterschiede von den vorausgehenden Versuchen, bei welchen während der psychischen Aktivität und bei Erregungszuständen eine Abnahme des Volumens der Extremitäten mit einem entsprechend grösseren Blutzufluss zum Gehirne erfolgte, in unserem Falle eine Herabsetzung des Volumens des Gehirns und ein entsprechende Verminderung auch des Volumens des Fusses und des Vorderarmes eintrat. Diese Thatsache wird von vielen Curven bewiesen, die ich anfertigte, und nur der Kürze wegen an dieser Stelle nicht veröffentliche. Die Aenderungen des Blutkreislaufs im Gehirn einerseits, in den Füssen und Vorderarmen anderseits dürfen daher nicht immer als einander entgegengesetzt angesehen werden.

Die zweite Hälfte der Curve 7 zeigt uns ein Beispiel der starken Schwankungen, welche die Blutgefässe des Gehirns darbieten. Wir werden bald sehen, dass dieselben nicht den Schwankungen entsprechen, welche gleichzeitig am Oberarm und Fusse sich zeigen, so dass wir zu dem Schlusse gelangen müssen, dass die Blutgefässe des Gehirns wie die der Extremitäten ihre Eigenbewegungen haben, die nicht passiver Natur sind. — Es ging übrigens schon aus den Untersuchungen von Cohnheim und Roy[1] hervor, dass im Blutkreislauf

[1]) Cohnheim und Roy, Archiv f. path. Anatomie. 1883. 92. S. 436.

der Milz und der Niere[1]) Modificationen vorkommen, welche von den Veränderungen im Blutdrucke des Gesammtorganismus unabhängig sind.

Wenn wir die plethysmographischen Curven des Gehirns mit den früheren Aufzeichnungen der Gehirntemperatur vergleichen, dann sehen wir, dass sie einander nicht entsprechen, denn es fehlen bei den letzteren die respiratorischen Schwankungen und die Curven sind regelmässiger. Dies bedeutet, dass weder die respiratorischen Schwankungen noch die grösseren Undulationen, welche von Alterationen des Tonus der Gefässe anhängen, Veränderungen der Temperatur von 0,001° hervorzubringen im Stande sind. Nur im Schlafe waren die tiefen Inspirationen von einer Abnahme der Gehirntemperatur begleitet, der dann eine leichte Zunahme folgte. Die psychischen Vorgänge beim Erwachen, welche eine wesentliche Veränderung der Circulationsverhältnisse im Gehirne verursachen, modificiren nur in geringem Maasse die Temperatur des Gehirns. Auch Erregungszustände ergaben nur geringe Aenderungen, welche die Annahme verbieten, dass ein reichlicherer Blutzufluss zum Gehirn an und für sich eine Steigerung der Gehirntemperatur bewirken könnte.

Diese Experimente bekräftigen die Anschauungen, welche wir schon in den vorausgehenden Abschnitten äusserten. Die Nervenzellen sind, was die thermischen Processe in denselben betrifft, resistenter als die Muskelfasern der Blutgefässe, denn wir sehen, dass die Temperatur des Gehirns unter Umständen constant bleibt, obwohl der Tonus der Gefässe und die Blutcirculation im Gehirne sich wesentlich änderte.

Cane Luigi.

Fig. 40.

Beobachtungen über die Blutcirculation im Gehirne.

Tafel II.

Cane Luigi ist ein Maurer von 45 Jahren. Am 1. Mai 1882 arbeitete er im Arsenale unter einem Schornsteine; durch Zusammenfallen einer Brücke am Baue stürzten die an derselben angebrachten Ziegel herunter. C. befand sich in jenem Momente auf einer Leiter 4—5 Meter hoch, fiel auf die Erde, und wurde von einem Ziegel, der aus einer Höhe von ungefähr 20 Meter herunterfiel, am

[1] Roy, Journal of physiology. 1882. Bd. 3. S. 219.

Schädel getroffen. C. wurde ins Krankenhaus gebracht; er erinnerte sich, dass man ihn chloroformirte, konnte aber nicht angeben, ob er sich bei dem Sturze verletzt habe oder nicht. Ich sah ihn ungefähr drei Monate nachher, und fand einen Substanzverlust im Schädel von ovaler Form, der 54 mm im grösseren und 45 mm im kleineren Durchmesser hatte. Die Verletzung befand sich am hinteren Theile des Scheitellappens in der Region der Fissura occipito-parietalis und der Uebergangswindungen, welche diese von aussen her umgeben und erstreckte sich

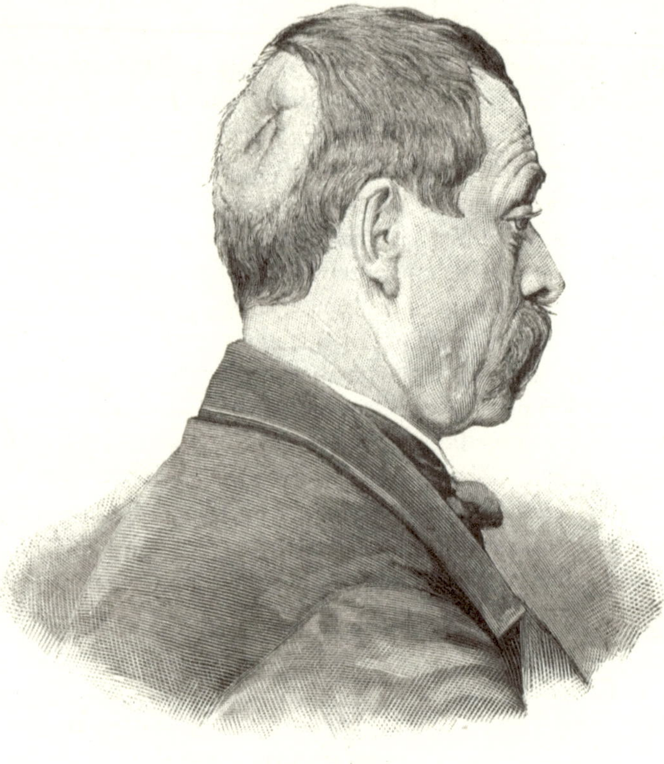

Cane Luigi.
Fig. 40.

vielleicht auch, wie man aus der beistehenden Figur sieht, auf den vorderen Theil des Hinterhauptlappens. Die Lage des Substanzverlustes am Schädel bewog mich zur genaueren Untersuchung des Sehorgans, um mich zu überzeugen, ob eine Modification des Sehvermögens vorhanden sei, welche auf eine Läsion der Rinde des Hinterhauptlappens hinweisen würde.[1] Die Prüfung der Sehschärfe mittelst der Wecker'schen Meter-Scala ergab, dass beide Augen gleich und normal waren, auch die Untersuchung des Sehfeldes und der Bewegungen der Iris ergab nichts

[1] H. Munk, Ueber die Functionen der Grosshirnrinde. Berlin 1890. S. 102.

Abnormes. Die einzige bemerkenswerthe Erscheinung bestand in einer Neigung zu Schwindelanfällen, so oft Patient den Kopf rasch hob oder sinken liess. Einmal klagte er über einen dieser Schwindelanfälle, welcher eintrat, als er den Kopf streckte, um eine Aufschrift an der Thüre des Laboratoriums zu lesen; und als es sich ein anderes Mal rasch auf ein Sopha legte, schrie er heftig auf, weil er, wie seine eigenen Worte lauteten, vergass, dass die raschen Bewegungen nach unten ihm sofort Schwindelanfälle verursachen.

Die ersten Versuche an Cane Luigi machte ich mittelst einer einfachen Methode; ich legte nämlich einen sehr leichten Hebel auf die Narbe des Gehirns. Der Patient wurde so gelagert, dass er mit der Stirne auf einer Unterlage aufruhte, und mit dem Gesichte gegen die Erde schaute; der Hebel oscillirte in vertikaler Richtung und hing durch einen Tropfen Collodium mit der Narbe zusammen. Seine Spitze schrieb auf dem Cylinder, vgl. Tafel II Curve 8. Da die Länge der Hebelarme bekannt ist, kann der wirkliche Werth der Hervorwölbung der Narbe genau berechnet werden. Ein anderer Vortheil dieser Methode besteht darin, dass die Curven durch die Eigenschwankungen der elastischen Membran nicht verunstaltet werden. Selbstverständlich ist jedoch die Handhabung eines solchen Hebels sehr unbequem, denn die kleinste Bewegung verändert den Contact der Feder mit dem berussten Papier und es können nur mittelst einer besonderen Führung des Cylinders mitsammt seinem Uhrwerk, und auch dann nur einige Minuten lang, gute Curven erhalten werden. Die Führung, welche ich hierzu gewöhnlich anwende, gleicht ihrer Construction nach den Vorrichtungen an einer Drechselbank, wo die Plattform durch eine Schraube in der einen, und durch eine andere in der darauf senkrechten Richtung bewegt wird.

Die Linie 8 der Tafel II stellt eine normale Curve in der Ruhe dar. Der Einfluss der Athmung ist im Beginne der Curve nur wenig deutlich, gegen das Ende sind die respiratorischen Schwankungen gut bemerkbar. Auch dies ist eine Erscheinung, welche gemeinsam ist für das Gehirn, den Fuss und den Vorderarm, da auch bei letzteren oft jede Spur einer respiratorischen Schwankung fehlt.

Die Linie 9 der Tafel II stellt eine der sogenannten spontanen Ondulationen dar. Sie zeigt eine abwechselnde Verengerung und Erweiterung der Gefässe, welche in der vollständigen Ruhe erfolgt, deren Entstehungsursache ich jedoch nicht angeben könnte. Die beträchtliche Modification, welche im Beginne erfolgte und hier nicht reproducirt wurde, hängt aller Wahrscheinlichkeit nach von einer Contraction der Gehirngefässe ab, die sich nachher wieder erweiterten. Es ist fast gewiss, dass es sich hier nicht um passive Bewegung der Gefässe handelt, sondern um active Aenderungen des Tonus, da die Pulsationen am Anfang und am Ende dieser Ondulation eine verschiedene Form haben, obwohl das Volumen des Gehirns wieder das ursprüngliche geworden ist. Die Linie 10 ist die Fortsetzung der Linie 9 und die ganze Curventafel II ist aus einem Blatt herausgeschnitten, welches 50 cm lang war, also gleich dem Umfange der Trommel eines BALTZAR'schen Uhrwerkes.

Die gleichzeitige Registrirung der plethysmographischen Curven des Armes, des Fusses und des Gehirns bietet den Vortheil, dass wir dadurch die Vertheilung des Blutes in verschiedenen Organen des Körpers ermitteln können und gestattet eine genauere Analyse der Erscheinungen, welche in der Circulation des Gehirns auftreten. In meiner Arbeit über die Benutzung der Waage zum Studium der Cirkulation des Blutes beim Menschen habe ich schon die Methode angegeben, nach welcher ich die plethysmographischen Variationen des Fusses und der Hand zu schreiben pflege.[1] Für den Fuss construire ich aus erweichtem Guttapercha einen halben Schuh, vgl. Fig. 44 *M*, welcher den Vorderfuss aufnimmt; für den Vorderarm hingegen verwende ich einen Glascylinder. Die Schliessung wird durch Glaserkitt bewirkt, der in zweckmässiger Weise mit Oel erweicht wird. —

Auch G. BURCKHARDT[2] und K. MAYS[3] hatten Gelegenheit die Blutcirculation im menschlichen Gehirne zu studiren und beide bestätigten, dass die cerebralen Gefässnerven von psychischen Vorgängen besonders leicht erregt werden. BURCKHARDT glaubt nicht, dass die Erweiterung der Gehirngefässe während der psychischen Vorgänge durch die Contraction der Gefässe der Extremitäten verursacht werde. MAYS dagegen sagt: „die ganze Erscheinung wird vollkommen mit den Thatsachen in Einklang beschrieben, wenn man die viel natürlichere Annahme macht, dass bei derselben die Hirngefässe und zwar wahrscheinlich die Capillaren sich durch Vasodilatatoren erweiterten und das dadurch erzeugte vermehrte Zuströmen von Blut zum Gehirn eine Anämie anderer Körpertheile bedinge.“

Die Volumveränderungen des Gehirns in Folge der psychischen

---

[1] A. MOSSO, Application de la balance à l'étude de la circulation du sang chez l'homme. Archives italiennes de biologie. 1884. Tome V.

[2] G. BURCKHARDT, Ueber Gehirnbewegungen. Bern, 1881. S. 49.

[3] K. MAYS, Ueber die Bewegungen des menschlichen Gehirns. VIRCHOW's Archiv. 88. Bd. 1882. S. 159.

Activität sind in ihrem absoluten Werthe so gering im Vergleiche mit denen des Vorderarmes und des Fusses, dass die Erklärung von Mays mir nicht richtig scheint. Bei der Messung mit dem Plethysmographen fand ich, dass bei Cane in Folge eines psychischen Vorganges eine Verminderung der Blutmenge um 8—10 ccm in jedem Vorderarme stattfand, während die Volumzunahme des Gehirns kaum 2—3 ccm betrug.

Das folgende Experiment zeigt dieselbe Thatsache beim Fuss.

Auf Tafel II Curve 11 und 12 vom 18. Juli 1882 wurde gleichzeitig die plethysmographische Curve des Gehirns, Curve 11, und der beiden vereinigten Füsse geschrieben, Curve 12, indem die beiden Halbschuhe mittelst einer **T**-förmigen Röhre verbunden wurden, um einen Körpertheil zu haben, dessen Volum ungefähr dem des Gehirns gleichkäme. Die respiratorischen Schwankungen sind in beiden Curven gut zu sehen, die Linie des Fusses ist um einen Millimeter nach links verschoben, wodurch der Anschein entsteht, als wenn das Gehirn erst einige Zeit nach dem Fusse pulsiren würde, während es doch, wie natürlich, früher pulsirte.

Bei α sagte ich Cane, dass er 21 mit 13 multipliciren solle: es erfolgte sofort eine Zunahme des Gehirnvolums und eine Abnahme desjenigen der Füsse; die beiden Curven entsprechen jedoch einander nicht. Die Volumzunahme des Gehirns dauert an, während das Volumen der Füsse nach einer starken und raschen Abnahme allmählig wieder seine ursprüngliche Grösse erreicht.

In dem Punkte ω, wo die Pulsationen höher sind, gab uns Cane das Resultat der Multiplication an, welches richtig war. Während der psychischen Activität erfolgte eine leichte Steigerung der Frequenz der Respiration, die Pulsationen des Gehirns hoben sich und die respiratorischen Schwankungen wurden deutlicher, das Volumen des Gehirns blieb grösser.

Psychische Erregungszustände ergaben dasselbe Resultat. Am nächstfolgenden Tage (Tafel II Curve 13 und 14) sprach ich mit Cane, während er ganz ruhig war, von seiner Frau. Die Linie 13 der Tafel II zeigt die plethysmographische Curve des Gehirnes. Die Linie 14 die plethysmographische Curve der beiden Füsse. Im Punkte ↑ habe ich nur einige Worte über Cane's Frau gesagt. Er wusste auf meine Bemerkung keine Antwort zu geben, da ich bloss von dem Eindrucke sprach, den sie auf mich machte. Es erfolgte sofort ein reichlicher Blutzufluss zum Gehirn und eine starke Abnahme des Volumens der

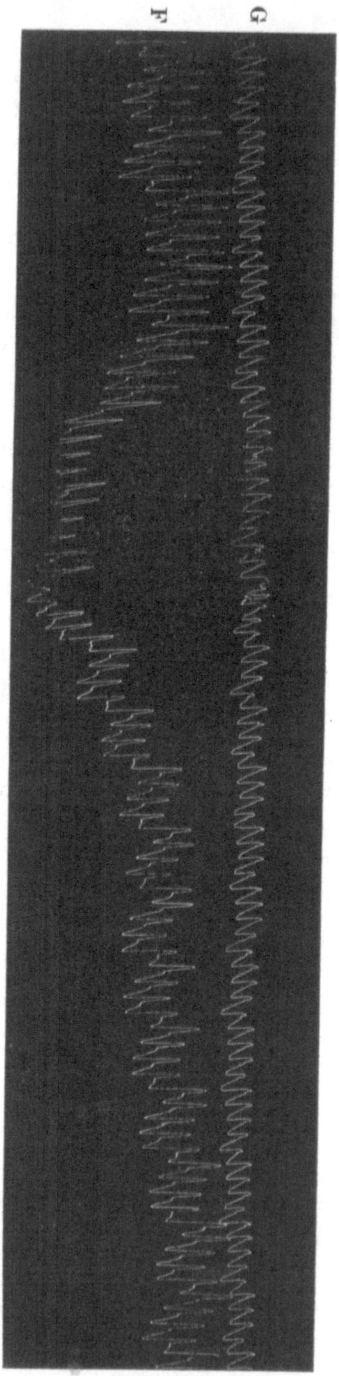

Fig. 41. **Cane Luigi.**
G = Plethysmographische Curve des Gehirns. F = Plethysmographische Curve der beiden Füsse. Gleichzeitig geschrieben.

Füsse. Wie man sieht, ist aber der Umfang der Aenderung in beiden Organen sehr verschieden.

Um die Curven richtig beurtheilen zu können, muss ich daran erinnern, dass die Luftquantität in den beiden Plethysmographen der Füsse viel grösser war, als die unter der Guttaperchahaube am Schädel. Dieser Umstand lässt die Volumveränderung am Fusse kleiner erscheinen.

Die Linie 15 dieser Tafel stellt die normale Curve des Pulses dar, welche ungefähr 2′ nach dem vorausgehenden Experimente geschrieben wurde.

Fig. 41 zeigt, dass das Gehirn bei starken Contraction der Gefässe der unteren Extremitäten nicht immer eine Volumenzunahme erfährt. Diese Thatsache ist von Bedeutung, weil sie beweist, dass in den vorausgehenden Experimenten besondere Ursachen einwirken mussten, um einen reichlicheren Blutzufluss zum Gehirn zu Stande zu bringen und ich glaube, dass in denselben vasomotorische Einflüsse in Action traten.

Fig. 42 zeigt wie gross der Einfluss ist, den die Stellung des Kopfes auf die Form des Gehirnpulses ausübt. Rechts am Rande sind die Stellungen des Kopfes verzeichnet, wie sie mir bei Betrachtung desselben vom Scheitel her erschienen. Der gerade Strich stellt die Glasröhre dar, welche aus der am Hinterkopf befestigten Guttaperchahaube hervorragte.

Die tricuspidale Form des Pulses ist bloss in der zweiten Linie ersichtlich. Die grössere Höhe der Pulsationen beweist, dass die zugehörige Stellung die geeignetste ist zur Uebertragung der Volumänderungen des Gehirns auf die Narbe.

Eine andere interessante Erscheinung bietet die Unregelmässigkeit der Herzschläge in der zweiten Linie.

Es fehlt eine Systole und gleich darauf nimmt das Gehirnvolumen zu, dann verlangsamen sich die Herzschläge und das Gehirnvolumen nimmt wieder ab. Wir sehen aus der Fig. 43, dass auch im Fusse analoge Erscheinungen auftraten, die sogar noch stärker waren. Die obere Linie stellt die Pulsationen des Gehirns dar, die untere bildet die plethysmographische Linie des rechten Fusses gleichzeitig geschrieben. Nach dem Stillstande des Herzens wuchs rasch das Volumen des Fusses und diese Veränderung ist viel beträchtlicher als die, welche im Schädel erfolgte.

Andere Aufzeichnungen, die ich der Kürze wegen nicht mittheilen will, zeigten, dass den beschriebenen ähnliche Aenderungen im Rhythmus des Herzens

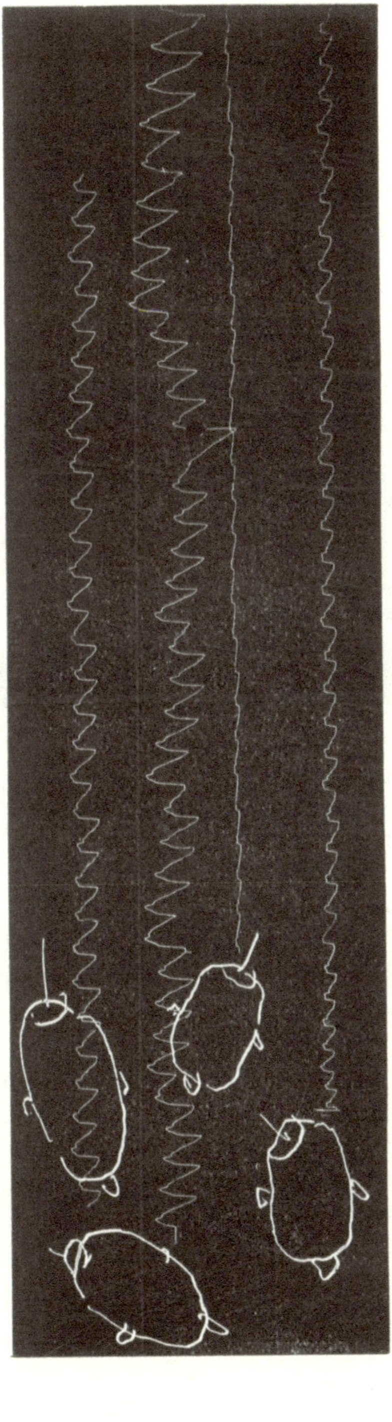

Fig. 42. **Cane Luigi.** Einfluss der Stellung des Kopfes auf die Form des Gehirnpulses.

von keiner Modification des Athmungsrhythmus begleitet waren. Es handelt sich hier um Störungen des Herzens, die eine Alteration des Tonus der Gefässe im Gefolge haben.

Ein interessantes Problem, welches ein genaueres Studium verdienen würde, ist die Frage, wie sich das Gehirn gegen passive Aenderungen des Blutstromes verhält. Prüfen wir zu diesem Zwecke erst die — ich möchte sagen — hydraulischen Verhältnisse.

Wenn das Herz eine kurze Zeit stillsteht, dann fliesst aus dem Gehirne und Fusse mehr Blut aus als früher und das Volumen dieser Organe nimmt in Folge dessen rasch ab. Dann wird eine gewisse

G

F

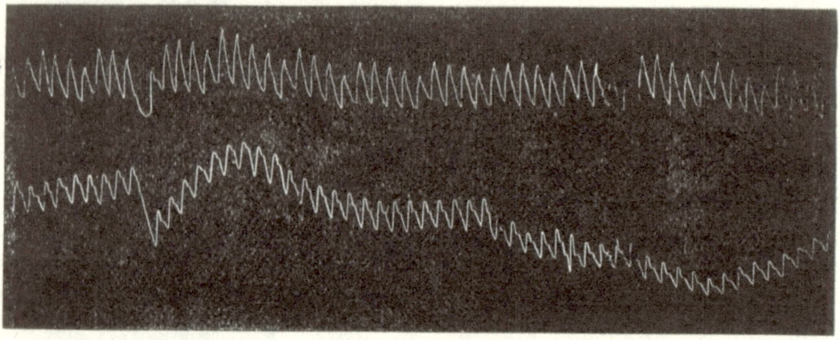

Fig. 43. **Cane Luigi.** G = Gehirnpuls. F = Puls des rechten Fusses. Gleichzeitig geschrieben.

Zeit nothwendig sein, damit nach Wiederherstellung der Circulation das Volumen genannter Organe wieder zur ursprünglichen Grösse zurückkehrt.

Am schwierigsten ist die Thatsache zu erklären, dass der Fuss und das Gehirn kurz nach dem Stillstand des Herzens ein grösseres Volumen annehmen; diese Erscheinung kann nicht mehr durch die Annahme erklärt werden, dass es sich hierbei bloss um einfache hydraulische Processe handelt. Wir haben wohl alle bei Blutdruckbestimmungen an Hunden die Erfahrung machen können, dass durch den kurzen Stillstand des Herzens nach einer Vagusreizung[1] oder durch das spontane Ausbleiben von systolischen Bewegungen die Undulationen des Blutdruckes gar nicht modificirt werden; es regt sich deshalb der Zweifel, ob es sich hier nicht um eine vasomotorische

[1] A. Mosso. Ueber den Kreislauf des Blutes im menschlichen Gehirn. S. 111.

Erscheinung centralen Ursprungs handelt. Alle Organe können gewiss nicht gleichzeitig an Volumen zunehmen, da die Quantität des Blutes eine beschränkte ist. Da wir sahen, dass sich der Athmungsrhythmus nicht änderte, so muss angenommen werden, dass gleichzeitig in gewissen Regionen des Körpers die Gefässe weniger gefüllt sind.

Es ist wahrscheinlich, dass eine rasche Herabsetzung des Blutdruckes, z. B. das Ausbleiben einer Systole, schon hinreicht, um eine locale Modification in den Ernährungsverhältnissen der Blutgefässe hervorzubringen, ähnlich derjenigen, welche ich durch Compression der Carotis[1] und Thanhoffer bei Sistirung der Herzactionen durch Vagusreizung[2] beim Menschen beobachtet hatte. Diese Experimente zeigen, wie empfindlich das Gehirn bei einer flüchtigen Behinderung der Blutcirculation reagirt; aber trotzdem scheint mir die Annahme, dass eine derartig vorübergehende Ischämie, wie sie beim Ausbleiben eines Herzschlages entsteht, die Circulation des Gehirns in so wesentlicher Weise beeinflussen könne, nicht begründet zu sein; man erwäge ausserdem, dass L. Cane die so rasch vorübergehende Asystolie gar nicht bemerkte.

Da der Stillstand des Herzens einen centralen oder nervösen Ursprung hat, so glaube ich, dass auch die Volumzunahme, welche dem kurz dauernden Stillstande des Herzens folgt, derselben Ursache zuzuschreiben ist. Gegen die Annahme, dass Gehirn und Fuss passiv den Druckveränderungen folgen und dieselben anzeigen, spricht der zweite Theil der Fig. 43, in welchem eine starke Volumabnahme des Fusses bemerkbar ist, ohne dass eine entsprechende Veränderung im Gehirne vorhanden wäre.

Ich machte noch andere Experimente — deren Beschreibung hier der Kürze wegen weggelassen wird — über den Einfluss des Hungerns und der Nahrungsaufnahme, der Kälte und verschiedener Arzneimittel. Es wurde bei denselben manchmal eine vollständige Unabhängigkeit der plethysmographischen Curven des Gehirns, des Vorderarms und des Fusses angetroffen, und gar keines dieser Experimente ergab Resultate, welche zur Annahme berechtigen würden, dass die plethysmographische Curve des Gehirns immer den Druckänderungen im arteriellen Gefässsysteme folgen müsse. Die Blutgefässe des Gehirns dehnen sich zuweilen aus, in anderen Fällen widerstehen sie dem

---

[1] A. Mosso. L. c. S. 199.

[2] Thanhoffer, Centralblatt f. medic. Wissenschaften. 1875. S. 403.

Drucke, und diese Variationen des Verhaltens hängen wahrscheinlich von der Wirkung der vasomotorischen Nerven des Gehirns selbst ab.

Die plethysmographischen Untersuchungen lassen uns eine der interessantesten Erscheinungen der Blutcirculation erkennen. Wir erfahren aus denselben, dass das Bett, in welchem das Blut in den Organen fliesst, fortwährend seine Dimensionen ändert, es erweitert und verengt sich fortwährend durch die Pulsationen des Herzens, durch die respiratorischen Schwankungen, durch noch intensivere Undulationen, deren Ursache uns noch unbekannt ist. Der Fuss, die Hand und das Gehirn zeigen dieselben Schwankungen der Blutgefässe; allein trotz der wechselnden Zu- und Abnahme ihres Volumens erfolgt doch eine Ausgleichung desselben, sodass der Druck ungefähr constant bleibt. Das Gehirn ist nicht ein Ort von geringerem Widerstande, sondern dasselbe betheiligt sich wie die anderen Organe an jener Function, welche den Blutdruck je nach dem Bedürfnisse in ihm selbst und in den anderen Organen regelt, und dies ist möglich, weil das Gehirn wie die anderen Organe mit vasomotorischen Nerven versehen ist.

In einer nächsten Arbeit über den Blutdruck beim Menschen werde ich die Resultate meiner Untersuchungen über die respiratorischen Schwankungen des Gehirns publiciren. Ich hoffe, dass sie für den Einfluss der vasomotorischen Nerven auf das Gehirn überzeugend sind. —

Eine andere von mir angewendete Methode zum Studium der Bewegungen der Blutgefässe des Gehirns besteht in der Bestimmung der Zeit, welche vergeht von dem Momente, wo auf die Haut oder auf die Sinnesorgane ein Reiz ausgeübt wird, bis zu jenem Momente, wo die Blutgefässe des Gehirns zu reagiren anfangen. Nimmt man an, dass die Ausdehnung der Blutgefässe des Gehirns während der psychischen Vorgänge ausschliesslich eine passive Erscheinung ist, so muss man erwarten, dass die Volumzunahme im Gehirn später erfolgt, als die Abnahme in den Extremitäten; in der grösseren Zahl der Experimente erfolgte jedoch die Aenderung im Gehirn früher als im Arm und im Fuss. Diese Thatsache beweist, dass man die Erweiterung der Hirngefässe nicht unter allen Umständen als eine passive auffassen darf, verursacht durch die Contraktion der Gefässe in den Extremitäten.

Noch eine andere Methode verwendete ich zum Studium der

Physiologie der Blutgefässe des Gehirns. Nach M. v. FREY[1] ist der Puls eine Art Resonanz des Arteriensystems auf die Anstösse, die es vom Herzen empfängt. Ich habe untersucht in welcher Weise sich diese Welle im Arteriensystem des Gehirns ausbreitet und wie sich dieselbe am Fusse oder am Vorderarme verhält. Ich ging von der Meinung aus, dass dieses Problem dadurch gelöst werden könnte, dass man aufmerksam beobachtet ob die Erhebungen der Pulscurve verschoben werden oder nicht. Erfolgt die Zunahme des Gehirnvolumens passiv in Folge der Drucksteigerung, so sollte man erwarten, dass die Anordnung der charakteristischen Erhebungen, welche an jeder

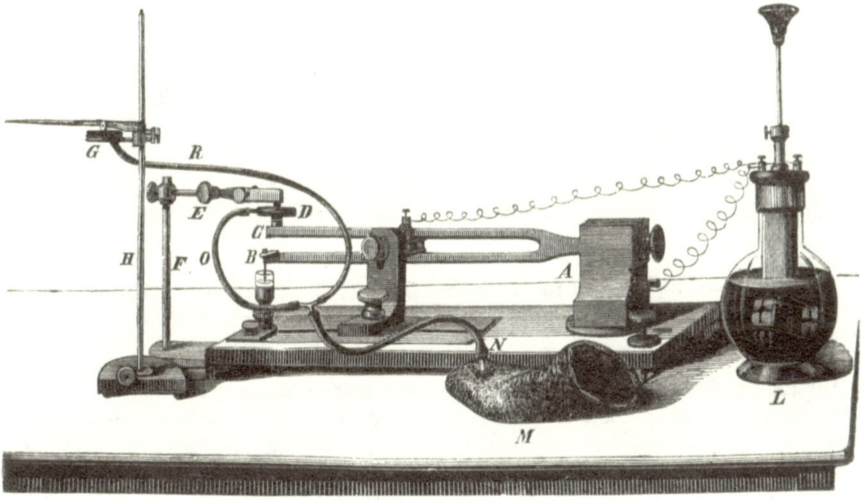

Fig. 44.

Curve des Pulses beobachtet werden können, constant bleiben müsse. Wenn hingegen der Tonus der Gefässe sich im Gehirne modificirt und in den anderen Organen nicht, dann muss die Pulswelle eine Veränderung erfahren. Der Apparat, den ich zum Studium der Verschiebung der Erhebungen benutzte, ist in der Figur 44 dargestellt. Es ist eine Einrichtung, welche denjenigen von MAREY und von LANDOIS[2] ähnlich ist und den Zweck hat Pulscurven zu schreiben, welche durch die Thätigkeit einer Stimmgabel in gleiche Stücke von $^1/_{50}$ Secunde

---

[1] M. v. FREY. Die Untersuchung des Pulses. Berlin 1892, S. 250.

[2] LANDOIS. Lehrbuch der Physiologie des Menschen. Ausmessung der Pulscurven. S. 131.

zerlegt sind; man vgl. Tafel IV und V. Eine Stimmgabel *ABC* (Fig. 44) wird durch den elektrischen Strom in Schwingung erhalten und wirkt mit der Zinke *C* auf die Membran der Lufttrommel *D*. Da der Luftraum dieser Trommel durch Schlauch und T-Rohr communicirt mit dem am Fuss befestigten Plethysmographen, so erhalten alle Curven desselben ein fein gezähneltes Ansehen. Der Abstand zwischen zwei solchen Zähnen entspricht $^1/_{50}$ Secunde. Im folgenden Abschnitte werden wir die Anwendung dieser Methode sehen.

XIII. Wirkung des Chloroforms auf das Gehirn des Menschen.

An drei Personen studirte ich die Veränderungen, welche die Temperatur des Gehirns unter dem Einflusse des Chloroforms erleidet. Aehnliche Experimente machte ich ausserdem an Affen und Hunden.

Erster Versuch über die Wirkung des Chloroforms beim Menschen.

25. Februar 1892.

F. D., Knabe von zwei Jahren. Wenige Tage nach der Geburt hatte er Anfälle von Convulsionen, erst tonische, dann klonische Contractionen, die 5′ andauerten, und 4—5 Tage lang sich fast stündlich wiederholten. Dieselben verschwanden dann und das Kind befand sich wohl bis zum 6. Monate, zu welcher Zeit die Anfälle von Convulsionen sich neuerdings einstellten.

Status praesens: Die Formation des Skelets ist mit Ausnahme des sehr kleinen Kopfes normal. Die übrigen Theile des Körpers sind gut und stark entwickelt. Das Aussehen des Kindes ist das eines Idioten: die Intelligenz fehlt, den Mund hält es immer halb geöffnet; es spricht nicht. Tastempfindung und Sensibilität für Schmerzeindrücke normal. Herr Dr. Nota entschloss sich zur Trepanation des Craniums, in der Hoffnung, hierdurch eine Besserung des Zustandes des Kindes erzielen zu können. Die Temperatur des Zimmers, in welches man dasselbe trug, war 20°, die Mastdarmtemperatur maass 37°,30; während der Chloroformirung, die um 9 Uhr 2′ begann, liess man das Thermometer nicht im Mastdarm liegen. Herr Dr. Nota entfernte mittelst des Trepans mehrere Knochenscheibchen von 12 mm Durchmesser, sodass im Scheitelbeine eine Oeffnung gemacht wurde, die sich bis in die Temporalgegend erstreckte. Um 9 Uhr 14′ hörte man mit der Chloroformirung auf und es wurde dann, nach Einschneidung der Dura mater, das Thermometer in der Richtung des Sulcus Rolandi in die Schädelhöhle eingeführt. Das Thermometer erwärmte man auf 34°, bevor es mit der vorderen und hinteren Centralwindung in Contact gebracht wurde; selbstverständlich wurden auch alle nothwendigen antiseptischen Maassregeln berücksichtigt.

Nachdem die Hautlappen zurechtgelegt waren, deckte man die Operationsstelle mit Baumwolle zu; 2′ nachdem das Thermometer mit dem Gehirn in Contact gebracht worden war, begann die Ablesung der Temperaturen, wie sie die folgende Tabelle darstellt.

9 Uhr 17′ Temperatur des Gehirns = 35°,98
9 „ 18′ „ „ „ = 36°,02
9 „ 19′ „ „ „ = 36°,07
9 „ 20′ (das Kind beginnt zu erwachen, macht Bewegungen mit den Händen und schreit) = 36°,10
9 „ 21′ Temperatur des Gehirns = 36°,13
9 „ 22′ „ „ „ = 36°,17
9 „ 23′ „ „ „ = 36°,15.

Um 9 Uhr 24′ entfernte man das Thermometer aus dem Gehirn und legte es unmittelbar in den Mastdarm. Nach 2′ zeigte die Mastdarmtemperatur:

9 Uhr 25′ = 36°,19
9 „ 26′ = 36°,20
9 „ 27′ = 36°,23
9 „ 28′ = 36°,25.

Das Kind schrie laut und machte so starke Bewegungen, dass das Thermometer aus dem Rectum entfernt werden musste, weil es Gefahr lief zu brechen.

Aus den Beobachtungen an diesem Kinde geht hervor, dass das Chloroform eine beträchtliche Abnahme der Temperatur des Organismus verursacht. Die Differenz von 1°,32 zwischen Mastdarm und Gehirn vor und nach der Chloroformirung hängt sicherlich zum Theil von der Oeffnung des Schädels ab. Doch glaube ich, dass diese Differenz von 1°,32 nicht allein durch die Trepanation des Schädels erklärt werden kann. Bei Messung der Temperatur des Mastdarms gleich nach der des Gehirns fanden wir, dass sich die Temperaturen beider entsprachen, was gewiss nicht möglich wäre, wenn sich das Gehirn während der Beobachtung beträchtlich abgekühlt hätte und die 15 Minuten seit Einführung des Thermometers unter die Gehirnhäute, zur Wiedererlangung seiner Eigentemperatur nicht genügt hätten.

3 Minuten nach dem Aufhören der Chloroformirung wuchs die Gehirntemperatur rasch um 0°,11 in 4′ und zwar vor dem Erwachen des Kindes; später geschah die Zunahme wesentlich langsamer.

Während der heftigen Bewegungen des Kindes mit den Extremitäten fand keine Wärmeentwicklung in der motorischen Region des Gehirns statt; im Gegentheile, die Temperatur desselben wuchs nicht so rasch wie früher.

In diesem Falle sind drei Factoren vorhanden, welche die Temperatur des Gehirns herabzusetzen geeignet sind: 1. der Verlust von Wärme in Folge der Operation am geöffneten Schädel; 2. die Wärmeausstrahlung, welche auch nach der Bedeckung des Schädels mit den Hautlappen und mit Baumwolle fortdauerte; 3. die paralysirende Wirkung, welche das Chloroform auf die Gehirnfunctionen ausübt. — Trotz aller dieser Umstände war die Temperatur des Gehirns gleich der des Mastdarms.

Delphina Parodi. — Zweiter Versuch über die Wirkung des Chloroforms. Am 19. Juli 1893.

Fig. 45.

Das Mädchen war um 8 Uhr 40′, als es in den Operationssaal getragen wurde, sehr erregt. Mastdarmtemperatur = 37°,60; diese Erhöhung ist, wie ich glaube, zum Theile von der psychischen Erregung abhängig. Obgleich man der Patientin von der Chloroformirung nichts sagte, so dachte sie sich doch, da sie kein Frühstück, wie sonst, bekam, dass man eine Operation zu machen beabsichtige. Herr Dr. Dogliotti entfernte den Verband am Kopfe, wusch die Wunde und schnitt ein wenig die Haare in der Umgebung des Substanzverlustes am Schädel weg.

Um 8 Uhr 52′ führte man das Thermometer 5 cm weit in den Schädel ein und befestigte es mittelst des Korkstöpsels und des Verbandes wie früher.

Die Aufzeichnung begann um 9 Uhr, d. h. 8′ nachdem das Thermometer an Ort und Stelle fixirt wurde; das Gehirn zeigt 37°,21, der Mastdarm 37°,68. Das Mädchen bewegte sich nicht und die Temperatur des Gehirns nahm rasch zu. Der Steigerung der Temperatur des Gehirns während der ersten 10′ schreibe ich keine Bedeutung zu. Ich fasse sie einfach als eine physikalische Erscheinung auf. Da die Temperatur des Zimmers bloss 22°,5 betrug, der Verband, welcher das Gehirn vor der Wärmeausstrahlung schützte, entfernt wurde und die Oberfläche der Granulationen mit einer kalten Sublimatlösung gewaschen wurde, so musste unvermeidlich eine Abnahme der Temperatur des Gehirns erfolgen, welche allmählich wieder ausgeglichen wird. Bei Bedeckung der Wunde mit dem 6 cm breiten und 3 cm dicken Korkstöpsel, ferner mit der befeuchteten Gaze waren einige Minuten lang weitere Ursachen zur Erkaltung des Gehirns gegeben und es waren ungefähr 20 Minuten nothwendig, ehe das Gehirn seine ursprüngliche Temperatur wieder erlangen konnte. Puls war 102, Respiration 20 in der Minute.

10 Uhr 20′, bei *A*. In dem Momente, wo das Gehirn so warm wie der Mastdarm wurde und wir sahen, dass seine Temperatur keine Steigerung mehr zeigte, sagten wir der Patientin, sich ruhig zu verhalten, weil wir sie chloroformiren wollen. Sie widersetzte sich jedoch, und als sich ihr Herr Dr. Dogliotti mit dem Fläschchen zur Chloroformirung näherte, reagirte sie so heftig, dass das Thermometer aus dem Mastdarm entfernt werden musste, weil es in Folge der starken Drehungen des Rumpfes ganz sicher gebrochen wäre.

Die Temperatur des Gehirns stieg sofort um 0°,04, die des Mastdarms um

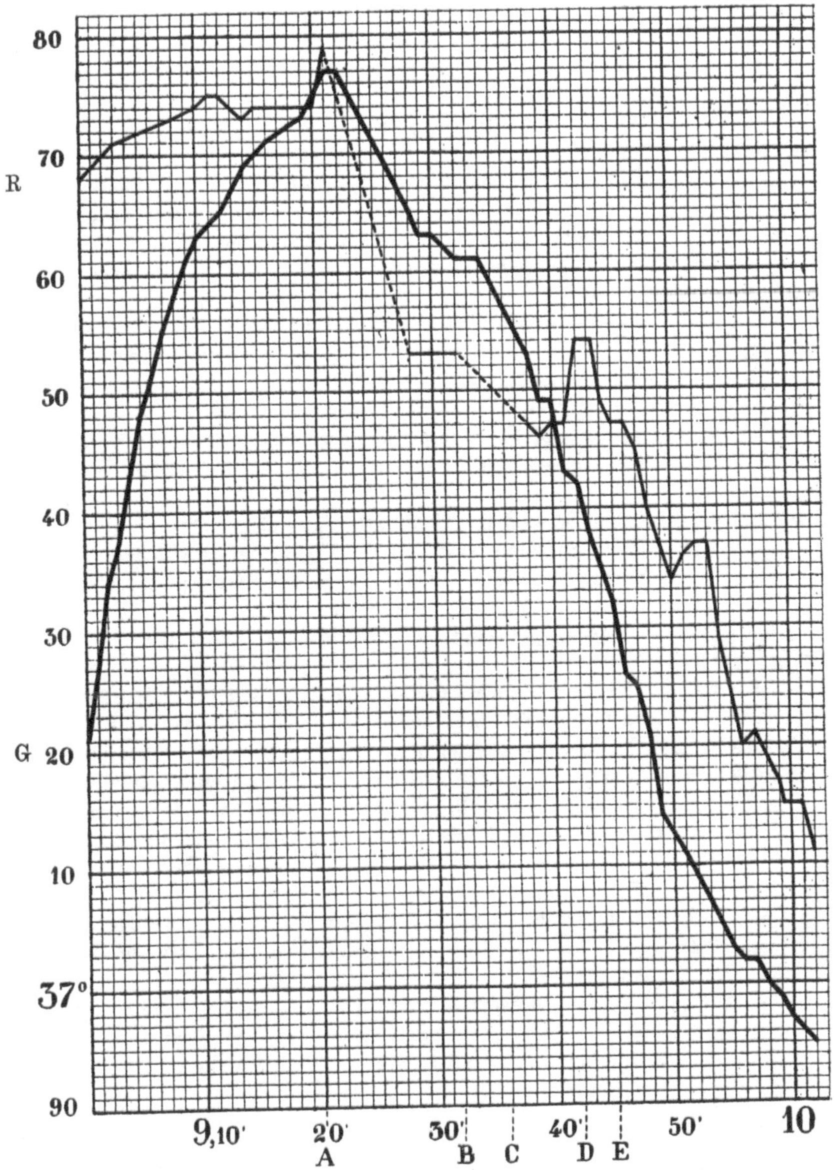

Delphina Parodi.

Wirkung des Chloroforms. Versuch vom 19. Juli 1893.

Fig. 45.

0°,05. In diesem Momente entfernte man das Thermometer aus letzterem; nach 2 Minuten, als das Kind wieder ruhiger wurde, legte man es wieder zurück. Die Temperatur des Gehirns begann nach 2 Minuten zu sinken und nahm in 6 Minuten um 0°,15 ab.

Um 9 Uhr 30′ war die Mastdarmtemperatur = 37°,53, und blieb auf dieser Höhe.

Um 9 Uhr 32′, bei B begann die Chloroformirung und man musste das Thermometer aus dem Rectum entfernen wegen der starken Muskelcontractionen. Den Kopf konnte man jedoch festhalten; die Temperatur des Gehirns sank nach einem Stillstande von einer Minute in 5 Minuten um 0°,12, d. h. von 37°,61 auf 37°,49.

9 Uhr 36′, bei C. Das Kind ist vollständig unempfindlich, Puls = 98 in 1 Minute, Respiration 18, die Muskeln sind vollständig relaxirt. Die Chloroformirung wurde fortgesetzt, um die Wirkung derselben genau studiren zu können.

Um 9 Uhr 41′ erfolgte eine rasche Zunahme der Mastdarmtemperatur, nämlich um 0°,07, die wir uns nicht erklären können, weil im Gehirne keine ähnliche Erscheinung nachgewiesen werden konnte. Es fehlen die Reflexbewegungen der Augenlider.

Um 9 Uhr 42′, bei *D*, wird die Chloroformirung eingestellt.

Um 9 Uhr 45′, bei E öffnete das Kind die Augen, bewegte sich aber nicht und antwortete auf Fragen bloss mit einzelnen Silben. Gehirn und Mastdarm erkalteten continuirlich, obwohl das Bewusstsein zurückkehrte.

Um 9 Uhr 47′ begann das Kind zu sprechen, aber nur schwer, wie noch betäubt.

Um 9 Uhr 50′ waren noch die Pupillen enge, das Kind war bei Bewusstsein und sprach; das Gehirn fuhr fort sich abzukühlen, im Mastdarme erfolgte eine raschere Steigerung der Temperatur um 0°,03, die wir nicht erklären können.

Um 9 Uhr 58′ sagte ich zur Patientin, dass sie stark meine Hände drücken solle und beobachtete hierbei sorgfältig das Thermometer im Gehirne. Sie that so, allein sie drückte nicht so stark wie sonst und es erfolgte gar keine Veränderung in der Gehirntemperatur, obwohl ich jenen Act oft wiederholen liess. Nur in der Abkühlung des Mastdarms erfolgte ein kurzer Stillstand.

Um 10 Uhr verlangte das Kind in das Bett getragen zu werden, wo es nach kurzer Zeit unwillkürlich Entleerung aus dem Mastdarm hatte und angab, sich unwohl zu fühlen.

Um 10 Uhr 1′ trat ein Brechanfall auf, und es wurden flüssige Substanzen erbrochen; man entfernte sofort die Thermometer aus dem Gehirne und dem Mastdarme. Patientin erholte sich bald wieder, hatte keine weiteren Beschwerden mehr, hielt sich am Nachmittag mit den anderen Kranken im Garten auf, und war bei guter Laune.

Aus dem ersten Theile dieses Experimentes geht die wichtige Thatsache hervor, dass in Folge einer heftigen Erregung eine Abkühlung des Gehirns und des Mastdarms erfolgen kann. Ich glaube nicht, dass dieselbe aus einer starken Zusammenziehung der oberflächlichen Gefässe des Körpers erklärt werden darf, in deren Folge eine beträchtliche Quantität kälteren Blutes den tiefer gelegenen Organen zuströmte. Denn im Mastdarme betrug die Abkühlung 0°,21 und dauerte 11 Minuten, eine Erscheinung, die kaum durch die vorstehende Annahme erklärt werden könnte.

Schon HEIDENHAIN hat an Hunden gezeigt, dass bei Erregung der Empfindungsnerven überall im Innern des Körpers die Temperatur sinkt[1] und dass diese Erscheinung von einer Steigerung des arteriellen Blutdruckes begleitet ist. Es ist möglich, dass es sich hier um einen jener Hemmungsprocesse, um Verlangsamung der chemischen Vorgänge handelt, welche von BROWN SEQUARD studirt wurden. Wichtig ist, dass die Abkühlung des Mastdarms jene des Gehirns um 0°,10 übertrifft. Wenn es sich um eine überall gleichstarke Hemmung der metabolischen Processe handeln würde, dann hätte die Abkühlung im Gehirne grösser sein müssen als in den Organen der Bauchhöhle, da das Gehirn gemäss den Gesetzen der Wärmeausstrahlung stärker erkaltet als der Mastdarm.

Wir haben es hier mit äusserst complicirten Vorgängen zu thun, bei denen verschiedene Ursachen in entgegengesetztem Sinne wirken, und wir beobachten bloss die Resultante der verschiedenen Factoren. In meinem Buche über „die Furcht“[2] habe ich einige Beispiele zusammengestellt, welche zeigen, dass das Nervensystem in Folge von starken Erregungen in einer Weise reagirt, welche von den normalen und physiologischen Processen verschieden und denselben oft entgegengesetzt ist. Dieses kann uns möglicherweise erklären, warum im Widerspruche mit der früher beobachteten Erscheinung hier in Folge einer starken Gemüthsbewegung eine Erkältung des Gehirnes und des Mastdarmes zum Vorschein kommt.

Die excitirende Wirkung des Chloroforms war bei diesem Mädchen äusserst kurz und manifestirte sich bloss durch einen kurzen Stillstand im Sinken der Temperatur des Gehirns und des Mastdarms.

Verschieden von dem Verhalten des Gehirns im Stadium der Erregung waren die Erscheinungen, welche dieses Organ nach Einwirkung des Chloroforms zeigte. Seine Abkühlung war hier beträchtlicher als im Mastdarme, woraus hervorgeht, dass die anästhetischen Mittel einen specifischen Einfluss auf die chemischen Processe der Nerven-

1 PFLÜGER's Archiv. 1870. Bd. 3. S. 510 und 516.

2 A. MOSSO, Die Furcht. Leipzig 1889.

centren haben und sie paralysiren. Der Puls war erst, wie gewöhnlich, rascher und verlangsamte sich dann etwas.

Auffallend ist die Thatsache, dass die Erkaltung des Gehirns auch nach der Rückkehr des Bewusstseins noch fortdauerte. Dies zeigt, dass die chemischen Processe, welche das Bewusstsein aufrechterhalten, so schwach sind, dass wir sie nicht erkennen können, oder dass sie gleichzeitig mit anderen Vorgängen bestehen, in deren Folge das Gehirn erkaltet, wenngleich die Functionen des Denkens und der Bewegungen fortbestehen.

Das Unwohlsein und die Depression des Nervensystems, die mit Erbrechen endigten, konnten zwar eine Ursache der Erkaltung des Gehirns abgeben, doch bleibt auch bei dieser Annahme die Bedeutung der Thatsache unbeeinträchtigt, dass das Gehirn auch während seiner Abkühlung zu functioniren vermag. Dasselbe war im Beginne der Chloroformirung um 0,08° wärmer, nach 28′ um 0,16° kälter als der Mastdarm.

Obwohl die Chloroformirung um 9 Uhr 42′ aufhörte, kühlte sich das Gehirn mit derselben Raschheit durch weitere 8′ ab, weniger rasch auch noch in den folgenden 10′. Wir sehen hieraus wie langsam die Wirkung des Chloroforms schwindet und dass der lähmende Einfluss desselben auf die metabolischen Processe des Gehirns auch dann noch fortdauert, wenn sich die Vorgänge, von welchen die psychische und motorische Function des Gehirns abhängt, jener paralysirenden Action entzogen haben.

Ich glaube es bloss dem reinen Zufall zuschreiben zu müssen, dass ich zwei Individuen begegnete, bei welchen die Periode der Reizung so flüchtiger Natur war, dass derselben sofort eine Paralyse nachfolgte. C. Bernard sagte in seinen Leçons sur la chaleur animale: „Dans la première période d'excitation, comme du reste dans toute agitation violente, il y a un peu d'élevation de temperature, par réaction sur la circulation.“ — Der Mechanismus der Wirkung der anästhetischen Mittel gestaltet sich, wie meine Experimente zeigen, complicirter, da ich auch bei curarisirten Thieren, bei welchen alle äusseren Zeichen der Erregung, die Muskelcontractionen fehlten, eine Steigerung der Temperatur nachweisen konnte.

Ich werde erst ein Experiment an einem Hunde mittheilen, aus welchem ersichtlich ist, wie stark die Steigerung der Temperatur durch die Wirkung des Chloroforms sein kann.

Versuch vom 9. Februar 1891.
Wirkung des Chloroforms.

Fig. 46.

Eine 14 800 g schwere Hündin wurde chloroformirt. Man machte die Trepanation auf der linken Seite. Das Thermometer drang in die hinter dem sulcus cruciatus gelegene Windung und blieb, schief vordringend, in der Region des lobus olfactorius stehen. Bei der Autopsie wurde keine Hämorrhagie gefunden. Ein anderes Thermometer wurde in den Mastdarm eingeführt. Ungefähr eine halbe Stunde lang wurde die Temperatur des Gehirns und des Mastdarms beobachtet, die langsam abnahm. Das Thier, durch die Operation erregt, hatte sich wieder beruhigt.

Die Aufzeichnung begann um 3 Uhr 50′; Temperatur des Gehirns 38°,85. Temperatur des Rectums 39°,75.

Um 4 Uhr begann die Temperatur des Gehirns zu steigen.

Um 4 Uhr 3′, bei A begann die Chloroformirung. Die Hündin reagirte anfangs nicht, die Temperatur des Gehirns fuhr fort zu wachsen, zeigte einen kurzen Stillstand, um dann wieder zu steigen. Der Mastdarm erkaltete im Beginne.

Um 4 Uhr 10′ heulte das Thier in einer Weise, welche charakteristisch für die Einwirkung von anästhesirenden Mitteln ist. Die Augenreflexe fehlen fast ganz, ebenso jedwede Reaction. Die Temperatur des Gehirns fuhr fort zu wachsen.

Um 4 Uhr 13′ fehlten die Reflexe der Augen bei Berührung. Das Thier ist unempfindlich; doch wird die Chloroformirung weiter fortgesetzt, um eine Erkaltung des Gehirns zu erhalten.

Das Gehirn erwärmte sich um 0°,50 in 10′. Im Mastdarm begann die Steigerung der Temperatur später und betrug bloss 0°,20. Dieser grosse Unterschied in den thermischen Processen des Gehirns und des Mastdarms würde für sich allein genügen, um zu zeigen, dass die Wärme sich im Gehirne selbst entwickelt und demselben nicht erst durch Contraction der Muskeln und eine Aenderung der Blutcirculation übermittelt wird.

Die Unabhängigkeit der Temperatur der verschiedenen Organe und die specifische Wirkung der anästhesirenden Mittel auf die Nervencentra wird durch die Thatsache erwiesen, dass sich das Gehirn zuerst abkühlte und dass der Mastdarm noch 3′ lang fortfuhr sich zu erwärmen.

Um 4 Uhr 34′, bei *B*, hörte man mit der Chloroformirung auf. Das Gehirn kehrte zur früheren Temperatur zurück, der Mastdarm hingegen ist ungefähr um 0°,20 kälter geworden.

Um 4 Uhr 38′ begann das Thier zu erwachen, es bewegte sich und heulte, hielt aber noch die Augen wie im Schlafe, nach oben gerichtet, und die Pupillen waren enge.

Um 4 Uhr 40′ war die Hündin erregt, die Temperatur des Gehirns und des Mastdarms sank continuirlich.

Um 4 Uhr 43′, bei *C*, erwachte das Thier. Die Abkühlung hörte im Gehirne früher auf als im Mastdarme. Respiration 20 in der Minute, Puls 120.

Um 4 Uhr 50′ war die Hündin noch nicht vollkommen wach, zeigte sich von Zeit zu Zeit unruhig, wurde dann wieder still und hielt die Augen geschlossen. Es steigt die Temperatur des Mastdarmes, aber nicht jene des Gehirns.

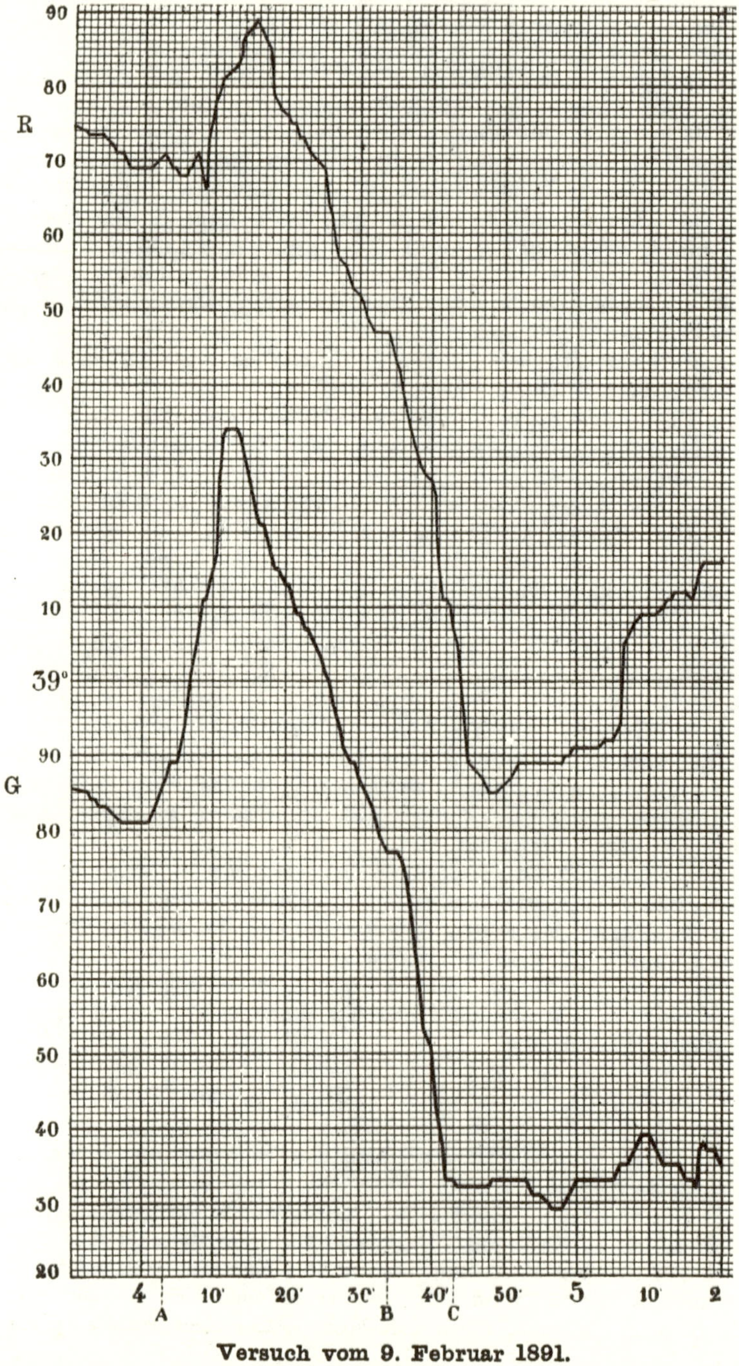

Versuch vom 9. Februar 1891.

Fig. 46.

Um 5 Uhr 16′ verursachte man dem Thiere Schmerzen durch starkes Kneipen seiner Hinterbeine. Es fühlte diesen Reiz, wurde unruhig und schrie. Die Temperatur des Gehirns und des Mastdarmes zeigte eine Steigerung von 0°,05, dann erwärmte sich ersteres um 0°,20 in 5 Minuten, während das Thier vollständig ruhig war.

Um 5 Uhr 39′ wurden die Zehen der einen hinteren Extremität stark gedrückt; die Temperatur des Gehirns zeigte jedoch gar keine Veränderung, und das Gehirn sowohl wie der Mastdarm kühlten sich kurze Zeit nach dem Aufhören des Schmerzes ab.

Die Fig. 46 zeigt, wie intensiv im Reizungsstadium der Chloroformwirkung die Wärmeentwicklung im Gehirn ist.

Das Gehirn erwärmte sich früher und stärker als der Mastdarm, denn ersteres zeigte eine Steigerung der Temperatur um 0°,50 in 10 Minuten, während die des Mastdarmes bloss 0°,20 in derselben Zeit betrug.

Die Abkühlung nach Sistirung der Chloroformwirkung hört im Gehirne früher als im Mastdarme auf.

Die paralysirende Aktion des genannten Mittels auf das Gehirn dauert jedoch länger als auf die Organe der Bauchhöhle, da die Temperatur des Mastdarms sich eher als die des Gehirns wieder erhob.

Wir sehen, dass sich bei dieser Hündin die beim Menschen und bei Affen beobachtete Thatsache wiederholt, dass die Wiederherstellung der psychischen und motorischen Funktionen nach Einwirkung von Chloroform nicht von einer merklichen Wärmeentwicklung im Gehirne begleitet wird.

Die physiologische Wirkung des Chloroforms, sein Einfluss auf die Temperatur des arteriellen Blutes, welche den Aenderungen der Temperatur des Gehirns bezüglich der Zeit nicht entspricht, haben wir schon in der Fig. 12 Seite 41 und in *A* Fig. 23 Seite 77 gesehen. Bei curarisirten Thieren war die Wirkung der anästhesirenden Mittel viel weniger intensiv als bei gesunden. Wenn die Curarisation nicht sehr stark ist, dann kann in der Reizperiode eine Steigerung der Gehirntemperatur wahrgenommen werden; diese Erscheinung ist jedoch nicht so constant wie die nachfolgende Abkühlung durch ihre paralysirende Wirkung. Die anästhesirenden Mittel heben die thermischen Processe im Nervensysteme vollständig auf. Diese Wirkung ist so durchgreifend, dass selbst die energischesten Reizmittel, wie z. B. das Cocain und das Strychnin durch die Aktion des Chloroforms und des Aethers unwirksam werden. Die Fig. 23 *E*, Seite 77, demonstrirt diese Thatsache bezüglich des Cocains und der Kürze halber will ich an dieser Stelle zur Bekräftigung jener Ansicht keine weiteren Beispiele anführen.

Aeusserliche Applikation des Thermometers über der Narbe, welche das Gehirn eines Menschen deckt.

Diese Methode übte ich an L. Cane. Bei der Anwendung derselben im Jahre 1882 glaubte ich, dass dieselbe ohne Bedeutung sei, obwohl die Messungen der Gehirntemperatur auf diese Weise zuverlässiger waren als die zu jener Zeit von anderen Experimentatoren ausgeführten, welche dieselbe durch die intakten Schädelknochen hindurch studirten. Da ich jetzt an den klinischen Thermometern mit Hilfe des Microscops und eines in das Ocular gelegten Micrometers mit Sicherheit 0°,005 ablese,[1] so erachte ich es zweckmässig, die ersten auf diese Weise gemachten Beobachtungen zu beschreiben in der Hoffnung, dass der eine oder andere der Collegen bald die Gelegenheit finden werde, diese Methode am Menschen mit grösserer Exactheit zu üben.

Das Quecksilbergefäss des von mir angewendeten Thermometers war 40 mm lang, sehr dünn und bildete eine Spirale von zwei Windungen. Um dasselbe vor der Wärmeausstrahlung zu schützen, befand es sich in einer Kapsel aus Ebonit. Diese Hülse wurde bei Anwendung des Thermometers mit Baumwolle bedeckt und mittelst eines Verbandes auf der Narbe fixirt. Die beobachteten Temperaturen schwankten zwischen 35°,5 und 36°,6, und zwar blieb die Temperatur der Narbe ungefähr um 1° tiefer als die des Mastdarms.

Bei zwei Experimenten während der Chloroformwirkung beobachtete ich einmal eine geringe Abnahme um 0,05°, das andere Mal sank die Temperatur des Gehirns nicht, obwohl die Sensibilität und das Bewusstsein vollständig fehlten. Diesen Versuchen schrieb ich jedoch gar keine Bedeutung zu, da bei der gleichzeitigen Messung der Temperatur im Mastdarm dieselben Variationen gefunden wurden, nur befremdete mich der Umstand, dass Sensibilität und Bewusstsein ohne eine Verminderung der Temperatur des Gehirns verloren gehen sollten.

Die Blutcirculation im Gehirne während der Chloroformwirkung.

Einige Physiologen haben schon den Einfluss der anästhesirenden Mittel auf die Blutcirculation im Gehirne studirt. Roy und Sherring-

[1] Mit dieser Methode hat Dr. E. Cavazzani in meinem Laboratorium eine Arbeit über die Lebertemperatur gemacht, welche bald publicirt wird.

TON[1] beobachteten eine Contraction der Gehirngefässe und schrieben dieselbe zum Theile einer Verminderung des Blutdruckes in den Arterien zu. Die Inhalation von Chloroform rief in einem Experimente der genannten Forscher gar keine Veränderung des Gehirnvolumens hervor.

Die Versuche von Gaertner und Wagner[2] sowie die von Hürthle[3] haben gezeigt, dass das Chloroform im Blutstrome des Gehirns eine erhebliche Beschleunigung hervorruft. Bei Einathmung der Dämpfe steigt der Aortendruck, während der Druck im Circulus arteriosus nicht die entsprechende Zunahme erfährt, oder trotz des steigenden Aortendruckes sinkt.

Während die Experimente an Thieren einander widersprechen, sind die an Menschen gemachten nur gering an Zahl und unvollständig.

William Fleming sah bei einem Menschen, der am Scheitel in der Region der sutura coronaria einen Substanzverlust hatte, dass das Chloroform „removes the respiratory curves, and increases the heigt of the pulsations in a marked manner“. Dies ist alles, was er bezüglich der Wirkung der anästhesirenden Mittel auf das Gehirn sagt.[4]

Ich machte verschiedene Experimente an L. Cane in der Weise, dass gleichzeitig die plethysmographischen Curven des Gehirns, des Fusses und des Vorderarmes geschrieben wurden. Es folgt hier die Beschreibung eines dieser Experimente.

Luigi Cane.

Dritter Versuch über die Wirkung des Chloroforms.
29. Juli 1882.
Tafel III.

Es wird gleichzeitig der Puls des Gehirns und der beiden in zwei communicirenden Guttaperchaschuhen steckenden Füsse verzeichnet. Die Curve 16 oben zeigt den Puls des Gehirns, die Curve 17

[1] Roy und Sherrington, On the regulation of the Blood-supply of the Brain. Journal of physiology. Vol. XI. 1890. S. 97.

[2] Gaertner und Wagner, Ueber den Hirnkreislauf. Wiener medic. Wochenschrift. 1887. Nr. 19 und 20.

[3] K. Hürthle, Beiträge zur Hämodynamik. Pflüger's Archiv. 1889. Bd. 44. S. 596.

[4] William Fleming, The motions of the Brain. Glasgow medical Journal. July 1877.

den Puls der Füsse; die Zeit in Secunden ist darunter geschrieben. Linie 18. Das Chloroform wurde von meinem Bruder verabreicht und Herr Prof. PAGLIANI beobachtete den Puls und die Respiration.

Bei α ↑ begann die Chloroformirung; das Gehirn nahm sofort an Umfang zu, die Curve des Fusses zeigte gar keine Modification. Vorher überzeugte ich mich, dass die Trommeln luftdicht schlossen.

Die Chloroformirung dauerte 1′ 38″. Aus vorausgegangenen Experimenten wussten wir schon, dass das Chloroform bei dem in Rede stehenden Individuum sehr rasch und ohne vorhergehende Excitation wirkt.

Curve 19 zeigt die erhebliche Modification des Gehirnpulses 1′ nach dem Aufhören der Chloroformirung, als das Individuum ganz unempfindlich war. Die Beine zitterten, sodass die Pulscurve 20 dadurch verunstaltet wurde. Die Höhe des Pulses am Fusse blieb sich gleich, dagegen hat die des Gehirns sehr stark abgenommen.

Gegen die Mitte der Tafel begann das Bewusstsein zurückzukehren. Bei *S* sprach Cane. Trotzdem dauert die verminderte Höhe und veränderte Form des Pulses noch an. Daraus kann man folgern, dass die Modification im Zustand der Gefässe nur ein begleitender Effect und nicht Ursache derjenigen Erscheinungen ist, welche man in der Psyche nach Einwirkung des Chloroforms beobachten kann. Unser Patient sah erstaunt um sich her, wie wenn er vergessen hätte, wo er sich befinde, orientirte sich aber bald und gab an, einen grossen Wind gehört zu haben, sodass es ihm schien, als wenn er in die Luft flöge. Kaum dass er zu sprechen aufhörte, verschwanden die unregelmässigen Pulsationen des Gehirns, die plethysmographische Linie desselben sank herab und die Pulscurve nahm allmählig ihre frühere Form an.

Trotz der zahlreichen Experimente, die bis heute gemacht wurden, steht noch immer die Frage offen, ob das Chloroform erst auf das vasomotorische Centrum, und zwar durch Verminderung des Druckes, und dann auf das Herz [1] oder umgekehrt wirke [2], indem es die Function des letzteren schwächt; ob seine Action ausschliesslich auf die nervösen Centren beschränkt sei, oder ob dasselbe auf die Gewebe und Organe einwirke, welche sich an der Peripherie des Körpers befinden.

---

[1] HYDERABAD COMMISSION REPORT. British medical Journal 1890.

[2] W. GASKELL and L. SHORE, A Report on the Physiological action of Chloroform. British medical Journal 1893.

Wenn wir die in Rede stehende Aufzeichnung ansehen, dann können wir keine sehr bedeutende Schwächung des Herzens in diesem Falle annehmen, da eine Zunahme des Volumens des Gehirns erfolgte und hierbei der Druck nicht stark vermehrt sein konnte, weil das Volumen des Fusses unverändert blieb. Da die Empfindung und das Bewusstsein fehlte, so müssen wir annehmen, dass die Wirkung des Chloroforms auf die Nervencentren vollständig entwickelt sein kann, ohne dass in der Circulation mehr als eine leichte Steigerung der plethysmographischen Curve stattzufinden braucht.

Die Frage, ob sie von einer Modification des Tonus der Blutgefässe oder von einer geringen Steigerung des allgemeinen Blutdruckes abhängt, werde ich durch andere Experimente zu entscheiden suchen. Der Umstand, dass das Volumen des Fusses nicht abnahm, spricht nicht gegen eine Steigerung, denn die Contraction der Blutgefässe, welche in den peripherischen Organen fehlte, könnte wohl in den inneren Organen vorhanden gewesen sein.

Um die Wirkung des Chloroformes auf die Blutgefässe des Gehirns beurtheilen zu können, glaube ich die in Rede stehenden Curven mit denjenigen vergleichen zu müssen, welche an derselben Person unter der Wirkung des Amylnitrits geschrieben wurden.

Luigi Cane.

Wirkung des Amylnitrits auf die gleichzeitig geschriebenen plethysmographischen Curven des Gehirns, des Vorderarms und des Fusses. Versuch vom 19. Juli 1882.

Tafel III. Curve 21. 22. 23.

L. Cane wurde auf einen Tisch gelegt, die Kopfnarbe war mit der Platte von Guttapercha bedeckt, der Arm befand sich in einem Phethysmographen in Gestalt eines Glascylinders, der Fuss derselben Seite war in einem Guttaperchaschuh. Drei Marey'sche Trommeln mit Hebeln schrieben die phethysmographischen Curven; durch Verbindung derselben mit einer Spritze versicherte ich mich von ihrer Functionsfähigkeit und Empfindlichkeit. Die Linie 21 der Tafel III zeigt die plethysmographische Curve des Gehirns, die Linie 22 die des Vorderarmes, die Linie 23 die plethysmographische Curve des Fusses. In der Curve des Vorderarmes sieht man die starken respiratorischen Schwankungen, deren Ursache wahrscheinlich in der Lage desselben zu suchen ist. Der Vorderarm war nämlich rechtwinkelig gebogen, so dass eine leichte Compression der Venen erfolgen musste. In dem ersten Momente, bei α, als das Fläschen mit Amylnitrit vor die Nase unserer Versuchsperson gehalten wurde, erfolgte, wie gewöhnlich, eine Erweiterung der Gehirngefässe, welche die psychischen Erregungen zu begleiten pflegt, und eine Verminderung des Volumens des Vorderarmes und des Fusses. Nach 13 Herzschlägen wurde die Zunahme des Gehirnvolumens eine raschere, ebenso die Volumabnahme des Vorderarmes und des Fusses. Bei ω hörte man mit der Verabreichung von Amylnitrit auf.

Bis hierher könnte man glauben, dass die Steigerung des Volumens des Gehirns ein ganz passiver Vorgang sei, welcher von der Contraction der Blutgefässe in den Extremitäten, der Haut und der Muskeln abhängig ist. Bevor aber die plethysmographische Curve des Gehirns den höchsten Grad ihrer Erhebung erreichte, fing die Curve des Vorderarmes zu steigen an und sein Volumen wurde grösser als vor der Anwendung des Amylnitrits.

Wir sehen hier, wie das Amylnitrit nicht in gleicher Linie auf das Gefässcentrum der verschiedenen Organe wirkt und wie für den Vorderarm eine Verspätung im Vergleich mit dem Gehirn zum Vorschein kommt. Da gleichzeitig mit der Dilatation der Blutgefässe des Vorderarmes eine Volumenabnahme des Gehirns stattfand, so kann man annehmen, dass dem Gehirne diejenige Blutmenge fehlte, um welche die des Armes und der anderen Organe vermehrt ist. Das Volumen des Fusses blieb constant geringer als es früher war.

Als das Gehirn sein ursprüngliches Volumen erreichte, trat eine Erscheinung ein, welche für die Unabhängigkeit desselben von den Circulationsverhältnissen in anderen Organen spricht. Dieser Theil der Curve ist nicht reproducirt. Der Fuss und Vorderarm zeigten nämlich eine viel beträchtlichere und raschere Volumabnahme als früher nach Anwendung des Amylnitrits, und doch trat in dem Zustande der Gehirngefässe keine Modification ein. Dies beweist, dass die früher beschriebenen Erscheinungen nicht bloss hydraulischen Ursachen zugeschrieben werden können, d. h. dem Uebertritte des Blutes aus einem Organ in das andere in Folge der Veränderung der Druckverhältnisse, sondern dass das Gehirn wie der Vorderarm und der Fuss specielle Nervencentren besitzt, welche die locale Circulation in diesen Organen reguliren, und zwar unabhängig von den Variationen, welche in den Druckverhältnissen des Blutes im Allgemeinen erfolgen.

Aus diesem Experimente geht noch eine andere wichtige Thatsache hervor. Trotzdem nämlich die Volumzunahme des Gehirns in Folge des Chloroforms viel geringer ist, als nach Anwendung von Amylnitrit, ist die Modification der Pulsform nach der Einwirkung des Chloroforms grösser; denn die Blutgefässe werden, wie ich bald auseinandersetzen werde, paralysirt.

Bei Anwendung des Chloroforms vermindert sich der Druck, während er im Gegentheil durch das Amylnitrit gesteigert wird und auch die paralysirende Wirkung dieses Mittels auf die Gefässe des Gehirns geringer ist. Desshalb ist es erklärlich, dass, obgleich der Zufluss des Blutes zum Gehirn beim Gebrauch des Amylnitrits grösser ist, die Modificationen der Form des Pulses doch geringer ausfallen.

Die Meinungen der Experimentatoren sind auch in dieser Frage verschieden, und dies kann uns nicht befremden, wenn wir bedenken, dass die in Rede stehenden Erscheinungen sehr verwickelt sind und dass sowohl beim Menschen wie bei den Thieren sehr bedeutende individuelle Variationen vorkommen.

Lauder Brunton[1] fand, dass bei der Anwendung des Amylnitrits der Druck bedeutend herabgesetzt wird; nach den Untersuchungen von Schweinburg[2], welche von Maximowitsch und Rieder[3] bestätigt wurden, äusserte sich die Wirkung des Amylnitrits derart, dass der Blutdruck jedesmal in excessiver Weise ansteigt, um schon nach mehreren Minuten rasch zu sinken und zur Norm zurückzukehren. Gaertner und Wagner fanden bei ihren Versuchen eine Erweiterung der Blutgefässe des Gehirns wie bei der Einwirkung des Chloroforms, nur war diese Erscheinung weniger intensiv.

Luigi Cane.

Vierter Versuch über die Wirkung des Chloroforms beim Menschen. 28. Juli 1882.

Tafel IV.

C. legte sich nüchternen Magens auf einen Tisch und man begann um 10 Uhr 30′ Vorm. die beiden untersten Linien zu schreiben, welche die normale Curve des Gehirnpulses darstellen; es wurden 50stel Secunden mittelst der schon beschriebenen Methode verzeichnet.

---

[1] Lauder Brunton, Ber. der Gesellsch. der Wiss. Leipzig. 1869. I. S. 285.

[2] Schweinburg, Zur Wirkung des Amylnitrits. Wiener med. Presse. 1885. Nr. 35.

[3] v. Maximowitsch u. Rieder, Untersuchungen über die durch Muskelarbeit und Flüssigkeitsaufnahme bedingten Blutdrucksschwankungen. Deutsches Arch. f. klin. Medicin. 1890. 46. Bd. S. 365.

Die Aufzeichnungen wurden von unten nach oben gemacht. Der Bogen, von welchem dieses Stück abgeschnitten wurde, war 50 cm lang.

Das Volumen des Gehirns nahm während der Inspiration ab und vermehrte sich im Beginne der Exspiration, wie ich es schon in meiner ersten Arbeit über den Kreislauf des Blutes im menschlichen Gehirn beschrieben habe.

Im Beginne der Linie 26 in α fing die Versuchsperson an, Chloroform einzuathmen, und zwar wurde dieses von meinem Bruder verabreicht, während Herr Prof. Pagliani den Puls und die Respiration überwachte, welche gleichzeitig auf zwei verschiedenen Cylindern geschrieben wurden. Anfangs erfolgte ein kurzer Stillstand in der Athmung, dann aber kehrte diese wieder und wurde etwas rascher als früher. In ω Curve 30 hörte die Chloroformirung auf.

Bei Beobachtung dieser Curven fällt zunächst auf, dass der Einfluss der Athmung auf die plethysmographische Curve des Gehirns immer weniger deutlich wird. Auf den ersten Blick könnte man meinen, dass das Verschwinden der respiratorischen Schwankungen durch die Schwächung der Athmungsbewegungen bedingt sei. Dies ist jedoch nicht die vorherrschende Ursache, denn es zeigen die Curven der Athmung, welche ich der Kürze wegen nicht mittheile, dass die Respiration nicht so schwach geworden ist, um dadurch das Verschwinden der Athmungsschwankungen erklären zu können. Allerdings sind einzelne Bewegungen schwächer, als unter normalen Umständen, allein andere sind breiter und tiefer als gewöhnlich und trotzdem sah man nicht mehr die respiratorischen Schwankungen an der plethysmographischen Curve. Ich glaube deshalb schliessen zu müssen, dass die Traube'schen Oscillationen der Blutgefässe des Gehirns durch die Wirkung des Chloroforms verschwinden und dass dieselben unter normalen Umständen von einer vasomotorischen, nervösen Action und nicht allein von dem Einflusse abhängen, welchen die Lungen auf den Blutkreislauf ausüben.

Ich werde der besseren Uebersicht halber in Tafel V Curven des Gehirnpulses mittheilen, welche gleichzeitig mit der Athmung geschrieben wurden.

L. Cane verlor rasch das Bewusstsein und die Sensibilität; die Periode der Aufregung fehlte wie in den vorausgehenden Experimenten. Der Cylinder machte in 40″ eine Drehung; die Chloroformirung dauerte diesmal länger als sonst und man hörte mit ihr erst nach 3 Minuten, in ω, auf. Curve 30.

Als der Gehirnpuls fast vollständig verschwunden war, befühlte ich den Puls der Radialis; derselbe war ziemlich hart, so dass die Chloroformirung noch weiter hätte festgesetzt werden können.

Herr Prof. Pagliani constatirte, dass Cane ganz unempfindlich war; man rief ihn laut beim Namen, aber er antwortete nicht (Linie 32), und die Curve des Gehirns zeigte auch beim starken Kneipen der Haut gar keine Veränderung. Im Beginne der Linie 33 stand der Cylinder eine Minute lang still; unterdessen gab C. Zeichen des Erwachens und sprach ein Wort, das ich jedoch nicht verstand. Der Cylinder wurde sogleich in Bewegung gesetzt und wir sahen, dass der Einfluss der Athmung auf das Gehirn deutlicher wurde; die Form des Pulses war jedoch noch immer sehr verschieden von der normalen.

Im Beginne der letzten Linie 35 öffnete C. die Augen, ohne zu wissen, wo er sich befinde, und gab dann nach Beendigung derselben an, dass er auf der Eisenbahn gefahren sei, das Geräusch der Locomotive und des Zuges gehört, und die Häuser und Zäune von Lingotto gesehen habe, einer Vorstadt von Turin, an der der Eisenbahnzug vorbeifährt. Seine Augen waren injicirt und die Bindehaut röther als früher. Eigenthümlich ist, dass in diesem Experimente während der Wirkung des Chloroforms das Volumen des Gehirns nicht zugenommen hat; dies beweist, dass der Blutdruck sich verminderte.

Interessant sind die hochgradigen Modificationen der plethysmographischen Curve des Gehirnpulses. Es kann nicht angenommen werden, dass dem Gehirne in Folge der Druckabnahme eine derartige Blutmenge entzogen wurde, dass die sich vertiefende Narbe die Pulsationen nicht mehr in exacter Weise reproduciren konnte. Die Volumänderung war in diesem Experimente, in welchem der Apparat zur Registrirung des Gehirnvolumens gut functionirte, nur sehr gering. Es traten folgende charakteristische Modificationen in der Form der Pulsationen auf: der Anacrotismus war deutlicher und die Spitze des Pulses wurde von zwei deutlichen Erhebungen gebildet, die früher nicht so gut gesehen werden konnten; der Dicrotismus war auch stärker ausgesprochen, und während früher die dicrotische Erhebung bloss um $^{16}/_{50}$ bis $^{18}/_{50}$ einer Secunde von der ersten Erhebung entfernt war, constatirte man jetzt eine Verspätung von $^{36}/_{50}$ bis $^{38}/_{50}$ einer Secunde. Diese Erscheinungen hängen mit aller Wahrscheinlichkeit von einer Verminderung des Druckes ab; allein es muss auch eine Erschlaffung oder Paralyse der Blutgefässe vorhanden gewesen sein, da wir schon in dem vorausgehenden Experimente gesehen haben, dass der bedeutenden Alteration des Gehirnpulses in Folge der Einwirkung von Chloroform nicht eine gleiche Modification des Fusspulses entspricht.

Der Einfluss des Chloroforms auf die Blutgefässe dauerte noch 10 Minuten nach der vollständigen Rückkehr des Bewusstseins.

Luigi Cane.

Fünfter Versuch über die Wirkung des Chloroforms beim Menschen. 28. Juli 1882.

Tafel V.

Um 11 Uhr, als das vorausgehende Experiment zu Ende war, baten wir C., uns noch ein anderes Experiment zu erlauben, indem wir ihm versicherten, dass es das letzte sein würde. Er stimmte zu und wir begannen wieder den normalen Puls zu verzeichnen. Um die respiratorischen Modificationen der Gehirncurve anschaulicher zu machen, schrieben wir diesmal auf denselben Cylinder die Curve des Gehirns und die Athembewegungen. Letztere mittelst eines MAREY'schen Pneumographen, welcher um den Thorax herumgelegt wurde. Bei der Inspiration sank die Linie und erhob sich bei der Exspiration.

Die Linien 36 und 37 in der Tafel V stellen die normale Aufzeichnung dar, welche um 11 Uhr 15′ geschrieben wurde.

Die Einathmung des Chloroforms begann mit den Linien 38 und 39; seine Wirkung war eine sehr rasche, die Respirations- und Pulscurven änderten sich sofort. In den Linien 40 und 41 verschwand der Gehirnpuls; die Athembewegungen waren häufiger, allein die Größe der Excursionen ist fast normal.

Gegen das Ende der Linien 40 und 41 hörten wir mit der Chloroformirung, die bloss 1′ 20″ dauerte, auf, weil sich in den Athembewegungen Unregelmässigkeiten zeigten, und der Gehirnpuls aufhörte. Herr Prof. PAGLIANI versicherte sich in den folgenden Linien 42 und 43, dass C. vollständig unempfindlich war. Dieser erwachte dann allmählig, sah, wie früher, um sich herum, erstaunt, im Laboratorium zu sein, und erzählte, geträumt zu haben, dass er sich mit einigen Freunden in einem Eisenbahnzuge befunden habe und das Pfeifen und das Geräusch der Locomotive gehört habe. Er stand dann auf, befand sich wohl und ging nach Hause, um zu frühstücken. Bei der Rückkehr ins Laboratorium um 2 Uhr gab er an, nichts gegessen zu haben, weil ihm der Geschmack des Chloroforms, der noch immer vorhanden war, Ekel verursachte.

Auch diesmal war als Folge der Chloroformwirkung keine Steigerung des Gehirnvolumens vorhanden; wahrscheinlich erfolgte eine Compensation der Paralyse der Gehirngefässe, welche das Gehirnvolumen zu steigern bestrebt ist, durch die Druckverminderung, welche dasselbe erzeugt.

Ich glaube aus diesem Experimente schliessen zu dürfen, dass das Chloroform die respiratorischen Oscillationen in den Blutgefässen des Gehirns zum Schwinden bringt und dass dies der Einwirkung auf das vasomotorische Centrum des Gehirns zuzuschreiben ist.

XIV. Temperatur des Gehirns im normalen und im künstlichen, durch narcotische Mittel erzeugten Schlafe beim Menschen, bei Hunden und im Winterschlafe der Murmelthiere.

Ich gedenke über die Physiologie des Schlafes eine ausführliche Arbeit zu veröffentlichen und beschränke mich desshalb an dieser Stelle auf die Mittheilung einiger Beobachtungen über die Temperatur des Gehirns im Schlafe. Diese wurden beim Menschen unter so günstigen Verhältnissen gemacht, wie sie sich kaum wieder darbieten werden. Die Delfina Parodi schlief nämlich sehr leicht ein, meistens in einer halben Stunde nach Einführung des Thermometers in den Schädel. Die grosse Aehnlichkeit zwischen der Figur 38 vom 27. Juni Seite 131 und derjenigen, welche ich jetzt beschreiben werde, beweist die Gleichartigkeit der Bedingungen bei diesen Versuchen, welche sich zum ersten Male mit dem Studium der chemischen Processe im Gehirn während des Schlafes beschäftigen. Die hier mitgetheilten Aufzeichnungen werden, falls ich in ihrer Deutung fehlen sollte, den Physiologen zu Gute kommen und ich werde mich damit begnügen, das Material gesammelt und die Beobachtungen, welche ich bezüglich des Schlafes machen konnte, veröffentlicht zu haben, wenn sie auch, wegen der Natur der Sache nur gering an Zahl sind. Ich hätte gern die Anwendung eines Plethysmographen am Vorderarm oder Fusse versucht, allein ich befürchtete, dass durch die Belästigung der Kranken ein tiefer Schlaf verhindert werde. Ich musste auch mit der Gefahr rechnen, dass das tief bis in die Fissura Sylvii eingeführte Thermometer während der unbewussten Bewegungen des Schlafes brechen, somit Quecksilber ausfliessen und Glasstücke im Gehirn zurückbleiben könnten. So vermied ich die complicirteren Experimente, obwohl ich von deren Ausführbarkeit und Nothwendigkeit überzeugt war.

Delfina Parodi.

Versuch in der Nacht vom 4. Juli 1893.

Fig. 47.

Dieser Versuch ist eine Wiederholung des schon durch die Fig. 38 illustrirten Experimentes, nur mit dem Unterschiede, dass in jenem der Kürze halber die Beobachtungen der ersten Stunde weggelassen wurden, während im gegenwärtigen Versuche alle, vom Momente der Einführung des Thermometers an, mitgetheilt werden.

Delfina Parodi ging um 8 Uhr Abends in einem separirten Zimmer zu Bette. Als ich um 9 Uhr 10′ Abends ins Zimmer trat, in Begleitung des Herrn Dr. M. Patrizi, der mich freundlichst bei diesem Versuche unterstützte, schlief das Mädchen, erwachte aber sofort als es das Oeffnen der Thüre hörte; ich schenkte demselben ein Spielzeug und entfernte den Verband am Kopfe.

Um 9 Uhr 24′ wurde das Thermometer, wie in den vorhergehenden Experimenten, tief in die Schädelhöhle eingeführt. Die Aufzeichnung begann um 9 Uhr 30′ d. h. 6′ nachdem das Thermometer in das Gehirn und 4′ nachdem ein anderes Thermometer in den Mastdarm gelegt wurde. Wir sahen, dass letzteres schon nach Ablauf von 4′ die Eigentemperatur des Mastdarmes anzeigte und nachdem es sich in's Gleichgewicht gesetzt hatte, begann die Quecksilbersäule, entsprechend der Abnahme der Mastdarmtemperatur, wieder zu sinken. Das Thermometer im Gehirn hingegen zeigte eine continuirliche Zunahme der Temperatur. Wahrscheinlich hängt diese Erscheinung von zwei Umständen ab. Da nämlich der Verband am Kopfe entfernt und die vernarbte Stelle blossgelegt wurde, so kühlte sich das Gehirn anfangs ab, obwohl das Thermometer bis zur Fissura Sylvii eindrang. Indem dann die ursprünglichen Verhältnisse sich wieder herstellten, fing die Temperatur des Gehirns wieder zu wachsen an. Andererseits wurde dieselbe auch durch die mechanische Irritation gesteigert. Der Einfluss der psychischen Erregung kann wohl nicht hoch angeschlagen werden, da das Kind schon 25′ nach Einführung des Thermometers in das Gehirn einschlief. Der Zunahme der Temperatur im letzeren entsprach keine analoge Veränderung im Mastdarm.

9 Uhr 46′. Die Temperatur des Gehirns bleibt 10′ lang constant. Das Kind ist vollständig unbeweglich und die Respiration so ruhig, dass scheinbar schon der Schlaf eingetreten ist.

9 Uhr 51′ in *A*. Das Kind ist eingeschlafen, denn die Respiration zeigt den

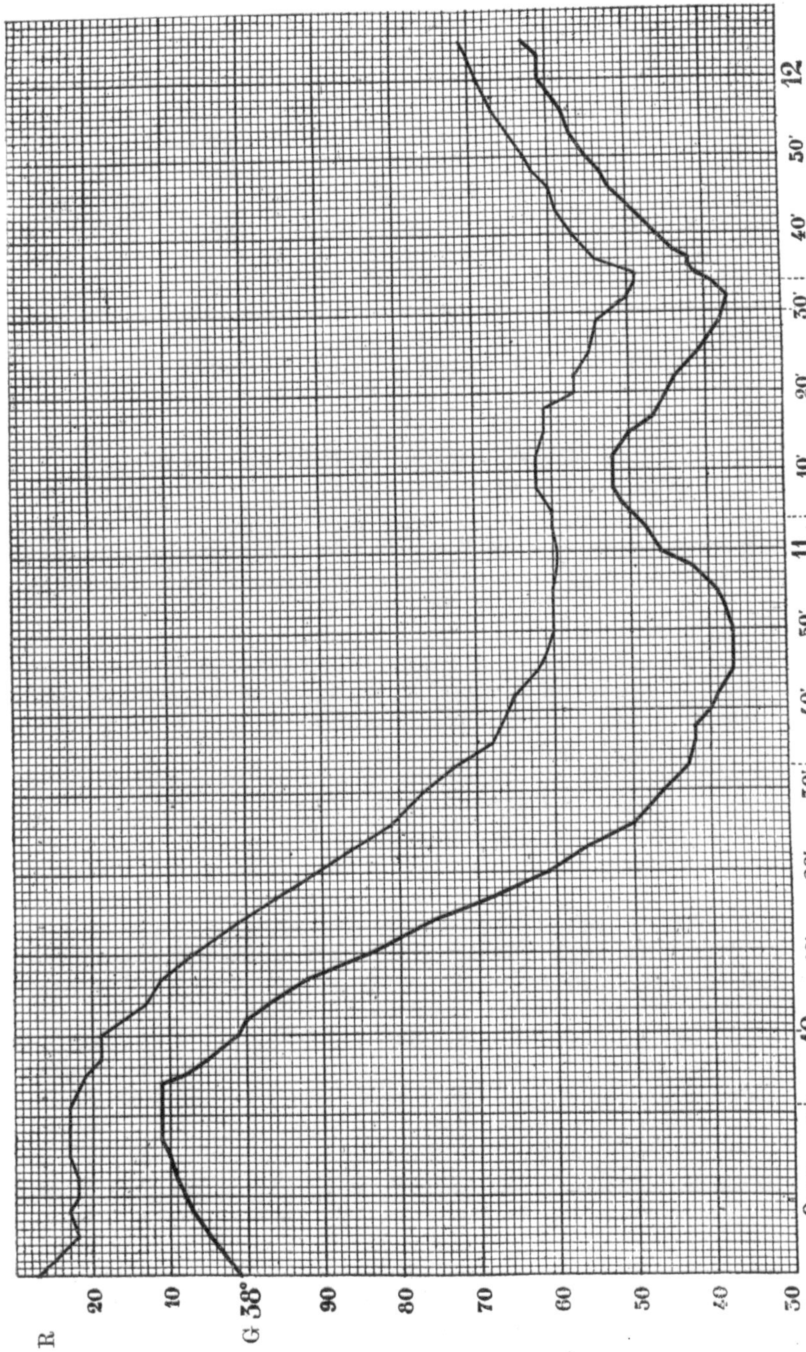

Fig. 47. Delfina Parodi. Versuch in der Nacht vom 4. Juli 1893.

charakteristischen Typus des Schlafes, d. h. länger dauernde Inspiration und kürzere Exspiration.

9 Uhr 53'. Die Respiration ist röchelnd und das Kind schnarcht ein wenig. Dieser Theil der Aufzeichnung ist wichtig, weil aus demselben hervorgeht, dass der Schlaf ohne wesentliche Modification der Temperatur des Gehirns eintreten kann. Ausserdem stimmt diese Thatsache mit den früheren Beobachtungen überein, nach welchen die psychischen und motorischen Erscheinungen von so unbedeutenden thermischen Veränderungen begleitet werden, dass man selbst an ihrer Existenz zweifeln kann. Sie betragen weniger als 0°,001.

9 Uhr 54'. Das Gehirn beginnt sich abzukühlen.

10 Uhr bei *B*. Das Kind bewegt im Schlafe beide Arme und führt einen empor, um den Hals zu berühren, stösst einen Seufzer aus und wird dann wieder ruhig. Respiration in der Minute 20. Von Zeit zu Zeit werden die Hände bewegt, es tritt ein kurz dauernder Stillstand in der Temperatur des Gehirns ein, so dass sich dieses weniger rasch abkühlt.

10 Uhr 10'. Ich berühre die Hand des Mädchens, um den Puls zu fühlen; es zieht dieselbe etwas zurück, aber ohne zu erwachen. Puls 104 und 105 in 1'.

Bis 10 Uhr 30' verblieb das Mädchen ganz unbeweglich und schlief sehr gut. Interessant war hierbei, dass die Temperatur des Gehirns und des Mastdarms gleichförmig und fast in gerader Linie abnahm ohne dass jene Schwankungen vorhanden gewesen wären, welche man gewöhnlich an den Blutgefässen des Gehirns während des Schlafes wahrnimmt.

Auch in diesem Experiment wie in dem vorhergehenden (Fig. 38 vom 27. Juni) sehen wir, dass das Gehirn sich rascher als der Mastdarm abkühlt. Es ist jedoch schwer zu sagen, welchen Antheil an diesem Unterschiede die grössere Wärmeausstrahlung am Kopfe oder die geringere Intensität der chemischen Processe im Gehirne während des Schlafes habe. In 40' kühlte sich das Gehirn um 0°,76 ab, der Mastdarm hingegen bloss um 0°,54.

10 Uhr 33' in *C*. Das Kind bewegt spontan die Arme, ohne zu erwachen; es trat jedoch ein kurz dauernder Stillstand in der Abkühlungscurve des Gehirns ein. Nach einer kurzen Pause begann dann die Temperaturabnahme von Neuem, um bald weniger intensiv zu werden. Die Ursache dieses Wechsels ist unbekannt, denn es war gar kein Geräusch vorhanden, das Kind war unbeweglich, die Athmung ruhig. Dem Stillstande der Temperatur in *B* und *C* entsprach auch eine leichte Modification in der Curve des Mastdarms.

Da der Schlaf nun oberflächlicher wurde, so nahm auch die Lebhaftigkeit der thermischen Processe im ganzen Organismus zu und wenn wir einen Plethysmographen am Fusse angewendet hätten, dann wären entsprechend den Erscheinungen im Gehirne wahrscheinlich wesentliche Veränderungen in der Blutcirculation der Extremitäten nachzuweisen gewesen.

10 Uhr 50'. Die Temperatur des Gehirns beginnt, nachdem sie 5' lang stationär geblieben war, rasch zu wachsen. Der Mastdarm zeigt nicht eine Spur dieser Veränderung. Wir wendeten die grösste Aufmerksamkeit an, um die Ursache dieser Erscheinung zu entdecken, aber ohne Erfolg. Dieselbe muss durch irgend eine innere Ursache bewirkt worden sein. In der That sprach das Kind einige Worte, die unverständlich waren, bewegte die Arme, kratzte sich,

um dann wieder unbeweglich zu werden. Das Gleiche wiederholte sich um 11 Uhr 18′. Wenn wir die Temperaturcurve des Gehirns ansehen, dann können wir an derselben keine raschere Zunahme in dem Momente erkennen, als das Kind redete, der Mastdarm hingegen, welcher bis zu diesem Zeitpunkte stationär blieb, zeigte eine Steigerung der Temperatur.

11 Uhr 15′. Das Kind schläft; die Respiration hat den charakteristischen Typus des Schlafes.

11 Uhr 30′ in *E*. Das Kind spricht in unverständlicher Weise, bewegt Arme und Beine. Es ist wichtig, dass hier psychische Processe, welche sich durch das Sprechen und durch Bewegungen kundgaben, abliefen, ohne dass denselben irgendwelche thermischen Processe vorangegangen wären und ohne dass letztere gleichzeitig mit jenen stattfinden. Das Gehirn begann sich erst später zu erwärmen.

11 Uhr 34′ in *F*. Das Kind wurde nun geweckt, indem ich es beim Namen rief. Um auch die motorischen Functionen des Gehirns zu reizen, liess ich das Kind mit beiden Händen meine Finger drücken und hielt dasselbe zum Sprechen an. Es erfolgte rasch eine Zunahme der Temperatur des Gehirns und des Mastdarms und zwar mehr in diesem als im ersteren Organe. Diese Thatsache beweist, wie gering die Wärmeentwicklung im Gehirn in Folge der Wiederherstellung des Bewusstseins ist. Obgleich das Kind geweckt wurde und meine Hände wiederholt drückte, das Gehirn also eine psychische und motorische Arbeit vollführte, war die Wärmeentwicklung nicht grösser als die, welche spontan in Folge von Träumen entstand. Wenn wir die Linien der letzten Temperatursteigerung vergleichen mit jener, welche um 11 Uhr ohne irgend eine äussere Ursache entstand, dann sehen wir, dass beide einen Winkel von ungefähr 45° mit der Horizontalen bilden.

Nachdem das Kind erwacht war, stiegen die Curven des Gehirns und des Mastdarms parallel in die Höhe.

Es geht aus diesen Beobachtungen hervor, dass durch den Schlaf keine wesentliche Modification der Temperatur des Gehirns bewirkt wird. Dieses Factum ging schon mit gleicher Klarheit aus dem ersten Theile der Fig. 38 vom 27. Juni hervor, die ich der Kürze halber weggelassen habe. Wir haben dort die gleichfalls unerwartete Erscheinung beobachtet, dass sich auch beim Erwachen die Temperatur des Gehirns nicht modificirte. Man kann deshalb sagen, dass die Processe, welche den Schlaf erzeugen und denselben aufheben, nicht geeignet sind um eine wesentliche Quantität von Wärme zu erzeugen. Die Leichtigkeit, mit welcher man einschläft, erwacht und wieder zu schlafen beginnt, die Raschheit, mit welcher man beim Schlummern auf das geringste Geräusch zum Bewusstsein kommt und gleich wieder einschläft, sprechen dafür, dass der Mechanismus, der den Schlaf erzeugt, rasch functionirt und so leicht ausgelöst wird, dass er die Temperatur des Gehirns nicht zu modifiziren vermag. Nur bei langer Dauer des Schlafes und durch die denselben begleitenden Erscheinungen treten wesentliche Modificationen in den Temperaturverhältnissen des Gehirns und des Körpers auf.

Beim Vergleiche der Resultate dieser Beobachtungen mit denjenigen vom 27. Juni, Fig. 38 Seite 131, fällt sofort eine grosse Aehnlichkeit auf. Beide Aufzeichnungen zeigen eine gleich rasche Abkühlung des Organismus und unmittelbar nach dem Beginne des Schlafes ein einförmiges Sinken der Curven, so dass mehr als eine halbe Stunde lang die Linien der Temperatur des Gehirns und des Mastdarms fast gerade verlaufen. Während des Schlafes kühlte sich das Gehirn in 40′ um 0°,76, der Mastdarm hingegen bloss um 0°,54 ab.

Als der Schlaf seine grösste Intensität erreicht zu haben schien, erfolgte sowohl in dieser wie in der Fig. 38 eine Erhöhung der Temperatur des Gehirns um 0°,20, während im Mastdarm bloss eine geringfügige Veränderung derselben erfolgte.

Bei *B* und *C*, Fig. 47, zeigt die rasche Abkühlung des Gehirns einen Stillstand, der einige Minuten andauerte. Diesem Wiedererwachen der chemischen Processe im Gehirne entsprechend, traten Bewegungen ein, oder es wurden Worte producirt, Erscheinungen, welche das gleichzeitige Bestehen von psychischen und motorischen Processen, denen eine Steigerung der Gehirntemperatur entspricht, anzeigen.

In *D* beginnt die Parodi wieder zu sprechen und zwar entsprechend dem letzten Drittel einer starken Temperatursteigerung des Gehirns, die um 10 Uhr 50′ begann. Der nächste Gedanke, der sich hier aufdrängt, ist der, dass es sich hier um eine Erwärmung des Gehirns in Folge von psychischen Processen handelt. Gegen diese Erklärungsweise spricht aber die schon in dem Experimente vom 27. Juni Fig. 38 hervorgehobene Thatsache, dass nämlich die Parodi um 10 Uhr 35′ die Arme bewegte, ohne dass eine Zunahme der Temperatur des Gehirns und des Mastdarms eingetreten wäre. In diesem Versuch Fig. 38 um 11 Uhr 26′ (bei *F*) weckte man die Parodi durch den Ruf ihres Namens, worauf sie Antwort gab: aber erst nach 2′ trat eine Erwärmung des Gehirns ein.

Diese Beobachtungen zeigen, dass die psychischen Processe für sich allein keine nennenswerthe Steigerung der Temperatur des Gehirns hervorzurufen vermögen. Diese hängt im Schlafe von uns unbekannten Ursachen ab, neben welchen die psychischen Processe, in wenig ausschlaggebender und wie es scheint, unabhängiger Weise einhergehen. Ich habe diese Temperatursteigerung als organische Conflagration bezeichnet, nicht um damit die innere Natur des chemischen Processes anzudeuten, sondern bloss zur vorläufigen Charakterisirung jener mächtigen Aenderungen im Stoffwechsel des Gehirns, deren Ursachen und Bedingungen uns unbekannt sind.

Wichtig ist auch, dass die Temperatur des Gehirns beim Erwecken des Kindes nicht rascher zunahm als früher in spontaner Weise und ohne Einwirkung einer äusseren Ursache und dass nach dem Erwachen im ersten Momente die Temperatur im Mastdarme rascher wuchs als im Gehirn[1].

Das complicirte Wesen der Erscheinungen, welche den Schlaf und die Aufhebung des Bewusstseins begleiten können, erscheint noch deutlicher in einigen Experimenten mit Chloral und Laudanum. Hier wurde in der ersten Periode der Wirkung dieser Mittel bei den tief eingeschlafenen Versuchsthieren eine starke Steigerung der Gehirntemperatur beobachtet.

Schlaf, producirt durch intravenöse Injection von Laudanum.

Versuch vom 21. Januar 1893.

Fig. 48.

Junger 17500 gr schwerer Hund. Da ich gleichzeitig die Wirkung der Kälte untersuchen wollte, um die Maximalunterschiede der Temperatur im Gehirn und im Mastdarme unter dem Einflusse von narkotischen Mitteln kennen zu lernen, so wurde der Hund eine Nacht hindurch auf einer Terrasse in einer offenen Holzlade gehalten. Bevor derselbe ins Laboratorium geführt wurde, öffnete man die Fenster des Operationssaales, so dass die Temperatur in diesem nur — 5°,5 betrug. Das Thier wurde in der gewöhnlichen Weise vorbereitet, wobei es grossen Widerstand leistete.

Um 9 Uhr 8′ wurde ein Thermometer in das Gehirn eingeführt, nachdem man es in der Hand auf 34° erwärmt hatte. Ein zweites Thermometer war 3′ vorher in den Mastdarm geschoben worden.

---

[1] Fünf Monate sind seit diesen Experimenten verflossen und es freut mich, hier constatiren zu können, dass die Parodi, welche ich in diesen Tagen einmal besuchte, geheilt ist und sich wohl befindet. Den Substanzverlust im Schädel fand ich fast vollständig vernarbt.

9 Uhr 10′. Gehirn = 38°,47. Mastdarm = 39°,22; es war also eine Differenz von 0°,75 vorhanden. Jetzt beginnt die Aufzeichnung.

Bei der Autopsie fand man, dass das Thermometer in die unmittelbar hinter dem sulcus cruciatus der linken Hemisphaere gelegene Windung eindrang und in der Fissura Sylvii der entgegengesetzten Seite stehen blieb. Der Hund hatte trotz der Läsion des Gehirns keine Convulsionen und es schien, dass auch das Bewusstsein bei ihm nicht vollständig schwand, da er um sich her schaute und empfindlich gegen Schmerzeindrücke war. Respiration 28 in 1′, Puls 66.

Dieser Theil des Versuches zeigt, dass bei einer Zimmertemperatur von — 5° die Differenz zwischen Gehirn und Mastdarm 0°,75 betragen kann trotz des starken Reizzustandes, in dem sich das Thier befand, und in dessen Folge seine Mastdarmtemperatur bis 39°,33 gestiegen war.

9 Uhr 10′. Man bedeckte den Schädel an der Operationsstelle mit Baumwolle, um eine zu starke Ausstrahlung der Wärme zu verhüten; doch ohne Erfolg. Das Gehirn wie der Mastdarm kühlten sich rasch ab.

9 Uhr 18′. Man bewegte das Thermometer, um die Baumwolle von dem Stahlrohre und der Wunde zu entfernen und die Electroden anzulegen. Es erfolgte, vielleicht in Folge der geringen mechanischen Reizung, eine unbedeutende Steigerung der Gehirntemperatur, obgleich wegen der erhöhten Wärmeausstrahlung eine geringe Abkühlung erwartet werden sollte. Im Mastdarme fehlte jede Spur einer Zunahme der Temperatur.

9 Uhr 22′ in *A*. Man bringt an dem Schädel mittelst eines Trepans zwei Stahlstifte an, einen in der Nähe des Thermometers im linken den anderen im rechten Seitenwandbeine. Zimmertemperatur = — 7°,5.

9 Uhr 32′ in *B*. Electrische Reizung des Gehirns 30″ lang mittelst eines Stromes, der von der Zunge gut gefühlt wird, Entfernung der Rollen = 10. Der Strom wurde bald verstärkt durch Näherung der Rollen bis auf 8 cm. In den Muskeln des Gesichtes und der Ohrmuscheln trat ein leichtes Zucken ein, das jedoch bald aufhörte. Im Gehirn sieht man eine Zunahme der Temperatur um 0°,02, die jedoch gleich nach Aufhören der Reizung wieder verschwand. Der Mastdarm kühlte sich während der Reizung nicht weiter ab, Convulsionen waren später nicht vorhanden.

9 Uhr 34′ in *B*. Man reizte mit einem stärkeren Strome; Entfernung der Rollen = 6. Es erfolgte eine starke Contraction der Masseteren, der Athmungstypus modificirte sich und die Temperatur des Gehirns steigerte sich. Die Reizung dauerte 30″.

9 Uhr 35′, 30″. Es beginnt ein epileptischer Anfall. Die Temperatur des Gehirns war schon vor dem Beginne desselben um 0°,12 vermehrt; im Mastdarme erscheint die Temperatursteigerung später als im Gehirn.

Um 9 Uhr 36′ 30″ sind keine Convulsionen mehr vorhanden, aber die Temperatur des Gehirns und des Mastdarms steigt noch durch weitere zwei Minuten. Respiration beklommen.

Das Gehirn erwärmte sich in Folge der electrischen Reizung und des epileptischen Anfalls um 0°,33 der Mastdarm bloss um 0°,24. Nach dem Aufhören des Anfalles wurde das Gehirn kälter als früher; um 9 Uhr 45′ zeigte es 37°,54.

Im Mastdarme verblieb die Temperatur höher als sie vor dem Anfalle war und zwar betrug sie um 9 Uhr 45′ 38⁰,34. Das Thier kehrte zum Bewusstsein zurück und es trat nicht jene Eingenommenheit zu Tage, welche nach einem epileptischen Anfalle oft beobachtet zu werden pflegt.

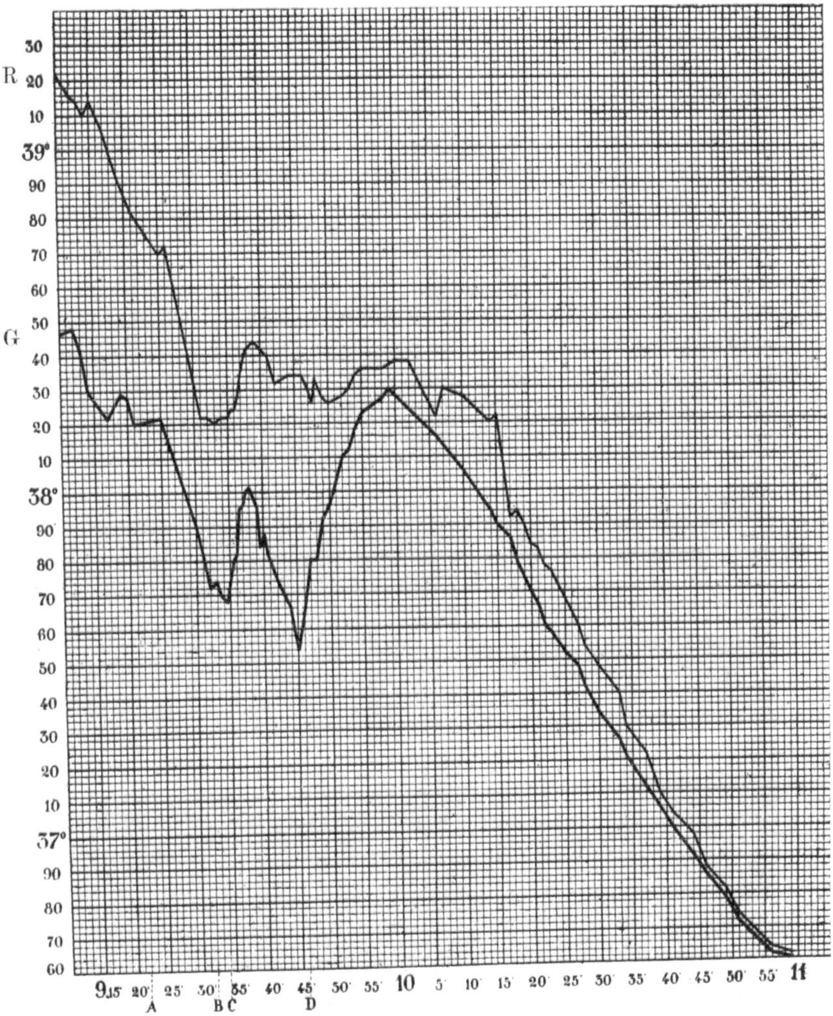

Versuch vom 21. Januar 1893.

Fig. 48.

9 Uhr 40′. Man präparirt die Vena saphena und legt eine Canule in dieselbe um Laudanum zu injiciren. Das Thier ist unruhig und bewegt sich.

9 Uhr 46′ in *D*. Es beginnt die Injection mit Laudanum; es werden lang-

sam, während 1' und 30" 6 cc verabreicht. Sofort nach Beendigung der Injektion änderte sich der Respirationstypus, die Augen des Thieres schlossen sich, die Pupillen wurden enger und schliesslich trat der Schlaf ein.

9 Uhr 50'. Der Hund schläft und ist unbeweglich. Respiration 14 in 1', Puls 160. Die Augen sind, wie im Schlafe, nach oben und innen gewendet. Die Temperatur des Gehirns wuchs, durch die Wirkung des Landanums, trotz des Schlafes, continuirlich und zwar um 0°,75 in 13', während sie sich im Mastdarme bloss um 0°,10 steigerte.

Nach 10 Uhr nahm gleichzeitig die Temperatur des Gehirns und des Mastdarms ab, während das Thier unbeweglich blieb. Die beiden Curven sind ursprünglich nicht parallel, da die Abkühlung des Mastdarms 4' später begann und dessen Curve Erhebungen darbietet, die ich nicht zu erklären vermag; von 10 Uhr 20' ab verliefen jedoch beide Curven fast geradlinig.

Da die Temperatur im Freien — 7,°5 betrug und das Thier in tiefen Schlaf versunken war, so konnte man erwarten, dass sich das Gehirn rascher als der Mastdarm abkühlen würde. Es trat jedoch der entgegengesetzte Fall ein. Die Linien, welche die Temperatur der beiden Organe andeuten, zeigen das Bestreben sich einander zu nähern. Die stärkere Abkühlung des Mastdarms beweist, dass auch während des künstlich durch Laudanum erzeugten Schlafes im Gehirne eine stärkere Wärmeentwicklung stattfindet als in anderen Theilen des Körpers. Die Temperatur des Gehirns nahm in einer Stunde um 1°70, die des Mastdarms um 1,°78 ab.

11 Uhr 10'. Die Reizung des Gehirns wird nochmals mit demselben Strome wiederholt wie bei C, allein ohne irgend eine Wirkung.

Dieser Versuch zeigt:

1. dass das Laudanum eine specifische Wirkung auf die Temperatur des Gehirns auszuüben vermag.

2. dass der Schlaf und das Aufhören der psychischen Processe für sich allein nicht ausreichen um eine Abkühlung des Gehirns herbeizuführen.

3. dass der Schlaf von Processen begleitet werden kann, die ich als „Conflagration“ bezeichnet habe, Processe welche Wärme erzeugen und die Herabsetzung der eigenen Funktionen des Gehirns zu verdecken vermögen.

4. Die Modificationen, welche das Laudanum in der chemischen Functionen des Gehirns hervorbringt, sind derart, dass bei Reizung desselben mit electrischen Strömen, welche vor der Verabreichung des genannten Mittels ihren Effect nicht verfehlten, nachher keine Wärmeentwicklung mehr erzeugt werden kann. Dieses Resultat bekräftigt die in den vorausgehenden Experimenten gewonnenen.

5. Während des künstlichen durch Laudanum erzeugten Schlafes,

kann sich das Gehirn langsamer als der Mastdarm abkühlen. Es ist dies der entgegengesetzte Fall von dem, welchen wir beim natürlichen Schlafe des Menschen gesehen haben. —

Ueber die Wirkung des Laudanums und des Chlorals habe ich schon in meiner Croonian Lecture drei Experimente mitgetheilt. Ich will daher auf das Thema, an dieser Stelle, der Kürze wegen, nicht wieder zurückkehren, da ich schon in jener Arbeit die Wirkungsweise der narkotischen Mittel auf die Temperatur des Gehirns auseinandergesetzt habe.

Am besten kann die starke Wärmeentwicklung, welche im Gehirne statthat, bei den Murmelthieren beobachtet werden. Im Folgenden will ich ein diesbezügliches Experiment mittheilen, welches im Winter und zwar bei einer Zimmertemperatur, die niedriger war als die des Gehirns, gemacht wurde, sodass auf diese Weise der Einwand, dass es sich um eine passive Erwärmung handelt, völlig ausgeschlossen werden kann.

Beobachtungen an einem Murmelthiere im Winterschlafe.

Versuch am 22. Februar 1893.

Fig. 49.

Ein grosses 2500 gr schweres Murmelthier, das sich schon seit mehreren Wochen im Laboratorium, in tiefem Winterschlafe befand, wurde um 1 Uhr 50′ in den Operationssaal gebracht; die Fenster waren geöffnet, die Temperatur ist = 12° d. h. gleich der Temperatur des Zimmers, in dem das Thier bisher gehalten wurde. Die Respiration zeigte den charakteristischen Typus des lethargischen Zustandes, d. h. sie war periodisch; zuweilen wurden während einer Minute bloss 1—2 Athemzüge, andere Male 4—5 gemacht.

1 Uhr 55′. Es wird ein Thermometer tief in das Rectum eingeführt. Im ersten Momente war die Temperatur 13°,15, nahm aber dann continuirlich zu.

2 Uhr 2′. Man beginnt die Operation am Schädel um den Stahltubus in demselben zu befestigen. Das Thier reagirte nicht und schlief weiter. Nur in dem Momente, da das Thermometer in das Gehirn eindrang, bewegte es sich heftig und machte Contractionen, wie sie in lethargischem Zustande gemacht zu werden pflegen, gleich darauf aber wurde es wieder ganz unbeweglich.

Die Trepanation des Schädels wurde auf der rechten Seite in der Scheitelregion ausgeführt. Bei der Autopsie fanden wir, dass das Thermometer in den rechten Scheitellappen über dem Seitenventrikel eindrang und in der anderen Hemisphäre bis zu einer Stelle vordrang, welche dem sulcus cruciatus bei Hunden entspricht. Im linken Seitenventrikel war ein hämorrhagisches Exsudat vorhanden, und auch auf der Schädelbasis fand ich einen Bluterguss.

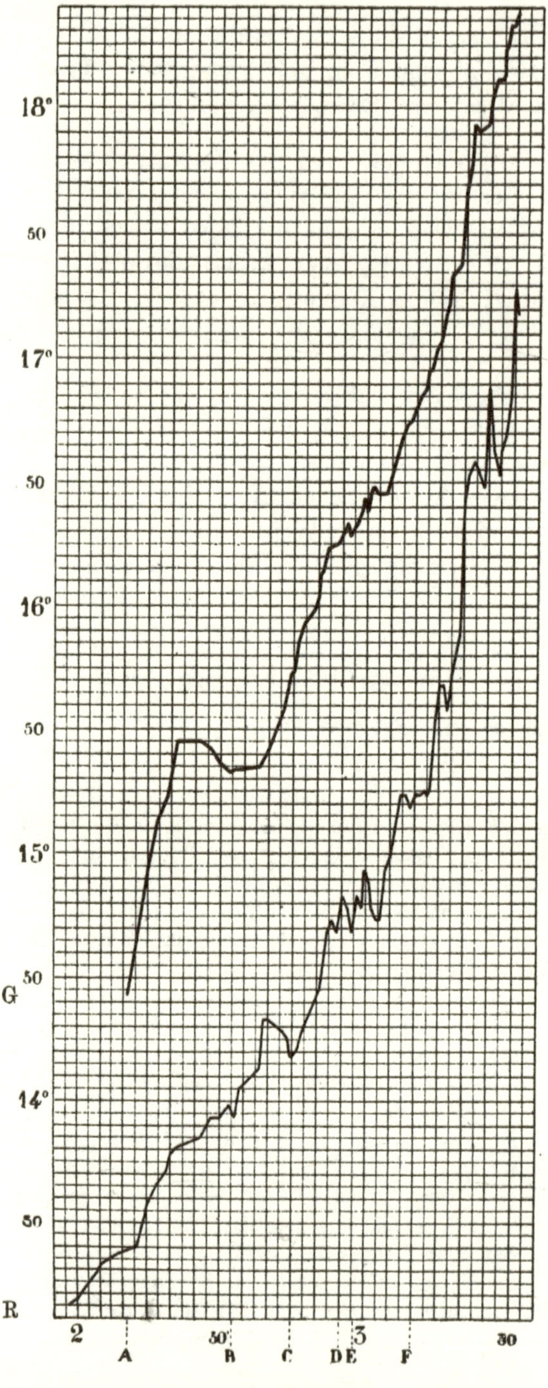

Versuch vom 22. Februar 1893.
Fig. 49.

2 Uhr 11′ in *A*. 1′ nachdem das Thermometer in das Gehirn gelegt worden war, zeigte es eine Temperatur von 14°,43, der Mastdarm hingegen 13°,39; das Gehirn war also um 1°,04 wärmer. Nach 4′ war die Gehirntemperatur = 14°,93, die des Mastdarms 13°,58. Wie die Aufzeichnung andeutet, wuchs die Temperatur des Gehirns rascher als die des Mastdarms, was vielleicht von der mechanischen Irritation abhängt; das Gehirn war jetzt um 1°,35 wärmer als der Mastdarm. Da ich befürchtete, dass der Schädel des Thieres durch Unterstützung desselben mit den Händen sich erwärmen könnte, so wurde derselbe während der Beobachtung mittelst eines Handtuches gehalten. Sobald die Einführung des Thermometers beendet war, liess man das Thier frei und berührte den Schädel nur dann, wenn Bewegungen gemacht wurden. Da dieselben sehr träge waren, so wurde das Thermometer nicht gefährdet. Die Differenz von 1°,35 zu Gunsten des Gehirns muss als ein fehlerfreies Resultat angesehen werden. Es ist gewiss von Bedeutung, dass das Gehirn trotz der grösseren Wärmeausstrahlung des Kopfes um 1°,35 wärmer war als der Mastdarm und zwar bei einer äusseren Temperatur, die ungefähr um 3° niederiger war als

die des Gehirns. Das Thier ist zusammengekauert, wie dies im Winterschlafe gewöhnlich zu sein pflegt.

2 Uhr 25'. Die Temperatur des Gehirns blieb 5' lang 15°,45, sank dann in ungefähr 7' auf 15°,33 und verblieb so ungefähr 12' lang. Im ersten Drittel der Curve sieht man einen Buckel, dessen Convexität nach oben gerichtet ist; diese erste Erhebung deutet die Erwärmung an, welche in dem Gehirn durch die mechanische Reizung bei der Einführung des Thermometers producirt werde. Im Mastdarme fehlte jede Spur einer derartigen Temperaturzunahme; seine Curve stieg stufenweise gemäss dem einförmigen Verlaufe, den der Erwärmungsprocess des Thieres nahm.

2 Uhr 33' in B. Es traten Convulsionen auf, die jedoch bald vorübergingen. Ich glaube, dass es sich hierbei um einen epileptischen Anfall handelte, da die Bewegungen stärker waren und einen anderen Typus zeigten, als die spontanen zu sein pflegen[1].

Während des Anfalles stieg die Temperatur des Gehirns um 0°,01, d. h. von 15°,33 auf 15°,34, die des Mastdarmes nahm ein wenig ab und sank von 13°,98 auf 13°,93. Zwei Minuten später war sie 14°,05. Da sich das Thier fortwährend bewegte, so befestigten wir es auf einem Operationsbrett, wie es für Kaninchen angewendet wird.

2 Uhr 40'. Das Thier ist sehr unruhig, die Temperatur des Gehirns nimmt ab, die des Mastdarms beginnt zu steigen. Man legt nun mittelst des Trepans einen Stahlstift in den Schädel, in der linken Scheitelregion.

Um 2 Uhr 45' bei *C*, beginnt die Reizung des Gehirns mittelst eines inducirten Stromes (Schlittenapparat von Krüger), der von der Zunge gut gefühlt wurde. Stromintensität = 900. Die Reizung dauerte 30''. Es erfolgte Contraction der Muskeln des Kopfes, während die der Extremitäten keine Veränderungen zeigten. Convulsionen traten später nicht auf, aber an beiden Masseteren sah man periodische Contractionen. Die Temperatur des Gehirns und des Mastdarms stieg fortwährend und zwar fast mit der ursprünglichen Raschheit oder noch etwas schneller.

2 Uhr 55'. Da das Thier unbeweglich blieb, so wurde in *D* nochmals und zwar mit einem stärkeren Strome, 30'' lang gereizt. Jetzt trat eine starke Contraction der Extremitätenmuskeln auf, aber kein Tetanus. Das Gehirn erwärmte sich rasch, während die Temperatur des Mastdarms abnahm.

Gleich nach Unterbrechung der Reizung hörten auch die starken Contractionen der Extremitätenmuskeln auf.

2 Uhr 58' bei *E*. Es erfolgte ein Anfall von Convulsionen, die Temperatur des Gehirns und des Mastdarms nahm zu. Um 3 Uhr reizte man wieder und zwar mit einem stärkeren Strome (1250) 37'' lang, worauf eine starke Contraction der Muskeln bemerkbar wurde. Nach der Reizung erwärmte sich das Gehirn, die Temperatur des Mastdarms hingegen nahm ab.

Eigenthümlich ist, dass so oft das Thier sich unruhig zeigt und heftige Bewegungen macht, eine Abkühlung des Mastdarms eintritt.

---

[1] Herr Dr. M. Patrizi hat in meinem Laboratorium die Contraction und den Tetanus der Muskeln des Murmelthieres im Winterschlafe studirt und seine Arbeit im December 1893 der wissenschaftlichen Academie in Turin vorgelegt.

3 Uhr 10′ in *F*. Von diesem Momente an überliess man das Thier sich selbst; es machte Anzeichen zu erwachen, bewegte sich oft und sehr heftig. Bald kauerte es sich zusammen und näherte den Kopf den hinteren Extremitäten, bald erhob es denselben und wir hatten viele Mühe das Thermometer zu schützen. Die Respiration wurde frequenter, 18 in 1′, sank aber in den ruhigen Intervallen auf 8 in der Minute; die Temperatur des Gehirns stieg gleichmässig an, während die des Mastdarms gewisse Unregelmässigkeiten aufwies, welche den starken Bewegungen des Thieres zuzuschreiben sind.

Aus diesen Beobachtungen geht mit Deutlichkeit hervor, dass zwischen der Temperatur des Gehirnes und seinen Functionen ein inniger Zusammenhang besteht. Im Gehirne sind die chemischen Processe auch im lethargischen Zustande activer und die Temperatur höher als in anderen Organen; in dem Momente da die Beobachtungen begannen, war dasselbe um 1°,04° wärmer als der Mastdarm.

Die Fig. 49 kann in drei Theile geschieden werden: in dem ersten sieht man eine starke Erhebung, die der Erwärmung in Folge der mechanischen Irritation entspricht; in dem zweiten, ungefähr in der Mitte der Curve, giebt sich der Effect der elektrischen Reizung kund; in dem dritten und letzten sieht man wie das Gehirn, ohne künstlich gereizt zu werden, sich regelmässig erwärmt.

Diese Erhebungen der Curve werden noch anschaulicher, wenn man die Linie, welche das letzte Dritttheil der Aufzeichnung bildet, nach unten, gegen den Anfang derselben verlängert; dann erhält dieselbe eine Richtung, welche der unter ihr stehenden, dem Mastdarm angehörigen Linie ähnlich ist. Ueber dieser imaginären Linie bleiben sodann zwei Erhebungen, von welchen die eine, im Beginne des Experimentes, der Erwärmung des Gehirns durch die mechanische Reizung, die andere weniger starke, in der Mitte der Curve, der elektrischen Reizung entspricht.

Die Zunahme der Temperatur des Gehirns durch die mechanische Reizung betrug fast 0°,80°, in Folge der elektrischen Irritation hingegen bloss 0°30°—0°,40°.

In einer Stunde, von 2 Uhr 30′ bis 3 Uhr 30′ erwärmte sich das Gehirn um 3°,20 d. h. von 15°,36 auf 18°,38, die Mastdarmtemperatur wuchs um 3°,30, d. h. von 13°,98 auf 17°,28.

Der lethargische Zustand schwindet nur allmählich, weil die Gewebe des Körpers nicht rasch genug diejenige Wärmequantität zu erzeugen vermögen, welche nothwendig ist, damit die Functionen des Gehirns wieder zur Geltung kommen.

Uebrigens kann auch das Gehirn selbst in kurzer Zeit keine grosse Quantität von Wärme produciren. Denn wir sahen, dass die chemischen Processe in den Gehirnzellen, trotz des Reizes, der durch den Schmerz verursacht wurde und trotz der starken Irritation mit inducirten Strömen, nicht rasch angefacht werden konnten.

Anhang.

Mittlere Temperatur des Gehirnes, des Blutes und des Mastdarmes.

Schon JOHN DAVY[1] beobachtete, dass die Temperatur des Mastdarms jene des Gehirns übertrifft. Die thermometrischen Messungen machte DAVY an soeben getödteten Schafen und fand, dass das Gehirn im Mittel um 0⁰5 kälter als der Mastdarm ist.

Viel zuverlässiger sind die Untersuchungen von L. FICK[2], der die Temperatur bei 6 Hunden studirte und fand, dass das Rectum gewöhnlich um $^1/_4$—$^1/_2$° R. wärmer ist als das Gehirn. Nur einmal beobachtete er bei einem Hunde, dessen Gehirn 6 Tage vorher verletzt wurde, eine Temperatur gleich jener des Thorax, d. h. 32°,$^2/_3$ R., während das Rectum bloss 32°,$^1/_2$ R. zeigte.

E. MENDEL[3] theilt seine an vier Hunden gemachten Beobachtungen mit, in denen er fand, dass die Schädelhöhle um 0°,4—0°,7 kälter war als der Mastdarm.

HEIDENHAIN und KÖRNER[4] sprechen sich über die Temperatur-Topographie des Säugethierkörpers folgendermassen aus: „Bezüglich des Hirns liegen in unseren Zahlentabellen nur wenige Messungsbeispiele vor. Allein schon in diesen wenigen Beispielen sind Fälle

---

[1] JOHN DAVY, An account of some Experiments on animal Heat. Philosophical Transactions 1814. S. 590.

[2] L. FICK, Beitrag zur Temperaturtopographie des Organismus. MÜLLER's Archiv. 1853. S. 408.

[3] E. MENDEL, Die Temperatur der Schädelhöhle im normalen und pathol. Zustande. VIRCHOW's Archiv. B. L. 12. Serie.

[4] HEINRICH KÖRNER, Beiträge zur Temperaturtopographie des Säugethierkörpers. Inauguraldissertation, Breslau 1871.

enthalten, in welchen die Gehirntemperatur, gemessen im grossen Gehirn, erheblich über die Temperatur des arteriellen Blutes hinausgeht, wie an keinem anderen verglichenen Orte des Körpers.“

Die beiden Hunde, auf die sich Heidenhain und Körner beziehen, waren curarisirt, und wir haben schon in der Fig. 19 Seite 67 gesehen, welchen Einfluss das Curare auf das normale Temperaturverhältniss zwischen Gehirn und Mastdarm ausübt.

Aus dem in den vorhergehenden Abschnitten Gesagten, geht hervor, wie schwer es ist, die Grenzen der Gehirntemperatur im Zustande der Ruhe zu bestimmen. Denn die zu den Beobachtungen nothwendigen Operationen versetzen das Thier in einen Zustand von Erregung, der gänzlich verschieden ist von dem physiologischen Zustande. Besonderes Gewicht lege ich auf diejenigen Fälle, in welchen die Temperatur des Gehirns ohne vorhergehende Verabreichung von anästhesirenden Mitteln gemessen wurde. Die Mehrzahl meiner Untersuchungen ist für diese Statistik nicht brauchbar, weil die Vivisektion regelmässig unter der Wirkung des Chloroforms gemacht wurde, und wir schon wissen, wie stark und nachhaltig das Chloroform die Temperatur des Gehirns herabsetzt.

Die folgenden Tabellen enthalten die Mittelzahlen meiner thermometrischen Beobachtungen. Da die Thiere sich in der Regel abkühlen, wenn sie gebunden werden, so benutzte ich zur Construirung der Mittelzahl bloss die in den ersten 20′ oder 25′ gemachten Ablesungen. Um den Beobachtungsfehler auszuschliessen, der aus der Temperatursteigerung in Folge der psychischen Erregung und mechanischen Irritation des Gehirns resultirt, habe ich bei der Zählung die ersten 10′ nach Einführung des Thermometers ausgeschlossen. Einige Experimente, wo die Entwicklung von Wärme im Gehirn in Folge von mechanischer Reizung sehr auffällig war, habe ich weggelassen, wie z. B. Fig. 8 und Fig. 9. In besonderen Stäben sind das Datum, das Gewicht der Hunde, die Temperaturen im Gehirn, Blut und Mastdarm, endlich die Dauer der Fesselung verzeichnet.

Ich theile die Beobachtungen in zwei Gruppen, je nachdem sie an unvergifteten oder vergifteten Thieren ausgeführt wurden.

In der I. Tabelle sind unvergiftete Hunde verzeichnet, bei denen der Mastdarm wärmer war als das Gehirn, in der II. Tabelle ebensolche, bei welchen das Gehirn wärmer war. Tabelle III enthält die Versuche an curaresirten Thieren.

I. Tabelle. Hunde, die nicht vergiftet wurden.

Mastdarm wärmer als das Gehirn.

Datum			Gewicht in Kilogr.	Mittlere Temperatur			Der Hund ist gebunden seit
Tag	Monat	Jahr		Gehirn	Arterielles Blut	Mastdarm	
2	IV	1891	20	38°,551	38°,615	38°,577	—
30	„	„	28	37°,712	—	38°,098	60′
2	V	„	17	37°,901	—	38°,146	32′
5	„	„	17	37°,88	—	38°,17	82′
23	XI	„	—	37°,537	37°.443	37°,606	74′
2	XII	„	15	38°,222	37°,755	38°,452	—
4	„	„	—	37°,655	37°,842	37°,92	20′
11	„	„	—	37°,874	—	38°,193	—
18	I	1892	17	37°,43	—	38°,077	68′
20	„	„	—	38°,394	38°,256	38°,554	42′
8	II	„	25	40°,823	40°,923	40°,940	45′
2	V	„	16	38°,994	38°,612	39°,084	54′
2	XII	„	15	37°,00	—	37°,60	72′
11	„	„	19	38°,026	37°,168	38°,04	70′
2	I	1893	19	38°,223	37°,746	38°,39	87′
12	„	„	21	38°,618	38°,472	38°,62	68′
18	„	„	11	37°,932	—	38°,453	15′
21	„	„	$17^{1}/_{2}$	38°,335	—	39°,136	25′
24	„	„	$24^{1}/_{2}$	38°,998	38°,736	39°,043	75′
1	II	„	15—16	38°,012	—	39°,012	23′
2	„	„	13	37°,712	—	39°,394	50′

II. Tabelle. Hunde die nicht vergiftet wurden.

Gehirn wärmer als der Mastdarm.

Datum			Gewicht in Kilogr.	Mittlere Temperatur			Der Hund ist gebunden seit
Tag	Monat	Jahr		Gehirn	Arterielles Blut	Mastdarm	
6	V	1891	25	39°,992	—	39°,965	74′
30	XI	„	22	37°,216	36°,637	37°,049	—
15	I	1892	—	38°,992	—	38°,584	54′
23	„	„	$27^{1}/_{2}$	39°,256	38°,647	38°,911	43′
6	V	„	15	38°,538	37°,685	38°,061	59′
3	IX	„	—	41°,72	—	41°,47	45′
4	I	1893	—	38°,794	38°,614	38°,776	—

Aus den angeführten Tabellen geht hervor, dass unter 28 Hunden bei 21 der Mastdarm eine höhere Temperatur zeigte als das Gehirn, und nur bei 7, d. h. einem Viertel derselben, war das Entgegengesetzte der Fall.

Ich habe schon gesagt, dass die Temperatur des Gehirns im Sommer im Allgemeinen etwas höher ist als im Winter.

Die maximalen Werthe der ersten Tabelle sind: für den Mastdarm = 40°,94, für das Gehirn = 40°,82, für das arterielle Blut = 40°,92. Die minimalen Werthe: für den Mastdarm = 37°,60, für das Gehirn = 37°,0. In der II. Tabellle betrug das Maximum für das Gehirn = 41°,72, für den Mastdarm 41°,47, das Minimum für das Gehirn = 37°,21, für den Mastdarm 37°,04.

In der Tabelle III sind die Beobachtungen an 13 mit Curare vergifteten Hunden angeführt. Auch diese habe ich in zwei Gruppen getheilt, und zwar in eine, in welche die Hunde gehören, bei welchen der Mastdarm wärmer war als das Gehirn und in eine andere, wo das Entgegengesetzte der Fall war. Aus dieser Tabelle geht hervor, dass bei einer relativ grossen Anzahl curaresirter Hunde, ungefähr bei der Hälfte derselben, das Gehirn wärmer war als der Mastdarm, während dies bloss bei einem Viertel der normalen Hunde der Fall war.

III. Tabelle. Hunde, die mit Curare vergiftet wurden.

Mastdarm wärmer als das Gehirn.

Datum			Gewicht in Kilogr.	Mittlere Temperatur			Der Hund ist gebunden seit
Tag	Monat	Jahr		Gehirn	Arterielles Blut	Rectum	
22	VI	1891	30	39°,18	—	39°,216	45′
28	IV	„	25	38°,173	—	38°,258	56′
2	VII	„	—	39°,063	—	39°,136	50′
17	„	„	23½	38°,713	—	38°,842	34′
20	„	„	14	37°,756	—	37°,662	70′
2	XII	„	15	38°,27	—	38°,482	26′
18	IX	„	19	38°,263	—	39°,043	85′
Gehirn wärmer als der Mastdarm.							
18	VI	1891	20	38°,665	—	38°,39	37′
23	„	„	17	39°,255	—	39°,058	26′
1	VII	„	—	39°,666	—	39°,421	24′
7	„	„	27	38°,769	—	38°,593	35′
18	XI	„	19,200	38°,686	—	38°,597	54′
11	II	1892	19	37°,455	—	37°,317	47′

Im VI. Abschnitte haben wir gesehen, dass nach Vergiftung mit Curare der Mastdarm und das Blut sich rascher als das Gehirn abkühlten. Da das Gehirn der Wärmestrahlung mehr unterliegt als andere Theile des Körpers, so muss angenommen werden, dass die Wärmeentwicklung im Gehirne eine intensivere ist.

Das Thermometer ist ein zum Studium der Curarewirkung geeignetes Mittel, weil es die Faktoren der Temperatur des Organismus klar zum Vorschein bringt. Die willkürlichen Muskeln bewegen sich nicht mehr und sie kühlen sich sammt dem Blut und dem Mastdarm rascher ab als das Gehirn, welches nicht gelähmt wird.

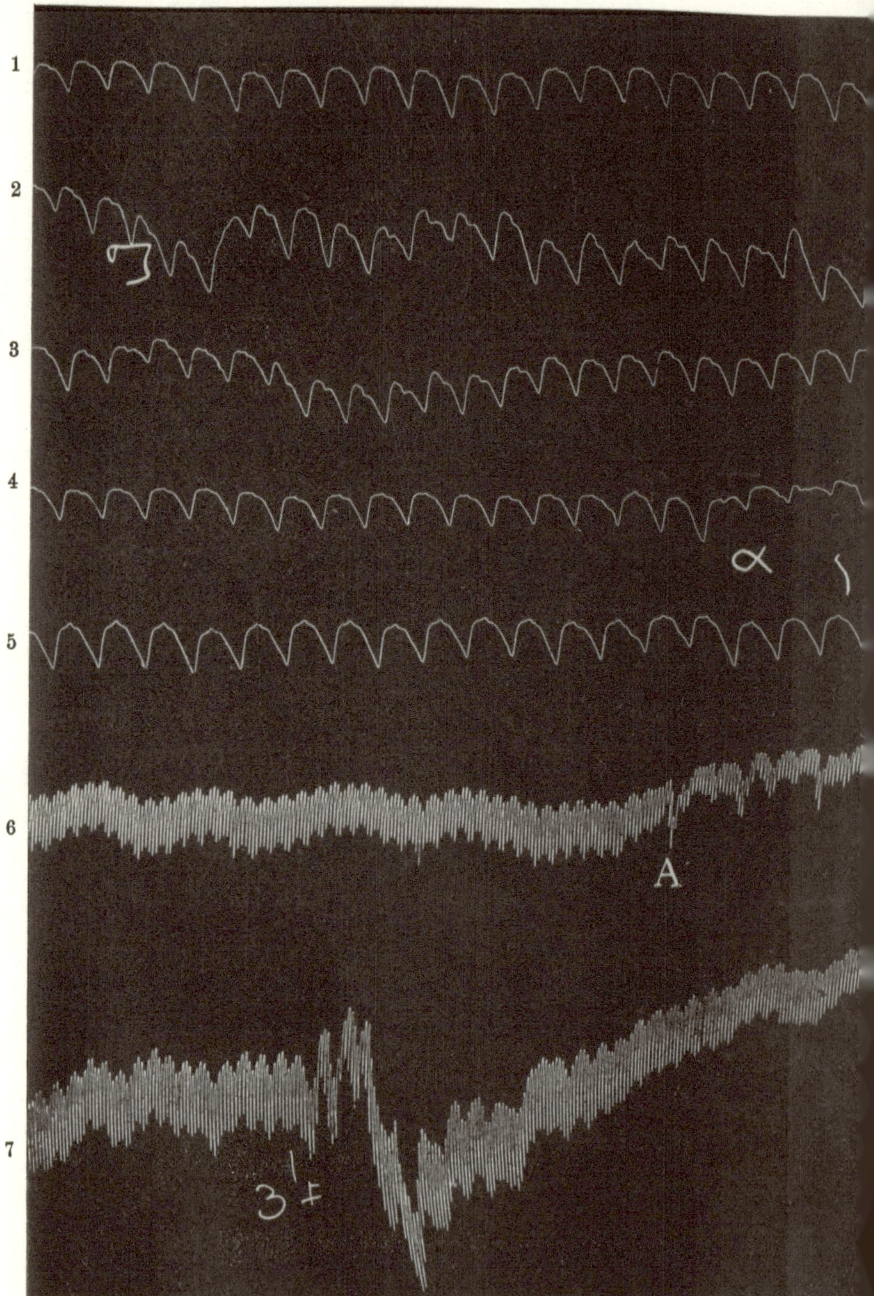
1
2
3
4
5
6
A
7

Blutcirculation im Gehirne der Delphina Parodi.

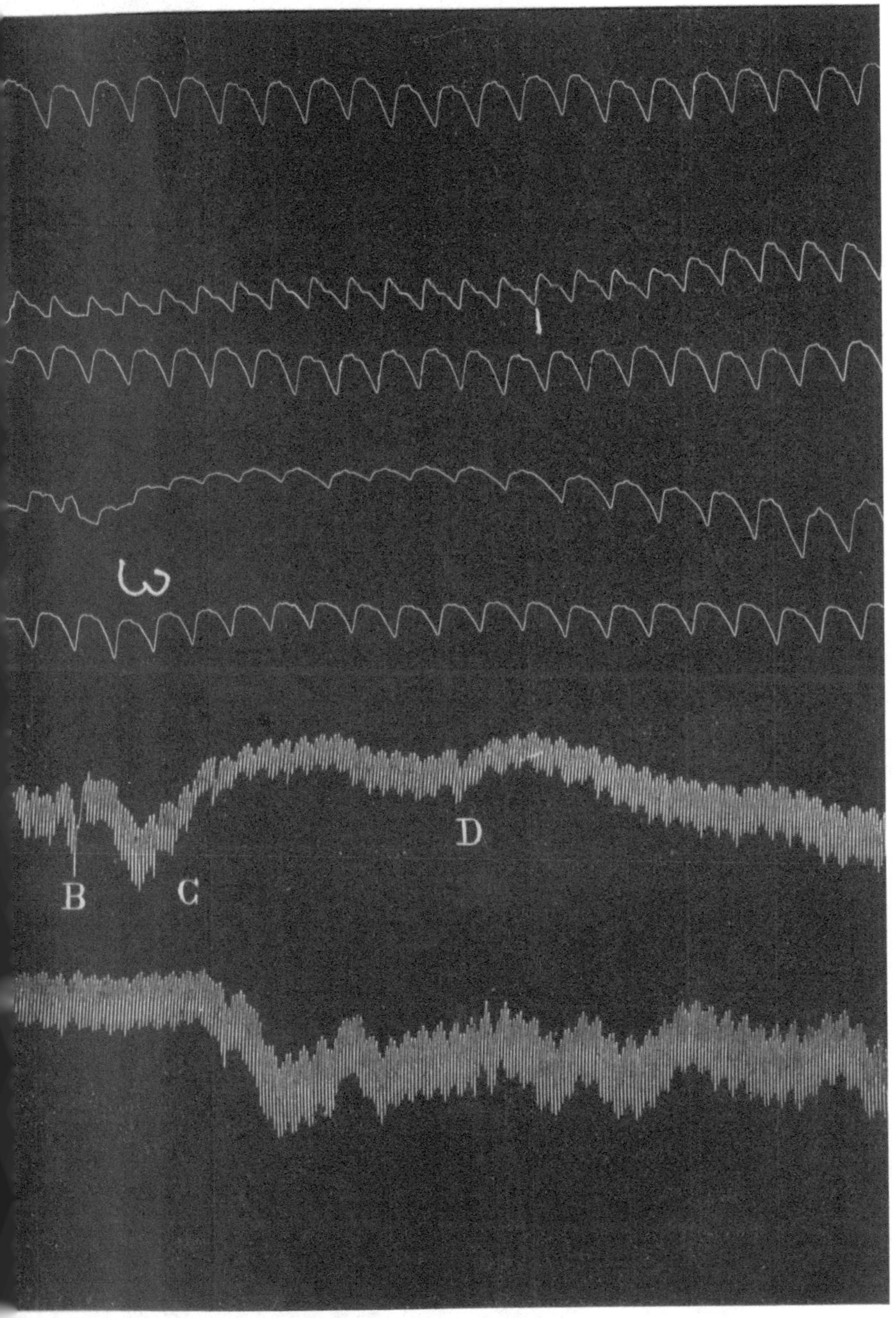

Verlag Veit & Comp., Leipzig.

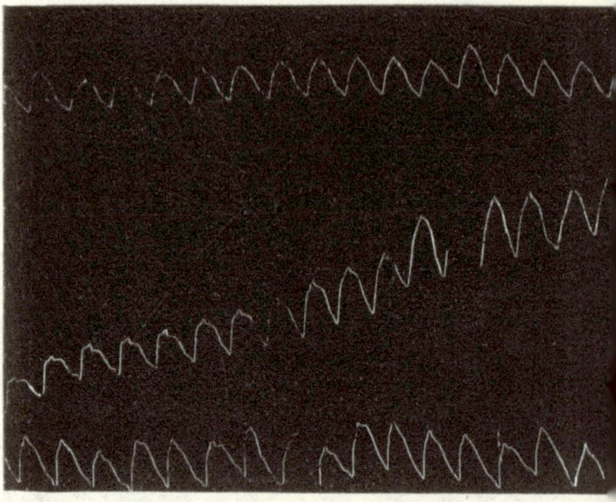

8

9

10

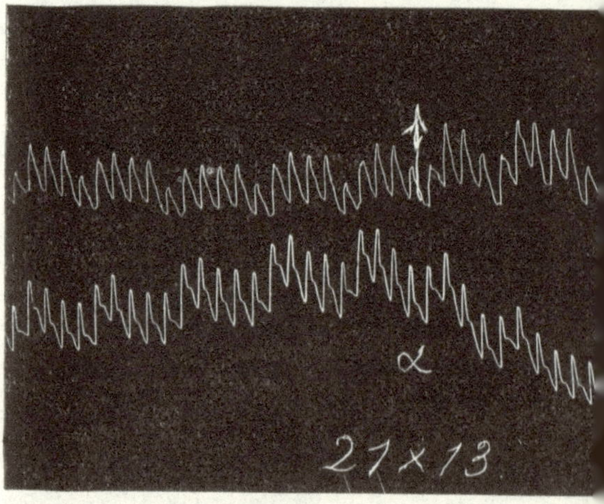

11

12

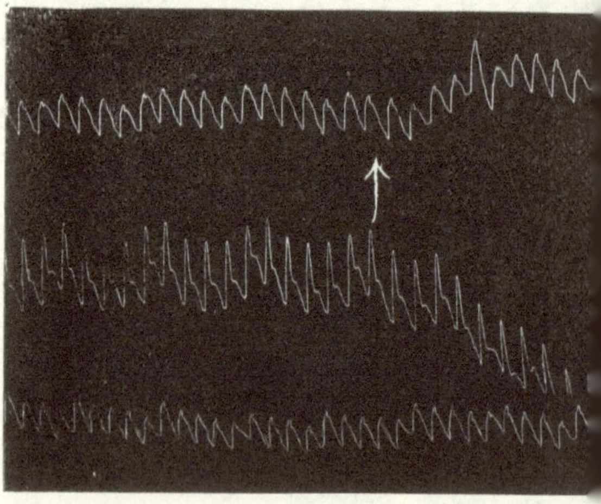

13

14

15

www.ingramcontent.com/pod-product-compliance
Lightning Source LLC
LaVergne TN
LVHW042241300926
849161LV00003B/421